Medizintechnik – Medizinische Bildgebung, Bildverarbeitung und bildgeführte Interventionen

Herausgegeben von
Th. M. Buzug, Lübeck, Deutschland

Die medizinische Bildgebung erforscht, mit welchen Wechselwirkungen zwischen Energie und Gewebe räumlich aufgelöste Signale von Zellen oder Organen gewonnen werden können, die die Form oder Funktion eines Organs charakterisieren. Die Bildverarbeitung erlaubt es, die in physikalischen Messsignalen und gewonnenen Bildern enthaltene Information zu extrahieren, für den Betrachter aufzubereiten sowie automatisch zu interpretieren. Beide Gebiete stützen sich auf das Zusammenwirken der Fächer Mathematik, Physik, Informatik und Medizin und treiben als Querschnittsdisziplinen die Entwicklung der Gerätetechnologie voran.

Die Reihe Medizintechnik bietet jungen Wissenschaftlerinnen und Wissenschaftlern ein Forum, ausgezeichnete Arbeiten der Fachöffentlichkeit vorzustellen, sie steht auch Tagungsbänden offen.

Sven Biederer

Magnet-Partikel-Spektrometer

Entwicklung eines Spektrometers
zur Analyse superparamagnetischer
Eisenoxid-Nanopartikel
für Magnetic-Particle-Imaging

Mit einem Geleitwort von Prof. Dr. Thorsten M. Buzug

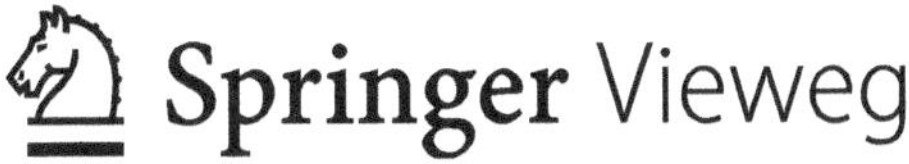

RESEARCH

Sven Biederer
Lübeck, Deutschland

Dissertation Universität zu Lübeck, 2012

ISBN 978-3-8348-2406-6 ISBN 978-3-8348-2407-3 (eBook)
DOI 10.1007/978-3-8348-2407-3

Die Deutsche Nationalbibliothek verzeichnet diese Publikation in der Deutschen National-
bibliografie; detaillierte bibliografische Daten sind im Internet über http://dnb.d-nb.de
abrufbar.

Springer Vieweg
© Vieweg+Teubner Verlag | Springer Fachmedien Wiesbaden 2012

Einbandentwurf: KünkelLopka GmbH, Heidelberg

Gedruckt auf säurefreiem und chlorfrei gebleichtem Papier

Springer Vieweg ist eine Marke von Springer DE. Springer DE ist Teil der Fachverlagsgruppe
Springer Science+Business Media
www.springer-vieweg.de

Geleitwort

Magnetic-Particle-Imaging (MPI) ist eine bildgebende Methode, die den Tracer-Verfahren zuzuordnen ist. Eine Suspension von Dextran-umhüllten Eisenoxid-basierten Nanopartikeln, sogenannter SPIOs, soll dabei dem Organismus appliziert werden. Die hoch sensitive und echtzeitfähige Abbildung der räumlichen Verteilung der Partikel ist das Ziel der Methode. Dazu wird über eine Maxwellspulenpaaranordnung zunächst ein Selektionsfeld erzeugt. Der Null-Durchgang des Selektionsfeldgradienten wird dann über ein sogenanntes Drive-Field periodisch im Raum verschoben, sodass sich eine gewünschte Abtasttrajektorie ergibt, die der Spur dieses Null-Durchganges (dem feldfreien Punkt - FFP) entspricht. Die Änderung der Magnetisierung der Nanopartikel wird über eine Empfangsspulenvorrichtung realisiert.

Dabei macht die Nichtlinearität der Magnetisierung, die über die Langevin-Theorie in erster Näherung gut beschrieben werden kann, die Messung der Magnetisierungsänderung erst möglich, denn sie erzeugt eine Reihe von Oberwellen, die vom anregenden Drive-Field nicht überlagert werden. Da nicht nur die Magnetisierungsänderung der Partikel im direkten FFP-Durchgang sondern auch die der Partikel etwas außerhalb zum Empfangssignal beitragen, ist eine Entfaltung des Signals erforderlich. Während das Prinzip bis hierher einfach zu beschreiben und zu verstehen ist, liegt die Kunst der Bildgebung im Detail. Auch davon berichtet das vorliegende Werk von Sven Biederer.

Entscheidend für die Qualität der Bildgebung mit MPI ist die Güte der verwendeten Nanopartikel. Das derzeit verwendete Resovist von Bayer hat den Vorteil, ein bereits zugelassener Tracer für MRT zu sein. Leider antworten aber nur 1 - 3 % der Nanopartikelsuspension in der gewünschten Weise. Dies liegt vor allem an der Größenverteilung des magnetischen Kerns. Zu seiner wegweisenden Untersuchung lagen bislang keine messtechnischen Methoden vor, so dass das Werk von Sven Biederer hier die Grundlagen legt.

Das Werk beginnt in den ersten Teilen zunächst mit den physikalischen Grundlagen. Hier werden das Funktionsprinzip von MPI erläutert und die wesentlichen Komponenten und verschiedene Geometrien eines MPI-Scanners eingeführt. Anschließend werden der chemische Aufbau und die magnetischen Eigenschaften der zu analysierenden SPIOs beschrieben. Insbesondere wird ein mathematisches Modell des Magnetisierungsverhaltens vorgestellt. Dieses Modell wird im hinteren Teil des Werkes wieder aufgenommen, um aus den gewonnenen Messdaten die wichtige Partikelgrößenverteilung der SPIOs zu bestimmen.

Der Hauptteil des Werkes von Sven Biederer beschreibt sowohl die entwickelte Hardware als auch die zum Betrieb nötige Software eines Magnetic-Particle-Spektrometers (MPS). Die Hardware besteht aus einer Sendekette zur Erzeugung der beiden magnetischen Felder und einer Empfangskette zur Erfassung der durch die Änderung der Partikelmagnetisierung induzierten Spannung. Im letzten Teil der Arbeit werden die Ergebnisse von verschiedenen Messungen, die mit dem entwickelten Spektrometer durchgeführt wurden und die unterschiedlichen Messmöglichkeiten demonstrieren, exemplarisch präsentiert. Die gewonnenen Messdaten werden mit den in der Anwendungssoftware integrierten Möglichkeiten der Auswertung analysiert. Als ein Beispiel eines SPIOs wird Resovist eingehend untersucht.

Außerdem wird gezeigt, wie aus den mit dem MPS gewonnenen Messdaten mit einer neuen hybriden Methode eine 1D-Systemfunktion eines MPI-Scanners ermittelt werden kann. Diese neue Methode kombiniert die Vorteile der beiden bestehenden Varianten der mess- und modellbasierten Systemfunktion. So wird die Messzeit im Vergleich zur messbasierten Methode erheblich reduziert und die Probleme der modellbasierten Methoden durch das unzureichende Partikelmodell werden umgangen.

Das Werk von Sven Biederer ist eine hervorragende Einführung in die Partikelanalytik für MPI. Wissenschaftlern, die sich mit der Entwicklung von Nanopartikeln für das Magnetic Particle Imaging beschäftigen, kann dieses Werk wärmstens empfohlen werden.

Lübeck im Januar 2012   Prof. Dr. Thorsten M. Buzug
                                                         Institut für Medizintechnik
                                                         Universität zu Lübeck

Danksagung

An dieser Stelle möchte ich allen Personen danken, die zum guten Gelingen meiner Dissertation beigetragen haben. Mein besonderer Dank gilt Herrn Professor Dr. Thorsten M. Buzug für die ausgezeichnete Betreuung. Mit seiner offenen Art und seiner Begeisterung für MPI legte er die Grundsteine dieser Arbeit. Ich danke ihm für das mir gegenüber erbrachte Vertrauen und die zahlreichen Diskussionen, die mich sowohl fachlich als auch persönlich vorangebracht haben.

Zu besonderem Dank bin ich allen Mitarbeitern des MPI-Projekts der Philips Technologie GmbH in Hamburg verpflichtet. Vor allem danke ich Bernhard Gleich, Jürgen Weizenecker, Ingo Schmale und Jörn Borgert für die vielen Erläuterungen und Meinungsaustausche über MPI. Die große Zeit, die sie sich stets zur Unterstützung genommen haben, hat mir sehr geholfen, gute Ergebnisse zu erzielen.

Allen Studenten, die ich am Institut für Medizintechnik betreuen durfte, danke ich für die vielen guten Arbeiten, die meine Doktorarbeit bereichert haben. Insbesondere danke ich Stefanie Kren für die Durchführung unzähliger Messungen.

Ferner bedanke ich mich bei allen Mitarbeitern und Mitarbeiterinnen des Institutes für Medizintechnik für die nette Atmosphäre, sowohl auf der Arbeit als auch außerhalb davon. Ganz besonders danke ich meiner Teamkollegin Marlitt Erbe und meinen Teamkollegen Timo Sattel und Tobias Knopp für die vielen hilfreichen fachlichen Diskussionen und die Unterstützung beim Erstellen der Aufbauten. Das Arbeiten im Team hat mir große Freude bereitet und mich stets motiviert. Ich wünsche Marlitt Erbe und Timo Sattel ganz viel Erfolg bei der Kommerzialisierung des Magnet-Partikel-Spektrometers.

Ganz herzlicher Dank gilt meiner langjährigen Freundin Sandra von Cube. Danke, Sandra, für die große Unterstützung, die Du mir gegeben hast. Zu guter Letzt danke ich meinem Bruder und meinen Eltern für die Unterstützung während der vielen Jahre. Ohne Euch hätte ich diese Arbeit nicht bewältigen können.

Hamburg im Februar 2012   Sven Biederer

Kurzfassung

Mit dem bildgebenden Verfahren Magnetic-Particle-Imaging (MPI) kann die örtliche Verteilung von superparamagnetischen Eisenoxid-Nanopartikeln (SPIOs) bestimmt werden. MPI zeichnet sich dabei durch eine hohe Ortsauflösung und eine kurze Messzeit aus, die es ermöglicht, 3D-Aufnahmen in Echtzeit durchzuführen. Zur Bildgebung werden in MPI die SPIOs mit magnetischen Wechselfeldern angeregt, wodurch diese eine messbare Magnetisierung erfahren. Die SPIOs weisen ein nichtlineares Magnetisierungsverhalten auf, sodass die Magnetisierung im Vergleich zu den magnetischen Wechselfeldern verzerrt ist. Durch diese Verzerrung ist es möglich, die örtliche Verteilung der SPIOs quantitativ zu bestimmen.

Die Sensitivität und die erzielte Ortsauflösung hängen maßgeblich von den verwendeten SPIOs ab. So gilt generell, dass die Auflösung umso besser ist, je stärker die Magnetisierung der Partikel verzerrt wird. Für eine Verzerrung ist eine nichtlineare Magnetisierungskurve der Partikel erforderlich. Die Stärke der Verzerrung nimmt dabei mit der Nichtlinearität der Magnetisierungskurve zu. Um eine Aussage über die Güte der Partikel bezüglich der zu erwartenden Sensitivität und Ortsauflösung treffen zu können, ist somit eine Analyse und Charakterisierung ihres Magnetisierungsverhaltens notwendig.

Diese Arbeit beschäftigt sich mit der Entwicklung eines Magnet-Partikel-Spektrometers (MPS), das die Analyse und Charakterisierung der SPIOs ermöglicht. Damit die Ergebnisse der Charakterisierung direkt auf einen MPI-Scanner übertragen werden können, beruht das MPS auf der Ausnutzung desselben physikalischen Effektes, wie er auch in der Bildgebung mittels MPI genutzt wird. Das heißt, es wird ein harmonisches magnetisches Wechselfeld zur Anregung der SPIOs eingesetzt. Wie in MPI, erfolgt die Messung der Magnetisierung indirekt über die Spannung, die durch die Änderung der Magnetisierung in einer Empfangsspule induziert wird. Die Frequenz und die Stärke des magnetischen Wechselfeldes werden so gewählt, dass sie denen von heute gängigen MPI-Scannern entsprechen. So beträgt die Frequenz 25 kHz und die Amplitude besitzt einen maximalen Wert von 40 mT/μ_0.

Um das Magnetisierungsverhalten der Partikel nicht nur im Ursprung der Magnetisierungskurve untersuchen zu können, sondern auch außerhalb, wird dem magnetischen Wechselfeld ein statisches Offsetfeld überlagert. Für das Offsetfeld wird dabei der gleiche maximale Wert wie für das Wechselfeld von $40\ \mathrm{mT}/\mu_0$ verwendet. Mit diesem Feld ist es möglich, die Partikel in die magnetische Sättigung zu bringen. Hierdurch kann mit dem Spektrometer das Magnetisierungsverhalten der SPIOs an verschiedenen Ortspunkten eines MPI-Scanners nachgebildet und analysiert werden.

In den ersten Teilen dieser Arbeit werden zunächst die physikalischen Grundlagen und das Funktionsprinzip von MPI erläutert. Weiterhin werden die wesentlichen Komponenten und verschiedene Geometrien eines MPI-Scanners eingeführt. Anschließend werden der chemische Aufbau und die magnetischen Eigenschaften der zu analysierenden SPIOs beschrieben. Insbesondere wird ein mathematisches Modell des Magnetisierungsverhaltens vorgestellt. Dieses Modell wird im späteren Verlauf dieser Arbeit genutzt, um aus den gewonnenen Messdaten die Partikelgrößenverteilung der SPIOs zu bestimmen.

Im Hauptteil dieser Arbeit werden sowohl die entwickelte Hardware als auch die zum Betrieb nötige Software des Spektrometers beschrieben. Die Hardware besteht aus einer Sendekette zur Erzeugung der beiden magnetischen Felder und einer Empfangskette zur Erfassung der durch die Änderung der Partikelmagnetisierung induzierten Spannung. In der Sendekette wird eine Helmholtz-Spulen-Anordnung eingesetzt, um ein homogenes Magnetfeld erzeugen zu können. Für die Generierung des statischen Offsetfeldes wird dabei eine Gleichstromquelle und für die Generierung des Wechselfeldes ein Audioverstärker eingesetzt. Über analoge Filter wird sichergestellt, dass die erzeugten Signale die benötigte Qualität aufweisen. In der Empfangskette wird zur Trennung des Empfangssignals vom Sendesignal kein Bandstopp-Filter eingesetzt, wie es in MPI-Scannern üblich ist, sondern ein Kompensationsaufbau. Mit diesem Aufbau wird die Grundfrequenz des Partikelsignals nicht unterdrückt, wodurch im MPS das komplette Magnetisierungsspektrum für die Partikelanalyse zur Verfügung steht.

Die für den Betrieb des Spektrometers entwickelte Software gliedert sich in zwei Teile. Der erste Teil dient der Ansteuerung aller Hardwarekomponenten, der Generierung der Sendesignale und der Erfassung des Empfangssignals. Der zweite Teil besteht aus einer Anwendungssoftware mit einer integrierten grafischen Benutzeroberfläche, die eine einfache Nutzung des Spektrometers ermöglicht. Neben der Durchführung einer Messung ist mit der Anwendungssoftware auch die automatische Auswertung der Messdaten möglich. Dadurch können auch Personen das Spektrometer bedienen, die keine Detailkenntnisse über die Hardware besitzen.

Im letzten Teil dieser Arbeit werden die Ergebnisse von verschiedenen Messungen präsentiert, die mit dem entwickelten Spektrometer durchgeführt wurden und die unterschiedlichen Messmöglichkeiten demonstrieren. Die gewonnenen Messdaten werden mit den in der Anwendungssoftware integrierten Auswertemöglichkeiten analysiert. Als ein Beispiel eines SPIOs wird Resovist® eingehend untersucht und mit weiteren

SPIOs verglichen. In den Vergleichen beweist sich Resovist® als der Tracer mit dem derzeit besten Verhalten für MPI.

In dieser Arbeit wird gezeigt, dass mit dem entwickelten Spektrometer die Charakterisierung von magnetischen Nanopartikeln für MPI möglich ist. So können zum einen neue mathematische Modelle zur Modellierung der Nanopartikel evaluiert und zum anderen existierende oder neu synthetisierte Nanopartikel analysiert werden. Das Spektrometer kann weiterhin während der Synthese von Nanopartikeln eingesetzt werden, um, z. B. mithilfe der berechneten Partikelgrößenverteilung, den Erfolg einer Partikelseparation zu überprüfen und so eine gleichmäßige Qualität der Partikel sicherzustellen.

Inhaltsverzeichnis

1

Einleitung

1.1 Hintergrund

In den letzten Jahrzehnten haben bildgebende Verfahren in der medizinischen Diagnostik eine sehr wichtige Rolle erlangt. Zu den bildgebenden Verfahren in der Medizin zählen alle Untersuchungsmethoden, die Bilddaten von menschlichen Organen, Strukturen und Funktionen liefern. Die bekanntesten und gebräuchlichsten sind die Endoskopie [116], das Röntgen [114], die Computertomographie (CT) [104], die Magnetresonanztomographie (MRT) [156] und die Sonographie [111]. Die Sonographie wird häufig auch als Ultraschall (US) bezeichnet. Weitere, noch neuere Verfahren sind die Positronenemissionstomographie (PET) [226] und die Einzelphotonenemissionstomographie (SPECT) [225]. Eine Untergruppe der bildgebenden Verfahren bilden die tomographischen Verfahren, die es erlauben, Schichtaufnahmen oder Schnittbilder zu erstellen. Bis auf das Röntgen und die Endoskopie gehören alle bisher genannten Verfahren zu der Gruppe der tomographischen Verfahren. Das Röntgen gehört zur Untergruppe der Verfahren, die Projektionsbilder erzeugen, und die Endoskopie zu der Untergruppe, die Oberflächenstrukturen abbilden.

Zur Bildgebung werden bei den verschiedenen Verfahren unterschiedliche physikalische Effekte ausgenutzt. So nutzen das klassische Röntgen und die CT die Schwächung von Röntgenstrahlung durch das menschliche Gewebe. Die MRT basiert auf dem Effekt der Kernspinresonanz, der durch starke Magnetfelder hervorgerufen wird. Die Sonographie misst die Reflexion von Ultraschallwellen im Gewebe. In der PET und der SPECT werden Radionuklide eingesetzt, deren Zerfall gemessen wird. Durch die Ausnutzung der unterschiedlichen physikalischen Effekte hat jedes Verfahren auch seine Vor- und Nachteile bzw. lassen sie sich in verschiedene Gruppen einteilen.

Eine grundsätzliche Einteilung der Verfahren unterscheidet, ob das menschliche Gewebe direkt oder indirekt dargestellt wird. Bei den direkten Verfahren stehen morphologische Informationen des Körpers zur Verfügung, bei den indirekten Verfahren hingegen nicht. Das Röntgen, die CT, die MRT und die Sonographie zählen zu den direkten Verfahren. Bei der PET und der SPECT werden radioaktive Stoffe eingesetzt. Da nur diese Stoffe, die sogenannten Tracer, dargestellt werden, gehören diese beiden Verfahren zu den indirekten Verfahren. Bei den direkten Verfahren können zusätzliche Stoffe zur besseren Bildgebung eingesetzt werden. Im Gegensatz zu den indirekten Verfahren wirken diese dort allerdings kontrastverstärkend und werden daher Kontrastmittel genannt.

Eine andere wichtige Einordnung ist die mögliche Schädigung, insbesondere die Langzeitschädigung, die durch das jeweilige Verfahren verursacht werden kann. Bei dem Röntgen und der CT wird ionisierende Strahlung und bei der PET und der SPECT werden radioaktive Stoffe eingesetzt. Hierdurch kann es zu Schädigungen des Patienten und des medizinischen Personals kommen. Diese Verfahren sind also nicht beliebig oft bei einem Patienten anwendbar. Die MRT und die Sonographie bergen eine Gefährdung durch eine eventuell auftretende Erwärmung des Gewebes. Bei der richtigen Anwendung wird diese jedoch so gering gehalten, dass keine Schädigung auftritt. Die MRT und die Sonographie können daher beliebig oft ohne Schädigung wiederholt werden.

Über die CT lässt sich sagen, dass es ein schnelles Verfahren mit einer hohen örtlichen Auflösung ist, jedoch Nachteile durch die sehr hohe Strahlenbelastung hat. Besonders gut lassen sich mit der CT Knochen darstellen. Weichteilgewebe hingegen lässt sich nur eingeschränkt abbilden. Bei der MRT lassen sich hohe Auflösungen nur bei langen Aufnahmezeiten erreichen. Kurze Aufnahmezeiten sind nur bei einer schlechteren Ortsauflösung möglich. Die Vorteile der MRT sind die Unschädlichkeit sowie der sehr gute Kontrast von Weichteilgewebe. Die Sonographie ist echtzeitfähig mit einer tiefenabhängigen Ortsauflösung. So können tief im Inneren liegende Organe schlecht untersucht werden. Außerdem breiten sich die Schallwellen nur sehr schlecht in Knochen und Luft aus, sodass Knochen und Organe, die von Knochen bedeckt oder mit Luft gefüllt sind, nicht gut untersucht werden können. Die PET und die SPECT sind sehr langsame Verfahren mit einer niedrigen Ortsauflösung und haben den Nachteil der Strahlenbelastung. Sie haben jedoch eine sehr wichtige Rolle in der funktionellen Bildgebung, da sich die Tracer funktionalisieren lassen und so z. B. gezielt in Tumoren angereichert werden können.

Trotz der Vielfalt an bildgebenden Verfahren und dem daraus resultierenden großen Spektrum an Untersuchungsmöglichkeiten gibt es weiterhin das Bestreben, neue Verfahren zu entwickeln. Diese sollen die Nachteile der vorhanden Verfahren ausräumen oder die Diagnosemöglichkeiten erweitern. Eines dieser neuen Verfahren ist Magnetic-Particle-Imaging (MPI), welches erstmals 2005 von B. Gleich und J. Weizenecker vorgestellt wurde [125]. Unter Ausnutzung von magnetischen Feldern stellt MPI die örtliche Verteilung von Eisenoxid-Tracern dar. Morphologische Informationen des Gewebes können allerdings nicht gemessen werden. Damit gehört MPI zu den indirekten Verfahren der Bildgebung. Ein wesentlicher Vorteil zu den anderen indirekten Verfahren PET und SPECT ist, dass die verwendeten Tracer nicht radioaktiv sind. Da nur magnetische Felder zur Messung eingesetzt werden, entsteht keine Gefahr durch ionisierende Strahlung. Wie bei der MRT kann lediglich eine Erwärmung des Gewebes oder eine Stimulation des peripheren Nervensystems stattfinden. MPI lässt sich somit ebenfalls wie die MRT und die Sonographie als unschädlich einstufen. Weitere entscheidende Vorteile von MPI sind eine hohe Ortsauflösung im Submillimeter-Bereich und eine kurze Messzeit, die 3D-Echtzeitaufnahmen ermöglicht. MPI soll daher vor allem Anwendung in der schnellen Bildgebung der Kardiographie [224] und der quantitativen Blutflussmessung [181] finden. Neben dem Gebiet der schnellen Bildgebung sind auch Anwendungsbereiche möglich, bei denen die Eigenschaften und die Transportmechanismen der verwendeten Tracer ausgenutzt werden. Ein Beispiel hierfür ist die Wächterlymphknotenbiopsie beim Mammakarzinom [25, 52]. Durch die Unschädlichkeit von MPI ist auch die Langzeitüberwachung von Patienten, z. B. nach einem Schlaganfall, möglich.

Die vorliegende Arbeit beschäftigt sich mit dieser neuen Bildgebungsmodalität. Die Tracer, die bisher in MPI eingesetzt werden, wurden ursprünglich als Kontrastmittel für MRT-Untersuchungen entwickelt. Da sich das physikalische Prinzip bei der Nutzung von Kontrastmitteln in der MRT allerdings von dem Prinzip in MPI unterscheidet, haben beide Verfahren auch unterschiedliche Anforderungen an die Tracer bzw. Kontrastmittel. Bei der Entwicklung der MRT-Kontrastmittel wurde nicht auf die Nutzbarkeit für MPI geachtet. Dies war auch nicht möglich, da zu diesem Zeitpunkt MPI noch unbekannt war. Die Eigenschaften der Partikel beeinflussen jedoch die Auflösung und Bildqualität erheblich, deshalb ist es wichtig, vorhandene Tracer analysieren zu können, um so die Nutzbarkeit für MPI festzustellen. Weiterhin kann durch neue, speziell für MPI hergestellte Tracer die Bildqualität erhöht werden. Um bereits während der Herstellung von neuen Tracern eine Aussage über die Güte der Partikel für MPI treffen zu können, wird ein neuartiges Analysegerät benötigt.

In dieser Arbeit wird ein Magnet-Partikel-Spektrometer (MPS) vorgestellt, welches diese Analyse ermöglicht. Das MPS nutzt dabei den gleichen physikalischen Effekt, auf dem MPI beruht. Die Parameter, die beim MPS verwendet werden, wie z. B. die magnetische Feldstärke oder die Anregungsfrequenz, sind ebenfalls identisch zu den spezifischen Größen von MPI. Hierdurch lässt sich das MPS auch als ein nulldimensionaler MPI-Scanner auffassen. Das heißt, dass es prinzipiell identisch mit einem MPI-Scanner ist, der keine Ortsauflösung besitzt. Dies stellt sicher, dass sich die Ergebnisse aus der MPS-Analyse direkt auf die spätere Bildgebung mittels MPI übertragen lassen. Auf diesem Wege können mit dem MPS bestehende Tracer analysiert und der Herstellungsprozess neuer Tracer kontrolliert und validiert werden.

1.2 Gliederung

Diese Arbeit ist insgesamt in acht Kapitel aufgeteilt. Im Anschluss an die Einleitung, die dieses Kapitel gibt, werden in Kapitel 2 die Grundlagen und Anwendungsgebiete von MPI im Detail erklärt. Ausgehend vom physikalischen Prinzip werden die Signalcodierung und die Ortscodierung erläutert, die zur Bildgenerierung nötig sind. Daran anschließend werden mögliche Scannertopologien und die wesentlichen Systemkomponenten eines MPI-Scanners erörtert. Das Kapitel endet mit möglichen Anwendungsszenarien von MPI.

Die bei MPI verwendeten Tracer sind Gegenstand von Kapitel 3. Es werden deren chemischer Aufbau und die bisherigen Anwendungsgebiete in der Medizin vorgestellt. Weiterhin wird ein mathematisches Modell entwickelt, welches das Verhalten der Partikel in den von MPI verwendeten Magnetfeldern beschreibt. Schließlich werden bereits existierende Analysemethoden für die Tracer kurz eingeführt und es wird erläutert, welche physikalischen Größen sich mit ihnen messen lassen.

Der Hardwareaufbau des in dieser Arbeit vorgestellten MPS wird in Kapitel 4 beschrieben. Zunächst wird eine Systemübersicht gegeben, bevor daran anschließend das Design, die Umsetzung und die Analyse der einzelnen Systemkomponenten der Sende- und Empfangskette erläutert werden. Insbesondere wird hier der Spulenaufbau entwickelt, der zum einen benötigt wird, um die Magnetfelder zur Anregung der Tracer zu generieren, und zum anderen das Signal aufnimmt, das durch die Tracer erzeugt wird.

In Kapitel 5 wird die Software beschrieben, die für die Nutzung des MPS nötig ist und die Partikelanalyse erlaubt. Die Software besteht dabei aus zwei Teilen. Der erste Teil dient zur Ansteuerung der Hardwarekomponenten des MPS und zur Akquisition der Messdaten. Er basiert vor allem auf hardwarenaher Programmierung. Der zweite Softwareteil ist eine grafische Benutzeroberfläche. Sie dient zur Auswahl der Messparameter, der Durchführung des Messvorgangs und der anschließenden Signalauswertung. Bei der Signalauswertung werden drei verschiedene Methoden vorgestellt, um die Messdaten zu analysieren und eine Charakterisierung der Tracer durchzuführen.

Eine Kalibrierung des Gesamtsystems wird in Kapitel 6 durchgeführt. Zuerst wird die Sendekette des MPS kalibriert, sodass der zu untersuchende Tracer mit einer definierten Feldstärke angeregt werden kann. Um den Messwerten physikalische Einheiten zuordnen zu können, wird weiterhin die Empfangskette mit einer speziellen Kalibrierspule vermessen. Abschließend wird untersucht, welche Faktoren die Messwiederholgenauigkeit des MPS bestimmen.

Im Anschluss an die Kalibrierung werden in Kapitel 7 schließlich Messungen mit dem MPS durchgeführt. So werden anhand des derzeit am häufigsten in MPI eingesetzten Tracers die verschiedenen Messvarianten des MPS vorgestellt. Daran anschließend werden dieser Tracer und drei weitere Tracer miteinander verglichen, um mittels der vorgestellten Charakterisierungsmöglichkeiten die Eignung für MPI zu untersuchen. Zuletzt wird noch eine Möglichkeit aufgezeigt, wie aus den Messdaten des MPS Systemfunktionen für die Rekonstruktion in MPI gewonnen werden können.

Abgeschlossen wird diese Arbeit mit einer Zusammenfassung der Ergebnisse in Kapitel 8. Ebenfalls wird ein Ausblick auf neue Fragestellungen und mögliche Erweiterungen des MPS gegeben.

1.3 Originalbeiträge

Magnetic-Particle-Imaging ist ein recht neues bildgebendes Verfahren und gehört noch nicht zu den etablierten Verfahren wie die CT oder die MRT. Vielmehr werden derzeit noch grundlegende Prinzipien erforscht. So werden z. B. unterschiedliche Scannergeometrien untersucht, spezielle Rekonstruktionsalgorithmen entwickelt oder das Verhalten der verwendeten Nanopartikel genauer analysiert. Diese Arbeit unterstützt mit der Entwicklung eines Magnet-Partikel-Spektrometers die Analyse der Nanopartikel. Das MPS hilft aber auch dabei neue Rekonstruktionsalgorithmen zu entwickeln.

Die erzielte Bildqualität in MPI hängt entscheidend von den verwendeten Nanopartikeln ab. Je nichtlinearer die Magnetisierungskurve desto besser ist die Bildqualität, die sich mit den Nanopartikeln in MPI erzielen lässt. Eine Analyse der verwendeten superparamagnetischen Eisenoxid-Nanopartikel ist daher erforderlich, um geeignete Partikel für MPI bestimmen zu können. Die bisher existierenden Analysemethoden wie z. B. die Vibrationsmagnetometrie (VSM) oder die Transmissionselektronenmikroskopie (TEM) ermöglichen keine direkt Vorhersage der Partikelgüte und somit auch keine genaue Aussage auf die zu erwartende Bildqualität in MPI. Mit dem in dieser Arbeit beschriebenen MPS ist es erstmals möglich, eine direkte Analyse der Partikelgüte für MPI durchzuführen.

Das derzeit verwendete mathematische Modell zur Beschreibung des Magnetisierungsverhaltens der Nanopartikel in MPI vernachlässigt Effekte wie z. B. die Relaxation der Partikel in dem angelegten Magnetfeld. Ziel ist es derzeit, neue Partikelmodelle zu entwickeln, um das Partikelverhalten in MPI besser beschreiben zu können. Das in dieser Arbeit vorgestellte MPS nutzt eine Kompensationstechnik in der Empfangskette zu Unterdrückung des Sendesignals. Diese Kompensationstechnik ermöglicht im Gegensatz zur Filterung in einem normalen MPI-Scanner die Akquisition des kompletten Magnetisierungsspektrums der Nanopartikel. In einem

MPI-Scanner wird hingegen stets die Anregungsfrequenz herausgefiltert. Mit dem kompletten Magnetisierungsspektrum ist es besser möglich, das Magnetisierungsverhalten der Nanopartikel zu untersuchen und so neue Partikelmodelle zu entwickeln. Das MPS kann weiterhin eingesetzt werden, um neu entwickelte Partikelmodelle zu evaluieren.

Die Bestimmung der Partikelgröße bzw. der Verteilung der Partikelgröße ist ein wichtiger Aspekt zur Beurteilung der Partikel. Die Bestimmung der Größenverteilung von Nanopartikeln ist bisher mit einem großen zeitlichen Aufwand verbunden. Diese Arbeit präsentiert eine Methode, mit der es möglich ist, aus den Messdaten des MPS die Größenverteilung von superparamagnetischen Eisenoxid-Nanopartikel auf einfache Weise unmittelbar zu bestimmen. Hierdurch können die Partikel bereits während ihrer Synthese untersucht werden, um eine gleichmäßige Partikelgüte zu garantieren und so auch eine konstante Bildqualität in MPI zu erzielen.

Ein weiterer wissenschaftlicher Beitrag den diese Arbeit liefert, ist das Aufzeigen der Möglichkeit, mit den Messdaten des Spektrometers 1D-Systemfunktionen zu erstellen. Um die Rekonstruktion von MPI-Daten zu verbessern und neue effiziente Rekonstruktionsalgorithmen zu entwickeln, ist es zwingend erforderlich, Systemfunktionen effizient erstellen zu können. Die bisherigen Methoden benötigen entweder sehr viel Zeit oder können das Partikelverhalten nicht exakt nachbilden. Das Erstellen der 1D-Systemfunktion mit dem MPS ist dabei der erste Schritt zur Entwicklung eines dedizierten Gerätes zur schnellen und präzisen Akquisition von 3D-Systemfunktionen.

Die Inhalte dieser Arbeit wurden in einer begutachteten Zeitschrift [3] und auf zahlreichen Konferenzen [1, 2, 4, 5, 6, 8, 9, 10, 11, 12, 13] veröffentlicht. Daneben konnte auch ein Patent [7] angemeldet werden. Außerdem konnten unter Mitwirkung des Autors der vorliegenden Arbeit weitere Zeitschriftenartikel [23, 30, 33, 36, 38, 40, 41, 42, 44, 46, 59] und Konferenzbeiträge [15, 17, 18, 19, 21, 22, 24, 25, 26, 27, 28, 29, 31, 34, 35, 37, 39, 43, 45, 47, 48, 49, 50, 51, 52, 53, 54, 55, 56, 57, 58, 60, 61, 62] verfasst, zwei Bücher [14, 16] veröffentlicht und zwei Patente [20, 32] angemeldet werden.

2
Magnetic-Particle-Imaging

Magnetic-Particle-Imaging (MPI) ist ein neues tomographisches Verfahren für die medizinische Diagnostik. Es wurde erstmals 2005 in der Zeitschrift *Nature* von B. Gleich und J. Weizenecker vorgestellt [125]. In MPI wird keine natürliche Konstante des Gewebes gemessen, sondern die örtliche Verteilung eines speziell verabreichten Tracers. Somit ist MPI eine funktionelle Bildgebungsmodalität und liefert keine morphologischen Informationen. Als Tracer dienen superparamagnetische Eisenoxid-Nanopartikel (SPIOs), die mittels magnetischer Anregung detektiert werden. Die SPIOs werden als Tracer bezeichnet, da sie nicht kontrastverstärkend wirken, sondern erst den Kontrast liefern. Eine detaillierte Einführung zu SPIOs ist in Kapitel 3 zu finden. MPI verspricht eine sehr hohe Sensitivität und räumliche Auflösung im Submillimeter-Bereich bei einer sehr kurzen Messzeit, die 3D-Aufnahmen in Echtzeit ermöglicht.

Dieses Kapitel gibt eine Einführung in MPI. Neben einer kurzen Übersicht über die bisherigen Entwicklungen werden die physikalischen Grundlagen zur Signal- und Ortscodierung und der räumlichen Abtastung erklärt. Im Anschluss an die Grundlagen werden verschiedene Scannergeometrien vorgestellt und deren Vor- und Nachteile miteinander verglichen. Danach werden die Systemkomponenten eines allgemeinen MPI-Scanners beschrieben. Abschließend werden mögliche klinische Anwendungsgebiete aufgezeigt und die Vorteile für die jeweilige Anwendung erläutert, die MPI mit sich bringt.

2.1 Historie

Seit der ersten Vorstellung von MPI durch B. Gleich und J. Weizenecker [125] konnten bereits einige Vorteile durch weitere Veröffentlichungen über MPI aufgezeigt und analysiert werden. So wurden in einer Simulationsstudie von J. Weizenecker et al. [221] die Sensitivität und das Auflösungsverhalten bezüglich der Konzentration der verabreichten SPIOs und der Messzeit genauer untersucht. J. Rahmer et al. [182] führten eine mathematische Analyse des Auflösungsvermögens bezüglich der verwendeten magnetischen Feldstärke und Größe der SPIOs durch. Erste Echtzeitaufnahmen wurden von B. Gleich et al. [126] mittels 2D-Phantomexperimenten präsentiert. Dabei lag die kürzeste Messzeit für ein Bild bei 4 ms, jedoch mit einer noch recht hohen Eisenkonzentration. Diese konnte in weiteren Experimenten von J. Weizenecker et al. [224] auf eine klinisch zulässige Konzentration reduziert werden, sodass 3D-*in-vivo*-Experimente an einer Maus durchgeführt werden konnten. Bei diesen Experimenten konnte der Blutfluss durch das schlagende Mäuseherz mit einer Wiederholungsrate von 46 Bildern pro Sekunde visualisiert werden. Weitere 3D-*in-vivo*-Bilder wurden von J. Rahmer et al. [181] gemessen, die die Perfusion von Blut im Gehirn einer Maus darstellen.

Die oben genannten Veröffentlichungen sind in den Philips Forschungslaboratorien in Hamburg entstanden. Neben dieser Forschergruppe arbeiten noch weitere auf dem Gebiet von MPI. Zu den wichtigsten im Bereich der Geräteentwicklung gehören die Gruppen um S. M. Conolly, J. B. Weaver, M. Schilling und T. M. Buzug.

Die Gruppe um S. M. Conolly arbeitet an der University of California, Berkeley in Kalifornien, USA an einem MPI-Scanner, der eine alternative schmalbandige Signalcodierung nutzt [130, 132]. Sie konnten ebenfalls erste *ex-vivo*- und *in-vivo*-Bilder [131, 133] einer Maus zeigen. Jedoch hat die Methode den Nachteil, dass sie deutlich langsamer ist, sodass die Akquisitionszeit der Bilder über sieben Minuten beträgt. Weiterhin untersuchen sie alternative Rekonstruktionstechniken für MPI [128, 129].

An dem Dartmouth-Hitchcock Medical Center in New Hampshire, USA arbeitet die Gruppe um J. B. Weaver an der Untersuchung von physikalischen Effekten, die sich mit den verwendeten SPIOs messen lassen [184, 188, 219]. Neben Untersuchungen zur Temperaturabhängigkeit der SPIOs [183, 218] hat die Gruppe ebenfalls die Effekte unterschiedlicher Viskositäten [185] und der molekularen Bindung der SPIOs [186, 187] analysiert. Im Gegensatz zu den meisten anderen Gruppen arbeitet diese Gruppe mit einer niedrigeren Frequenz, sodass die Ergebnisse nicht direkt auf andere MPI-Geräte übertragen werden können.

M. Schilling konnte mit seiner Gruppe an der Technischen Universität Braunschweig sowohl einen 1D-MPI-Scanner [216] auf die zweite Dimension erweitern [215] als auch ein Gerät zur spektroskopischen Analyse der Magnetisierung der SPIOs entwickeln [217]. Die Anregungsfrequenz ist allerdings wie bei der Gruppe von J. B. Weaver niedriger als von Philips vorgeschlagen. Dies und eine geringe Sensitivität des Systems führen zu einer erheblich längeren Messzeit von über 26 s pro Bild.

Die vorliegende Arbeit über die Entwicklung eines Spektrometers zur Analyse von SPIOs [3, 4, 5, 10, 12] ist in der Gruppe um T. M. Buzug [14, 15, 16, 18] entstanden. Die Gruppe beschäftigt sich, neben der Analyse und Charakterisierung der Partikel [1, 2, 11, 13, 60, 61, 62], auch mit der Synthese neuer Partikel [47, 48, 49, 50, 51]. Weiterhin werden alternative Scannergeometrien erforscht [17, 21, 22, 23, 31, 35, 38, 39, 40, 54, 55, 59, 220] und neue Rekonstruktionsalgorithmen entwickelt [36, 42, 46, 148].

Neben den genannten Gruppen gibt es nur wenige weitere Gruppen, die im Bereich von MPI tätig sind, jedoch bisher keine MPI-Geräte entwickelt haben. Einer der Hauptinteressenspunkte ist dabei die Synthese der Nanopartikel [103, 119, 120] und deren Funktionalisierung [176, 194].

Eine Untersuchung, wie sich die in MPI verwendeten Magnetfelder auf den menschlichen Körper auswirken, wird von der Gruppe von O. Dössel am Karlsruher Institut für Technologie durchgeführt. Diese Gruppe beschäftigt sich zum einen mit der Erwärmung des Gewebes durch wechselnde Magnetfelder und der Einhaltung der Grenzwerte für die spezifische Absorptionsrate (SAR) [97, 98, 99, 100]. Zum anderen untersucht die Gruppe auch Nervenstimulationen, die durch die Wechselfelder hervorgerufen werden [134].

2.2 Grundprinzip

Das Grundprinzip, das bei MPI zur Bilderzeugung ausgenutzt wird, beruht auf einer nichtlinearen Magnetisierungskurve der SPIOs. Werden SPIOs einer zunehmenden magnetischen Feldstärke H ausgesetzt, steigt deren Magnetisierung M an. Wird die angelegte magnetische Feldstärke immer weiter vergrößert, steigt die Magnetisierung allerdings nicht beliebig weit mit an, sondern erreicht eine Sättigungsmagnetisierung M_s. Dieser Sättigungseffekt der SPIOs wird sowohl zur Signalcodierung als auch zur Ortscodierung eingesetzt und wird im folgenden Abschnitt erklärt. Eine detaillierte Erläuterung des Magnetisierungsverhaltens der SPIOs ist in Abschnitt 3.4 zu finden.

2.2.1 Signalcodierung

Ein wesentlicher Bestandteil zur Signalcodierung in MPI ist ein sich mit der Zeit t änderndes sinusförmiges magnetisches Wechselfeld $H_{AC}(t) = H_0 \sin(2\pi f_0 t)$ mit der Amplitude H_0 und der Frequenz f_0. Dieses Wechselfeld wird als Anregungsfeld oder auch *Drive-Field* bezeichnet. Werden Partikel diesem Anregungsfeld ausgesetzt, er-

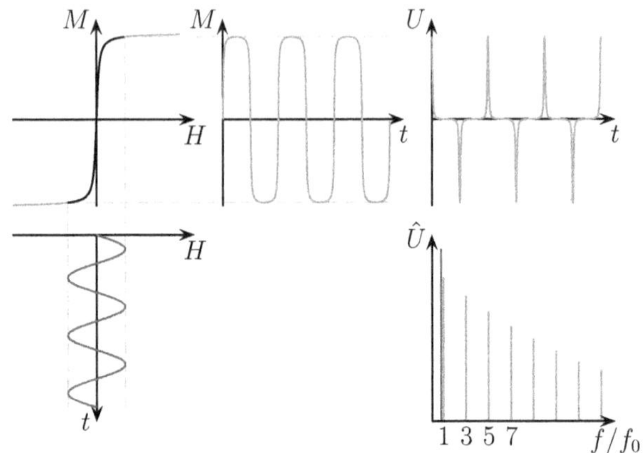

Abbildung 2.1: Physikalisches Prinzip von MPI. Werden Partikel mit einer nichtlinearen Magnetisierungskurve (links oben) durch ein sinusförmiges Magnetfeld $H(t)$ (links unten) angeregt, erhalten sie eine Magnetisierung $M(t)$ (Mitte oben), deren Änderung eine Spannung $u(t)$ in einer Spule induziert (rechts oben). Das Frequenzspektrum der Spannung (rechts unten) enthält nun nicht nur die Anregungsfrequenz f_0, sondern auch höhere Harmonische von f_0.

fahren sie eine Magnetisierung $M(t)$, die sich in Abhängigkeit von $H_{\mathrm{AC}}(t)$ ebenfalls periodisch ändert. Durch die erwähnte nichtlineare Magnetisierungskurve der SPIOs ist der zeitliche Verlauf der Magnetisierung rechteckförmig verzerrt und nicht mehr sinusförmig. Die zeitliche Änderung der Magnetisierung induziert eine Spannung $u(t)$ in einer Spule, die proportional zur negativen zeitlichen Ableitung der Magnetisierung ist, das heißt $u(t) \propto -\,\mathrm{d}M(t)/\,\mathrm{d}t$. Jedoch induziert nicht nur die Magnetisierung der Partikel eine Spannung in einer Spule, sondern auch das Anregungsfeld selber. Dabei ist das direkt durch das Anregungsfeld induzierte Signal um einige Dekaden höher als das durch die Partikelmagnetisierung induzierte Signal. Zur Trennung der beiden induzierten Signale kann ausgenutzt werden, dass das Frequenzspektrum der Spannung $u(t)$ im Gegensatz zum Anregungsfeld $H_{\mathrm{AC}}(t)$ nicht nur die Anregungsfrequenz f_0, sondern auch ganzzahlige Vielfache von f_0, sogenannte Harmonische oder Oberwellen, enthält. Mittels eines Bandstopp-Filters (BSF) kann das Anregungssignal aus dem Frequenzspektrum herausgefiltert werden, sodass nur noch die höheren Harmonischen der Partikelmagnetisierung vorhanden sind. Die Summe der Amplituden dieser höheren Harmonischen ist proportional zur Partikelkonzentration. Auf diese Weise kann eine Aussage über die Menge der angeregten Partikel getroffen werden. In Abbildung 2.1 ist das physikalische Prinzip der Signalcodierung in MPI verdeutlicht.

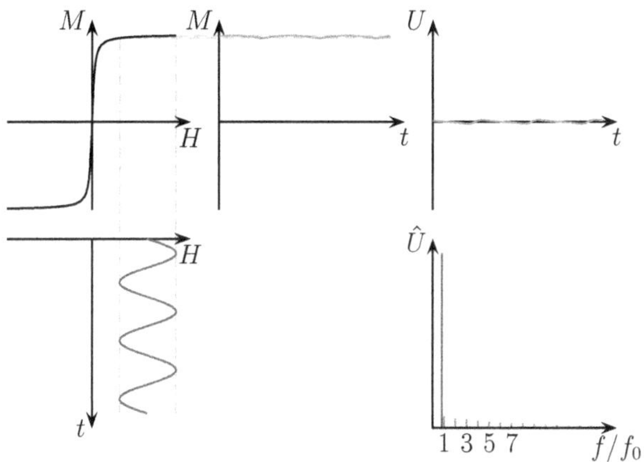

Abbildung 2.2: Zur Ortscodierung wird dem Anregungsfeld ein statisches Offsetfeld überlagert (links unten). Dadurch befindet sich die Partikelmagnetisierung
stets im Bereich der Sättigung (links oben) und ist somit annähernd
konstant (Mitte oben). Daher wird nur eine sehr geringe Spannung in
einer Spule induziert (rechts oben) und das Spektrum enthält fast keine
Harmonischen (rechts unten).

2.2.2 Ortscodierung

Mit der Signalcodierung kann die Konzentration der angeregten Partikel bestimmt
werden, jedoch nicht deren örtliche Position. Wird das sich zeitlich ändernde Anregungsfeld $H_{AC}(t)$ mit einem statischen Offsetfeld H_{DC} überlagert, entsteht ein Gesamtmagnetfeld $H(t) = H_{DC} + H_{AC}(t)$. Ist dieses Offsetfeld groß genug, befindet
sich die Partikelmagnetisierung stets in Sättigung, das heißt, sie ist annähernd konstant und die zeitliche Ableitung sehr klein. Somit wird fast keine Spannung in der
Empfangsspule induziert und das Frequenzspektrum enthält nur sehr geringe Harmonische. Dieses Prinzip ist in Abbildung 2.2 veranschaulicht. Partikel, die sich in
Sättigung befinden, tragen folglich nicht zur gemessenen Spannung bei.

Eine Ortscodierung lässt sich erzielen, wenn es nur einen Punkt im Raum gibt, an
dem kein Offsetfeld und an allen anderen Punkten ein hohes Offsetfeld vorhanden
ist. An dem offsetfreien Punkt, auch feldfreier Punkt (FFP) genannt, ist eine Änderung der Partikelmagnetisierung zu messen. An allen anderen Punkten im Raum ist
die Magnetisierung konstant, sodass diese Punkte nicht zum Messsignal beitragen.
Dadurch kann die gemessene Spannung genau dem FFP zugeordnet werden, weshalb
das Offsetfeld auch als Selektionsfeld bezeichnet wird. Mittels einer Verschiebung des
FFP durch das Betrachtungsfeld (FOV) kann die Konzentration der Partikel an allen
Ortspunkten gemessen und davon ein Bild erstellt werden.

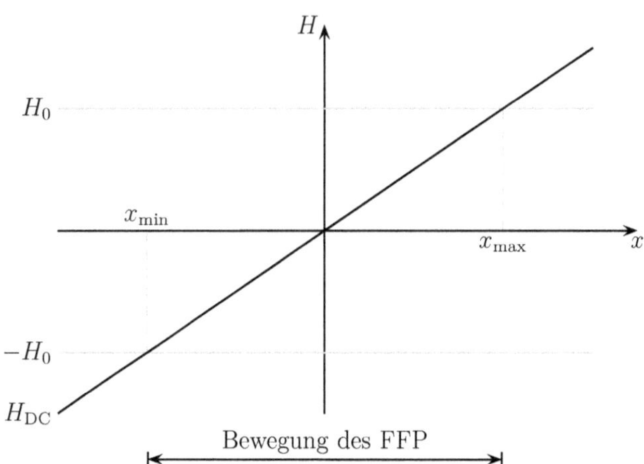

Abbildung 2.3: Der FFP wird durch Überlagerung eines linear mit dem Ort ansteigenden Feldes H_{DC} und eines homogenen Wechselfeldes H_{AC} mit der Amplitude H_0 zwischen den Ortspunkten $x_{\min}$ und $x_{\max}$ verschoben.

Als Selektionsfeld $H_{\mathrm{DC}}(x)$ kann ein Gradientenfeld genutzt werden, welches eine vom Ort x abhängige, mit der Gradientenstärke G_{DC} linear ansteigende Feldstärke besitzt, sodass

$$H_{\mathrm{DC}}(x) = x \cdot G_{\mathrm{DC}} \tag{2.1}$$

gilt. Bei $x_0 = 0$ entsteht ein FFP, da hier der Betrag des Selektionsfeldes null ist. Wird dem Selektionsfeld das oszillierende Anregungsfeld $H_{\mathrm{AC}} = H_0 \sin(2\pi f_0 t)$ überlagert, verschiebt sich der FFP periodisch zwischen

$$x_{\min} = -\frac{H_0}{G_{\mathrm{DC}}} \tag{2.2}$$

und

$$x_{\max} = \frac{H_0}{G_{\mathrm{DC}}}. \tag{2.3}$$

Abbildung 2.3 veranschaulicht diese Verschiebung. Durch das periodische Verschieben des FFP wird nicht nur das Signal der Partikel bei x_0 gemessen, sondern im Bereich $x \in [-\frac{H_0}{G_{\mathrm{DC}}}, \frac{H_0}{G_{\mathrm{DC}}}]$. Dadurch, dass das Anregungsfeld an jedem Ortspunkt um eine andere Offsetfeldstärke oszilliert, haben die Partikel an allen Ortspunkten auch unterschiedliche Magnetisierungen. So werden z. B. die Partikel bei $x = 0$ mit einer Magnetfeldstärke zwischen $-H_0$ bis H_0 und bei $x = \frac{H_0}{G_{\mathrm{DC}}}$ mit einer Feldstärke zwischen 0 bis $2 \cdot H_0$ angeregt. Dies ist exemplarisch für drei verschiedene Ortspunkte in Abbildung 2.4 gezeigt. Es sei dabei angemerkt, dass Ortspunkte, die gleichweit von x_0

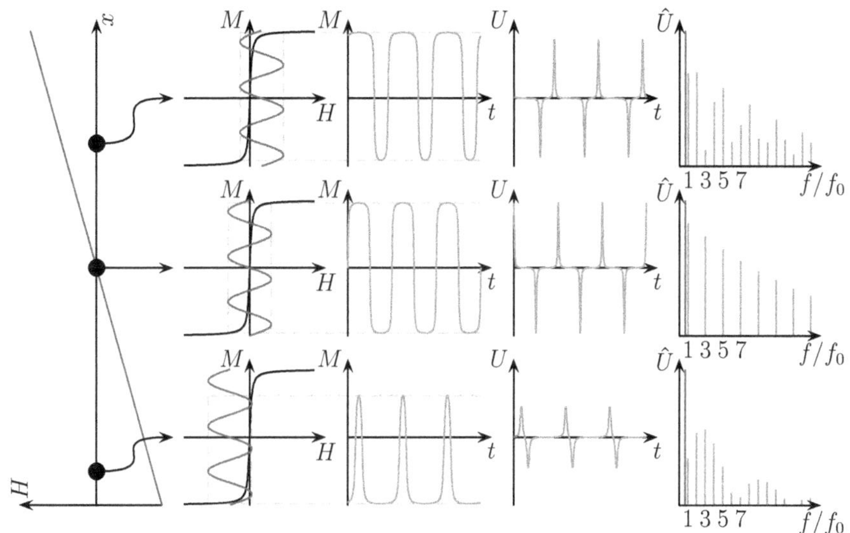

Abbildung 2.4: Für drei verschiedene Ortspunkte mit unterschiedlichen Offsetfeldstärken (erste Spalte) ist jeweils das Anregungsfeld und die Magnetisierungskurve (zweite Spalte), die resultierende Magnetisierung (dritte Spalte), die induzierte Spannung (vierte Spalte) und das Spektrum der Spannungen (fünfte Spalte) gezeigt. Durch die verschiedenen Offsetfeldstärken oszilliert das Anregungsfeld an jedem Ortspunkt in einem anderen Bereich und die Partikel werden unterschiedlich magnetisiert. Hierdurch erhält jedes Spektrum eine unterschiedliche Struktur.

entfernt sind, die gleichen Amplituden besitzen, jedoch die Phasen um 180° gedreht sind. Jeder Ortspunkt besitzt somit ein charakteristisches Magnetisierungsspektrum.

Bisher wurde nur der 1D-Fall betrachtet, das heißt, der FFP bewegt sich auf einer Linie. Zur Messung von 2D- und 3D-Bilddaten ist es jedoch erforderlich, dass der FFP im 2D-Fall auf einer Ebene und im 3D-Fall innerhalb eines Volumens bewegt wird. Hierzu ist ein Gradient in zwei bzw. drei Raumrichtungen erforderlich, sodass der FFP auch in die anderen Raumrichtungen verschoben werden kann. Nach dem Gauß-Gesetz für Magnetfelder der Maxwell-Gleichungen [139, 168] existieren keine magnetischen Monopole. Für die magnetische Flussdichte $\boldsymbol{B}$ gilt daher stets

$$\nabla \cdot \boldsymbol{B} = 0. \tag{2.4}$$

Mittels der magnetischen Permeabilität μ ergibt sich die Materialgleichung der Elektrodynamik

$$\boldsymbol{B} = \mu \boldsymbol{H}, \tag{2.5}$$

die einen Zusammenhang zwischen der magnetischen Flussdichte $\boldsymbol{B}$ und der magnetischen Feldstärke $\boldsymbol{H}$ herstellt. Für das Selektionsfeld H_{DC} ergeben sich folglich die zwei Möglichkeiten

$$\boldsymbol{H}_{\mathrm{DC}}(\boldsymbol{x}) = \begin{pmatrix} 1 & 0 & 0 \\ 0 & -\frac{1}{2} & 0 \\ 0 & 0 & -\frac{1}{2} \end{pmatrix} \boldsymbol{x} \cdot G_{\mathrm{DC}} \tag{2.6}$$

und

$$\boldsymbol{H}_{\mathrm{DC}}(\boldsymbol{x}) = \begin{pmatrix} 1 & 0 & 0 \\ 0 & -1 & 0 \\ 0 & 0 & 0 \end{pmatrix} \boldsymbol{x} \cdot G_{\mathrm{DC}}. \tag{2.7}$$

Gleichung (2.6) ist die momentan in MPI genutzte Variante, da sie durch eine Maxwell-Spulen-Anordnung erzielt werden kann (siehe Abschnitt 2.3) und einen Gradienten in alle drei Raumrichtungen erzeugt, sodass ein FFP entsteht. Wie oben beschrieben, kann der FFP durch ein Anregungsfeld in eine Raumrichtung verschoben werden. Durch Überlagerung eines zweiten Anregungsfeldes, welches orthogonal zum ersten Anregungsfeld ist, kann der FFP auch in die zweite Raumrichtung bewegt werden. Die Bewegung in die dritte Raumrichtung erfolgt durch Überlagerung eines dritten Anregungsfeldes. So kann also durch ein Gradientenfeld und drei orthogonale Anregungsfelder der FFP beliebig im Raum bewegt und die Magnetisierung der verschiedenen Ortspunkte ermittelt werden. Eine Beschreibung, auf welcher Abtasttrajektorie der FFP durch den Raum bewegt wird, ist in Abschnitt 2.2.4 gegeben.

Bei der anderen Möglichkeit (2.7) entsteht kein FFP, sondern eine feldfreie Linie (FFL), da der Gradient und damit die Feldstärke in einer Raumrichtung null ist. Dieses Konzept wurde von Weizenecker et al. [222] eingeführt und von Knopp et al. [32, 35, 38, 39, 44] sowie Erbe et al. [21, 22, 23] weiter analysiert. Die Nutzung der FFL verspricht eine Erhöhung der Sensitivität im Vergleich zur Nutzung des FFP. Da die Generierung einer FFL technisch deutlich aufwendiger ist, existiert bisher kein MPI-Scanner, der diese zur Bildgebung nutzt. Daher beschränkt sich diese Arbeit im weiteren Verlauf auf die Betrachtung der Methode des FFP.

2.2.3 Rekonstruktion

Wie im vorherigen Abschnitt beschrieben, wird durch die periodische Anregung und die damit verbundene Verschiebung des FFP nicht nur die induzierte Spannung $u(\boldsymbol{x},t)$ eines Ortspunktes $\boldsymbol{x}$, sondern von allen Ortspunkten innerhalb des FOV V simultan gemessen. In der Empfangsspule wird also das Integral

$$u(t) = \int_V -\frac{\mathrm{d}M(\boldsymbol{x},t)}{\mathrm{d}t}\,\mathrm{d}\boldsymbol{x} \tag{2.8}$$

$$= \int_V u(\boldsymbol{x},t)\,\mathrm{d}\boldsymbol{x} \tag{2.9}$$

aller Spannungen induziert. Ziel der Rekonstruktion ist es, aus der Gesamtspannung $u(t)$ die Partikelkonzentration c für jeden Ortspunkt $\boldsymbol{x}$ zu bestimmen.

Zunächst wird eine Diskretisierung des FOV in X Ortspunkte durchgeführt, um das Integral aus Gleichung (2.8) in eine Summe

$$\tilde{u}(t) = \sum_{x=1}^{X} u_x(t) \tag{2.10}$$

zu überführen. Die induzierte Spannung $u_x(t)$ einer Magnetisierungsänderung an einem Ortspunktes $\boldsymbol{x}$ kann auch als

$$u_x(t) = c_x \cdot s_x(t) \tag{2.11}$$

geschrieben werden. Dabei ist c_x die Partikelkonzentration an dem Ortspunkt $\boldsymbol{x}$ und $s_x(t)$ die Spannung, die eine Punktprobe induzieren würde. Die Punktprobe hat an der Stelle $\boldsymbol{x}$ die Konzentration eins und sonst null.

Wird die zeitkontinuierliche Spannung $u(t)$ in T Zeitpunkte diskretisiert, ergibt sich mit der zeitdiskreten Spannung $u_{t,x}$ unter Berücksichtigung von Gleichung (2.10) und Gleichung (2.11) die induzierte Gesamtspannung u_t zum Zeitpunkt t als

$$u_t = \sum_{x=1}^{X} c_x \cdot s_x(t). \tag{2.12}$$

Für alle Zeitpunkte kann Gleichung (2.12) als Matrix-Vektor-Produkt

$$\begin{pmatrix} s_{1,1} & \cdots & s_{1,X} \\ \vdots & \ddots & \vdots \\ s_{T,1} & \cdots & s_{T,X} \end{pmatrix} \cdot \begin{pmatrix} c_1 \\ \vdots \\ c_X \end{pmatrix} = \begin{pmatrix} u_1 \\ \vdots \\ u_T \end{pmatrix} \tag{2.13}$$

geschrieben werden oder kurz als

$$\underline{\boldsymbol{S}} \cdot \boldsymbol{c} = \boldsymbol{u}. \tag{2.14}$$

Die Matrix $\underline{\boldsymbol{S}}$ wird als Systemmatrix bezeichnet. Zur Rekonstruktion in MPI muss also ein lineares Gleichungssystem gelöst werden. Hierzu können Standardmethoden wie das Lösen der Normalgleichung [160], die Singulärwertzerlegung (SVD) [204], das Verfahren der konjugierten Gradienten (CG-Verfahren) [145] oder das Kaczmarz-Verfahren [141] genutzt werden. Ein Vergleich der genannten Verfahren wurde durch Knopp et al. [29, 39, 42] durchgeführt. So wurde gezeigt, dass das Kaczmarz-Verfahren für MPI besonders geeignet ist, da es schon nach wenigen Iterationen ein sehr gutes Rekonstruktionsergebnis liefert. Das Kaczmarz-Verfahren ist in der CT als *Algebraic-Reconstruction-Technique* (ART) [104] bekannt. Es wurde gezeigt

[117, 162, 212], dass es ein schnelles Rekonstruktionsergebnis liefert, wenn die Zeilen der Systemmatrix orthogonal sind. Da dies in MPI der Fall ist [39], erklärt es auch die hohe Konvergenzgeschwindigkeit.

Die zur Lösung des Gleichungssystems benötige Systemmatrix steht nicht unmittelbar, wie z. B. bei der CT, durch die Geometrie des Scanners zur Verfügung, sondern muss für die Rekonstruktion ermittelt werden. Aktuell wird hierzu eine messbasierte Methode verwendet. Bei dieser Methode wird eine sogenannte Punktprobe an allen zu rekonstruierenden Ortspunkten gemessen. Die Punktprobe besteht aus einem mit Nanopartikeln gefüllten Phantom, welches möglichst genau ein Voxel des FOV nachbildet. Diese Punktprobe wird mittels eines Roboters an die verschiedenen Ortspunkte verschoben. An allen Ortspunkten wird jeweils die Spannung gemessen, die durch die Punktprobe induziert wird. Diese Methode hat den Nachteil, dass die Aufnahme einer Systemfunktion extrem lange dauert, da die Punktprobe an alle Ortspunkte mechanisch bewegt und dort gemessen werden muss. So würde die Aufnahme einer Systemfunktion eines FOV selbst mit einer geringen Auflösung von $64 \times 64 \times 64$ Voxeln, bei einer Bewegungs- und Messzeit von zusammen einer Sekunde pro Ortspunkt, über 72 Stunden dauern. Dies ist einer der wesentlichen Gründe, dass bisherige Bilder höchstens mit einer Auflösung von $32 \times 20 \times 28$ Voxeln veröffentlicht wurden [181, 224]. Die Aufnahmezeit der Systemfunktion ist hier mit etwa fünf Stunden noch akzeptabel. Ein weiterer Nachteil dieser Methode ist, dass die aufgenommene Systemfunktion stark durch Rauschen gestört ist, da eine möglichst kleine Punktprobe verwendet werden muss, um später die gewünschte Auflösung zu erreichen. Eine Verkleinerung der Punktprobe führt allerdings auch zu einem kleineren Messsignal und folglich auch einem schlechteren Signal-Rausch-Verhältnis (SNR). Der entscheidende Vorteil dieser Methode ist, dass alle Faktoren sowohl des Scanners als auch der Nanopartikel erfasst werden und so gute Rekonstruktionsergebnisse erzielt werden.

Knopp et al. haben eine Untersuchung zur Beschränkung der messbasierten Methode durchgeführt [45, 34] und ebenso eine alternative modellbasierte Methode eingeführt [36, 37]. Bei der modellbasierten Methode wird die Systemfunktion nicht gemessen, sondern mithilfe von mathematischen Modellen des Scanners und des Verhaltens der Partikel simuliert. Diese Methode hat den Vorteil, dass sie sehr schnell ist, da keine Messungen durchgeführt werden müssen. Durch die schnelle Berechnung können auch Systemfunktionen mit höheren Bildauflösungen verwendet werden. Weiterhin ist die Systemfunktion durch die Simulation rauschfrei. Nachteil der modellbasierten Methode ist, dass genaue Kenntnisse über die physikalischen Größen des MPI-Scanners nötig sind und ein exaktes physikalisches Modell der Partikel existieren muss. Letzteres ist zurzeit das größte Problem dieser Methode, sodass die Rekonstruktionsergebnisse der modellbasierten Methode noch nicht die gleiche Qualität erzielen, wie die der messbasierten Methode.

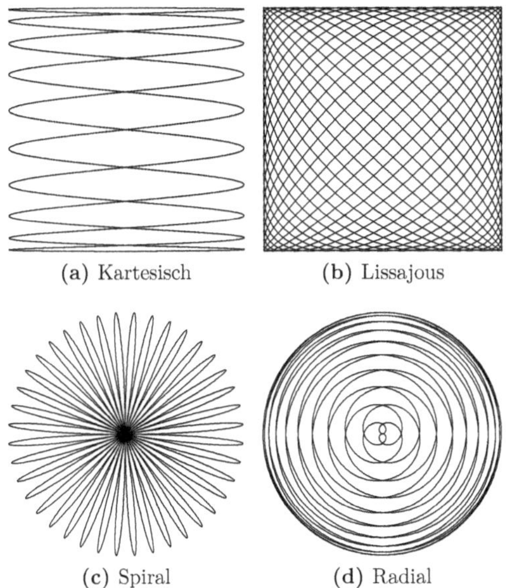

(a) Kartesisch   (b) Lissajous

(c) Spiral   (d) Radial

Abbildung 2.5: Mögliche 2D-Trajektorien für MPI.

2.2.4 Abtasttrajektorie

Wie in Abschnitt 2.2.2 bereits erwähnt, wird zur Ortscodierung der FFP durch das
FOV bewegt, um die Magnetisierung an allen Ortspunkten zu messen. In diesem
Abschnitt wird nun genauer behandelt, auf welcher Abtasttrajektorie dies gesche-
hen kann. Da zur Signalcodierung eine Frequenztrennung zwischen dem Sende- und
Empfangssignal nötig ist, sind für MPI prinzipiell nur solche Trajektorien geeignet,
die aus wenigen Frequenzen, idealerweise aus einer einzigen, entstehen.

Trajektorien, die diese Anforderung erfüllen, sind unter anderem die kartesische, die
Spiral-, die Radial- und die Lissajous-Trajektorie. 2D-Beispiele dieser vier Trajektorien sind in Abbildung 2.5 dargestellt. Ein Vergleich dieser Trajektorien wurde in
[30, 43] durchgeführt. Die Spiral- und Radial-Trajektorien bieten eine schlechte Auflösung in den Eckbereichen. Die kartesische Trajektorie erreicht in einer Richtung
eine deutlich schlechtere Auflösung als in der anderen. Als besonders geeignet hat
sich in dem Vergleich die Lissajous-Trajektorie erwiesen, die im Weiteren genauer
betrachtet wird.

Eine 2D-Lissajous-Figur entsteht durch Überlagerung zweier orthogonaler harmoni-
scher Schwingungen $A_x(t)$ und $A_y(t)$ mit leicht unterschiedlichen Frequenzen f_x und

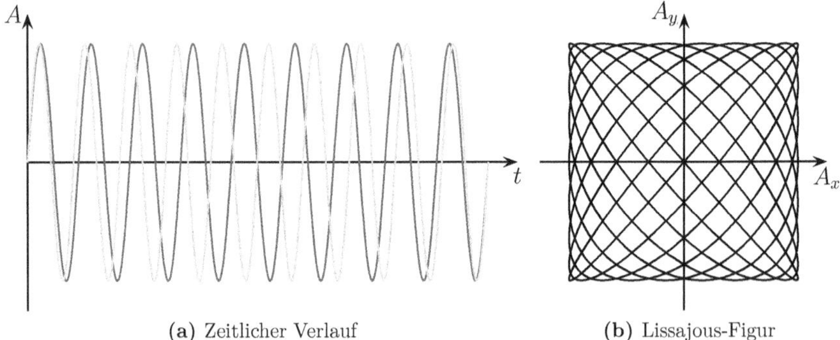

(a) Zeitlicher Verlauf   (b) Lissajous-Figur

Abbildung 2.6: Entstehung einer 2D-Lissajous-Figur durch orthogonale Überlagerung zweier Schwingungen A_x (dunkelgrau) und A_y (hellgrau) mit einem Frequenzverhältnis von $\frac{f_x}{f_y} = \frac{10}{9}$.

f_y [177]. Eine geschlossene periodische Figur entsteht, wenn die Frequenzen ein rationales Frequenzverhältnis bilden. Dies ist der Fall, wenn sich $\frac{f_x}{f_y}$ als ganzzahliger Bruch darstellen lässt. Bei einem irrationalen Frequenzverhältnis ist die Figur nicht geschlossen. In MPI werden aufgrund der Periodizität nur geschlossene Lissajous-Figuren betrachtet. Mathematisch lassen sich die Lissajous-Figuren als parametrische Funktionen der Form

$$t \mapsto \phi(t) = \begin{pmatrix} A_x(t) \\ A_y(t) \end{pmatrix} = \begin{pmatrix} \hat{A}_x \sin(2\pi f_x t + \varphi_x) \\ \hat{A}_y \sin(2\pi f_y t + \varphi_y) \end{pmatrix}, \qquad t \in [0, \infty) \qquad (2.15)$$

beschreiben. $\hat{A}_x$ und $\hat{A}_y$ sind die Amplituden der beiden Schwingungen mit den Phasen φ_x und φ_y. Im Weiteren werden beide Phasen als $\varphi_x = \varphi_y = 0$ gewählt, sodass die Überlagerung der beiden Schwingungen im Zentrum des FOV, das heißt bei (0,0), beginnt. In Abbildung 2.6 sind für das Frequenzverhältnis $\frac{f_x}{f_y} = \frac{10}{9}$ sowohl die zeitlichen Verläufe der beiden Schwingungen als auch deren Überlagerung gezeigt.

Werden die Frequenzen f_x und f_y so gewählt, dass

$$\frac{f_x}{f_y} = \frac{N}{N-1}, \qquad N \in \mathbb{N} \qquad (2.16)$$

gilt, ergibt sich stets ein rationales Verhältnis beider Frequenzen. Mit einer Basisfrequenz f_B lassen sich die Frequenzen mittels

$$\begin{pmatrix} f_x \\ f_y \end{pmatrix} = \begin{pmatrix} \frac{1}{N-1} \\ \frac{1}{N} \end{pmatrix} f_B \qquad (2.17)$$

und die Schwingungen mittels

$$\begin{pmatrix} A_x(t) \\ A_y(t) \end{pmatrix} = \begin{pmatrix} \hat{A}_x \sin\left(2\pi \frac{f_{\mathrm{B}}}{N-1} t\right) \\ \hat{A}_y \sin\left(2\pi \frac{f_{\mathrm{B}}}{N} t\right) \end{pmatrix} \tag{2.18}$$

berechnen. Die Lissajous-Figur ist dann nach genau N Perioden der Schwingung A_x bzw. $N-1$ Perioden der Schwingung A_y geschlossen, sodass sich die Repetitionszeit T_{R} aus

$$T_{\mathrm{R}} = \frac{N}{f_x} = \frac{N-1}{f_y} = \frac{N(N-1)}{f_{\mathrm{B}}} \tag{2.19}$$

ergibt. Mit der Zahl N lässt sich also die Länge der Lissajous-Figur wählen. Je größer N gewählt wird, desto dichter ist die entstehende Figur, das heißt, die Abtastwege liegen enger aneinander. Lissajous-Figuren mit unterschiedlicher Dichte sind in Abbildung 2.7 für $N = 10, 20, 30$ und 40 dargestellt. Die Dichte der Lissajous-Figur, also der Trajektorie, ist in MPI mitentscheidend für die erzielte Bildauflösung. Mit steigender Dichte verbessert sich auch die Bildauflösung. Jedoch kann die Bildauflösung auf diese Weise nicht beliebig verbessert werden. Andere Faktoren, wie die Anregungsfeldstärke, die Gradientenstärke des Selektionsfeldes und die Größe der verwendeten Nanopartikel, limitieren ebenfalls die mögliche Bildauflösung. Eine detaillierte Untersuchung der erzielten Bildauflösungen in Abhängigkeit der Trajektoriendichte wurde in [43] durchgeführt.

Die bisher vorgestellten Trajektorien verschieben den FFP nur in einer 2D-Ebene. Um jedoch ein 3D-Volumen messen zu können, ist auch eine Verschiebung des FFP in die dritte Dimension nötig. Eine 2D-Lissajous-Figur lässt sich durch Einführen einer weiteren orthogonalen harmonischen Schwingung A_z mit der Frequenz f_z erweitern. Die resultierenden drei Schwingungen ergeben sich dann aus

$$\begin{pmatrix} A_x(t) \\ A_y(t) \\ A_z(t) \end{pmatrix} = \begin{pmatrix} \hat{A}_x \sin(2\pi f_x t + \varphi_x) \\ \hat{A}_y \sin(2\pi f_y t + \varphi_y) \\ \hat{A}_z \sin(2\pi f_z t + \varphi_z) \end{pmatrix}. \tag{2.20}$$

Jeweils zwei Frequenzen einzeln betrachtet ergeben ebenfalls eine Lissajous-Figur. Damit die 3D-Figur geschlossen und periodisch ist, müssen die Frequenzverhältnisse $\frac{f_x}{f_y}$, $\frac{f_x}{f_z}$ und $\frac{f_y}{f_z}$ rational sein. Eine 3D-Lissajous-Figur mit den Frequenzverhältnissen $\frac{f_x}{f_y} = \frac{10}{9}$, $\frac{f_x}{f_z} = \frac{11}{9}$ und $\frac{f_y}{f_z} = \frac{11}{10}$ ist in Abbildung 2.8 dargestellt. Die entstehenden drei 2D-Lissajous-Figuren bei Betrachtung von jeweils zwei Frequenzen sind in Abbildung 2.9 abgebildet.

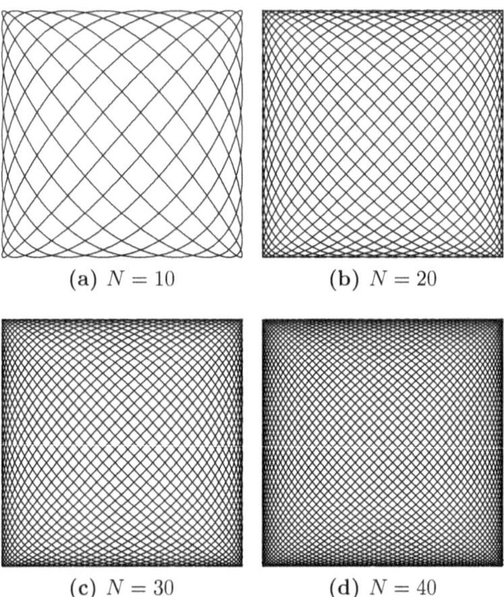

(a) $N = 10$

(b) $N = 20$

(c) $N = 30$

(d) $N = 40$

Abbildung 2.7: 2D-Lissajous-Figuren mit unterschiedlichen Dichten.

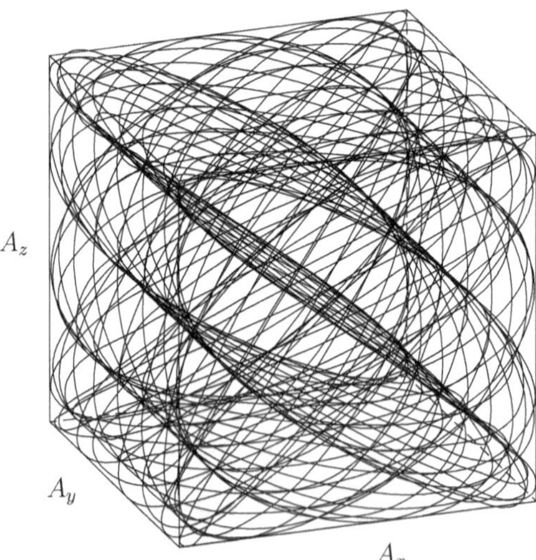

Abbildung 2.8: Beispiel einer 3D-Lissajous-Trajektorie mit $N = 10$.

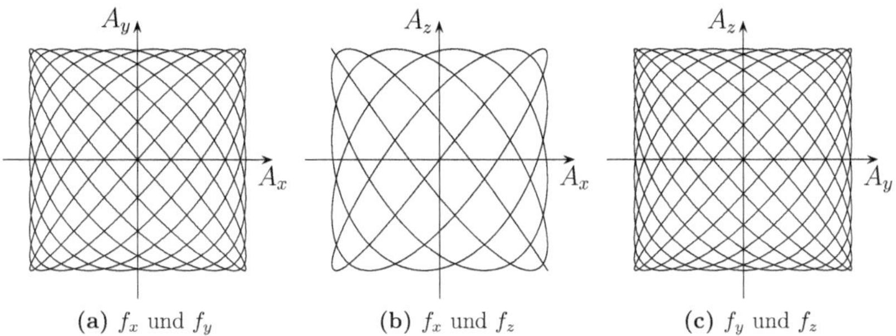

(a) f_x und f_y (b) f_x und f_z (c) f_y und f_z

Abbildung 2.9: 2D-Lissajous-Figuren, die durch Projektion der 3D-Lissajous-Figur aus Abbildung 2.8 auf die drei Hauptebenen entstehen.

Wie für den 2D-Fall lassen sich die Schwingungen ebenfalls äquivalent zu Gleichung (2.18) mit einer Basisfrequenz f_B und einer Zahl N durch

$$\begin{pmatrix} A_x(t) \\ A_y(t) \\ A_z(t) \end{pmatrix} = \begin{pmatrix} \hat{A}_x \sin\left(2\pi \frac{f_\mathrm{B}}{N-1}t\right) \\ \hat{A}_y \sin\left(2\pi \frac{f_\mathrm{B}}{N}t\right) \\ \hat{A}_z \sin\left(2\pi \frac{f_\mathrm{B}}{N+1}t\right) \end{pmatrix} \tag{2.21}$$

beschreiben. Für die Repetitionszeit T_R gilt schließlich im 3D-Fall

$$T_\mathrm{R} = \frac{N(N+1)}{f_x} = \frac{(N-1)(N+1)}{f_y} = \frac{N(N-1)}{f_z} = \frac{N(N-1)(N+1)}{f_\mathrm{B}}. \tag{2.22}$$

Bei der Wahl der Anregungsfrequenzen f_x, f_y und f_z war es das Ziel von Gleich und Weizenecker [125], dass diese oberhalb der Hörschwelle des Menschen liegen, aber auch nicht zu hoch sind, um die maximale Empfangsfrequenz gering zu halten (siehe auch Abschnitt 2.4.2). So wurden von Gleich und Weizenecker Frequenzen knapp oberhalb von 25 kHz gewählt und bis heute beibehalten [224]. Diese Frequenzwahl wurde mittlerweile auch von anderen übernommen [59]. Eine weitere Anforderung bei der Wahl der Anregungsfrequenzen und der Trajektoriendichte ist es, dass Echtzeitbildgebung möglich sein soll, das heißt, dass mindestens 25 Bilder pro Sekunde aufgenommen werden können. Eine Wahl, die diese Anforderungen erfüllt, ist z. B.

$$f_\mathrm{B} = \frac{2{,}5}{3} \text{ MHz} \approx 833{,}333 \text{ kHz} \quad \text{und} \quad N = 32.$$

Die Anregungsfrequenzen sind in Tabelle 2.1 gegeben und liegen alle knapp oberhalb von 25 kHz. Die Repetitionszeit T_R beträgt 39,3 ms, was 25,5 Bildern pro Sekunde entspricht.

Tabelle 2.1: Parameter der Schwingungen einer in MPI genutzten 3D-Lissajous-Figur bei einer Basisfrequenz von $f_\mathrm{B} \approx 833{,}333$ kHz und $N = 32$.

Richtung	x	y	z
Frequenz	26,882 kHz	26,042 kHz	25,253 kHz
Periodendauer	37,2 μs	38,4 μs	39,6 μs

Bei der Wahl der Frequenzen wurde allerdings die Auswirkung der elektromagnetischen Felder auf den menschlichen Körper nicht eingehend untersucht. So kann es zum einen zu einer Erwärmung des Gewebes kommen [97] und zum anderen kann es eine Stimulation des Peripheren Nervensystems (PNS) geben [134]. Es ist also durchaus möglich, dass sich die verwendeten Frequenzen in der Weiterentwicklung von MPI noch ändern.

Ein Nachteil der vorgestellten Lissajous-Figur ist, dass sich durch die feste Wahl der Frequenzen eine feste Abtastdichte und Repetitionszeit ergeben. Daraus folgen wiederum eine feste Auflösung und Bildwiederholrate. Für verschiedene Anwendungen ist es wünschenswert, dass die Auflösung und die Bildwiederholrate veränderbar sind. Hierfür ist jedoch eine Änderung der Frequenzen nötig. Dies ist allerdings aufgrund der Nutzung von Schwingkreisen im Sende- und Empfangspfad nicht möglich, da diese auf eine feste Frequenz abgestimmt werden.

Bei den bisher betrachteten Trajektorien wurden die Phasen φ_x, φ_y und φ_z aus Gleichung (2.15) bzw. (2.20) stets auf null gesetzt. Der Verlauf der Abtasttrajektorie lässt sich allerdings durch eine Änderung der Phase variieren [7, 8, 9]. Abbildung 2.10 verdeutlicht dies für eine 2D-Lissajour-Figur mit der Dichte $N = 10$, bei der die Phase φ_x verändert wird und die Phase φ_y konstant ist. Da sich die Frequenzen bei den einzelnen Trajektorien nicht ändern, ist auch keine Veränderung der Schwingkreise nötig. Es lassen sich also mit derselben Hardware durch eine Variation der Phase beliebig viele verschiedene Trajektorien erzeugen.

Werden diese verschiedenen Trajektorien nacheinander genutzt, entsteht durch Überlagerung der einzelnen Trajektorien eine dichte Gesamttrajektorie. Werden z. B. die Trajektorien aus Abbildung 2.10 überlagert, entsteht eine Trajektorie, wie sie in Abbildung 2.11 gezeigt ist. Diese Trajektorie hat die gleiche Dichte wie die Trajektorie aus Abbildung 2.7c mit $N = 30$.

Wenn die Überlagerung von P kurzen Trajektorien mit jeweils einer geringen Dichte N_k dieselbe Gesamtrepetitionszeit T_G wie eine lange Trajektorie mit der hohen Dichte

$$N_\mathrm{l} = P \cdot N_\mathrm{k} \tag{2.23}$$

haben soll, muss

$$T_\mathrm{G} = T_\mathrm{R,l} = P \cdot T_\mathrm{R,k} \tag{2.24}$$

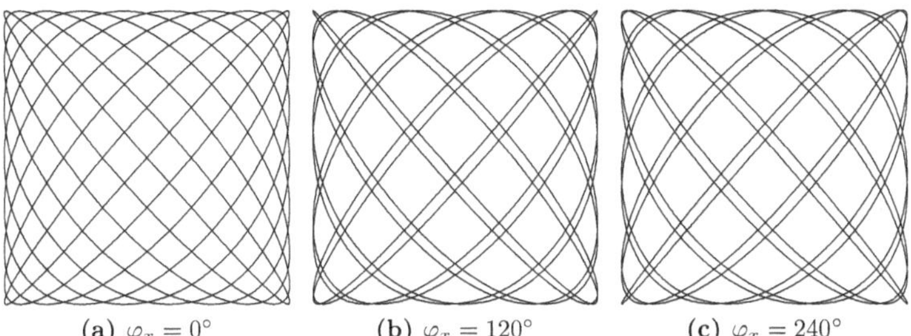

Abbildung 2.10: 2D-Lissajous-Figuren mit $N = 10$ und unterschiedlichen Phasen φ_x und konstanter Phase $\varphi_y = 0°$.

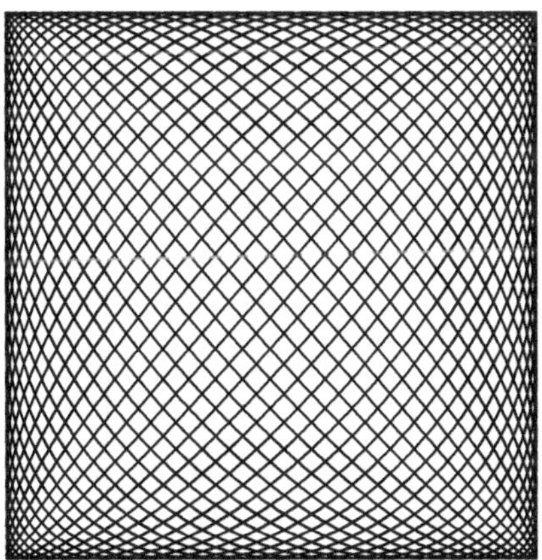

Abbildung 2.11: Durch Überlagerung der drei einzelnen Trajektorien aus Abbildung 2.10 entstehende Gesamttrajektorie.

Tabelle 2.2: Daten der kurzen und der langen Trajektorie für den Fall $P = 3$.

Trajektorie	kurz	lang
f_B	250,000 kHz	805,556 kHz
N	10	30
f_x	27,778 kHz	27,778 kHz
f_y	25,000 kHz	26,852 kHz
T_R	0,36 ms	1,08 ms
T_G	1,08 ms	1,08 ms

gelten. Dabei ist $T_\mathrm{R,k}$ die Repetitionszeit einer einzelnen kurzen Trajektorie und $T_\mathrm{R,l}$ die Repetitionszeit der langen Trajektorie. Einsetzen von Gleichung (2.19) liefert

$$\frac{N_\mathrm{l}(N_\mathrm{l} - 1)}{f_\mathrm{B,l}} = P\frac{N_\mathrm{k}(N_\mathrm{k} - 1)}{f_\mathrm{B,k}}. \tag{2.25}$$

Daraus ergibt sich mit Gleichung (2.23) bei gegebener Basisfrequenz $f_\mathrm{B,k}$ der kurzen Trajektorie die Basisfrequenz

$$f_\mathrm{B,l} = \frac{P \cdot N_\mathrm{k} - 1}{N_\mathrm{k} - 1}f_\mathrm{B,k} \tag{2.26}$$

der langen Trajektorie. Aus den Basisfrequenzen der Trajektorien können die Frequenzen f_x und f_y sowohl der kurzen als auch der langen Trajektorie bestimmt werden. Für das dargestellte Beispiel mit $P = 3$ und einer Basisfrequenz der kurzen Trajektorie von $f_\mathrm{b,k} = 250$ kHz sind die sich so ergebenden Daten in Tabelle 2.2 aufgeführt.

Um eine möglichst gleichmäßige Dichte der überlagerten Trajektorie zu erzielen, sollten die Phasen äquidistant als

$$\varphi_{x,p} = 2\pi\frac{p}{P}, \qquad\qquad 0 \le p < P \tag{2.27}$$

gewählt werden.

Über die Anzahl P der verschiedenen kurzen Trajektorien können auf diese Weise unterschiedlich dichte Trajektorien erzielt werden, ohne dass eine Veränderung der Hardware nötig ist. So kann z. B. eine Trajektorie mit einer geringen Dichte genutzt werden, um einen schnellen Orientierungsscan in einer niedrigen Auflösung durchzuführen. Daran anschließend kann mit einer dichten Trajektorie ein hochauflösender Detailscan mit einer längeren Messzeit durchgeführt werden.

Bei der Betrachtung der Repetitionszeiten wurde angenommen, dass die Phasenänderung sofort erfolgt und so keine Messzeit verloren geht. Eine sofortige Phasenänderung ist in der Praxis allerdings nicht zu erreichen, sodass die phasenveränderliche

Trajektorie insgesamt eine längere Messzeit benötigt als eine phasenkonstante Trajektorie. Die genaue Messzeitverlängerung lässt sich nur schwer bestimmen, da die Zeit zum einem stark von der verwendeten Hardware abhängt und zum anderen von der Größe des Phasensprungs. So wird bei einem kleinen P mehr Zeit benötigt als bei einem großen P.

Die Phasenvarianz wurde bisher nur für den 2D-Fall beschrieben. Eine Erweiterung auf den 3D-Fall ist durch eine zusätzliche Variation der Phase φ_z ebenfalls möglich. Dies soll an dieser Stelle jedoch nicht weiter untersucht werden.

2.3 Spulengeometrien

In den vorherigen Abschnitten wurde gezeigt, dass zur Ortscodierung ein FFP benötigt wird und wie dieser auf einer Trajektorie durch das FOV bewegt werden kann. In den nun folgenden Abschnitten werden verschiedene Spulengeometrien vorgestellt, mit denen ein FFP erzeugt werden kann.

2.3.1 Röhrengeometrie

Das von Gleich und Weizenecker vorgestellte Konzept [125] basiert auf einer klassischen Röhrengeometrie, wie sie unter anderem auch in der CT und der MRT zu finden ist. Bei dieser Anordnung werden alle Komponenten des Scanners um eine zylindrische Messfeld positioniert. Ein schematischer Aufbau eines solchen MPI-Scanners ist in Abbildung 2.12 illustriert.

Zur Generierung des Selektionsfeldes wird eine Maxwell-Spulen-Anordnung genutzt, wie sie auch in der MRT zur Erzeugung der Gradientenfelder verwendet wird [140]. Ziel ist es, ein möglichst linear ansteigendes Selektionsfeld zu erzeugen, dessen Betrag in der Mitte der beiden Spulen genau null ist, also einen FFP bildet. Die Maxwell-Spulen-Anordnung besteht aus zwei kurzen Spulen mit Radius r, die in entgegengesetzter Richtung mit Strom durchflossen werden. Wenn der Abstand der Spulen $d = \frac{\sqrt{3}}{2}r$ beträgt, entsteht durch die Überlagerung der Magnetfelder der beiden Spulen ein konstanter Gradient G, also ein linear mit dem Ort x ansteigendes Selektionsfeld $H_{\mathrm{DC}}(x) = x \cdot G$. Wie bereits in Abschnitt 2.2.2 beschrieben, gibt es keine magnetischen Monopole, sodass ein Gradientenfeld in alle drei Raumrichtungen entsteht, welches Gleichung (2.6) erfüllt. Abbildung 2.13 verdeutlicht die Entstehung des FFP durch eine Maxwell-Spulen-Anordnung.

Werden die beiden Spulen nicht in gegensinniger Richtung mit Strom durchflossen, sondern in gleicher Richtung, wird nicht mehr von einer Maxwell-Spulen-Anordnung gesprochen, sondern von einer Helmholtz-Spulen-Anordnung [161]. Wenn der Ab-

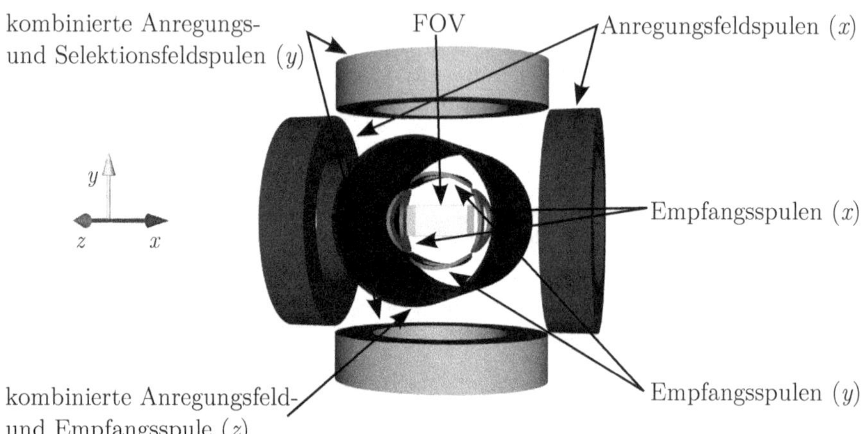

Abbildung 2.12: Schematischer Aufbau eines Scanners mit zylindrischer Messgeometrie bestehend aus zwei kombinierten Anregungs- und Selektionsfeldspulen (y), zwei Anregungsfeldspulen (x), einer zylinderförmigen kombinierten Sende- und Empfangsspule (z) und vier Empfangsspulen $(x$ und $y)$. Das FOV liegt in der Mitte des Scanners.

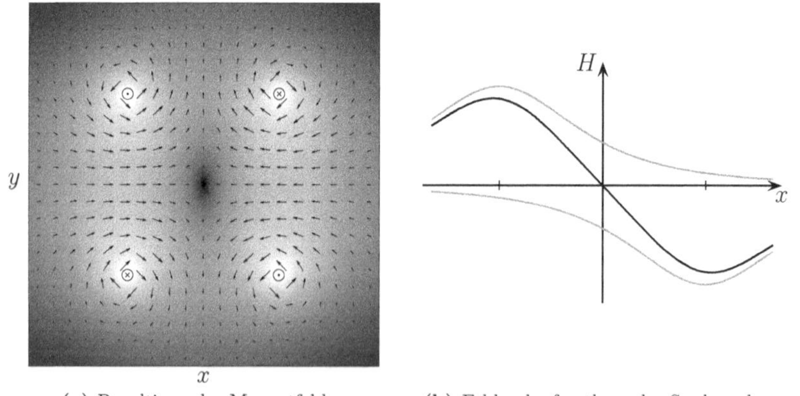

(a) Resultierendes Magnetfeld   **(b)** Feldverlauf entlang der Spulenachsen

Abbildung 2.13: Entstehung eines FFP durch eine Maxwell-Spulen-Anordnung. Die Magnetfelder der zwei einzelnen Spulen (grau) überlagern sich so, dass ein linear ansteigendes Feld (schwarz) entsteht. In der Mitte der Anordnung hat dieses genau den Betrag null und bildet somit einen FFP.

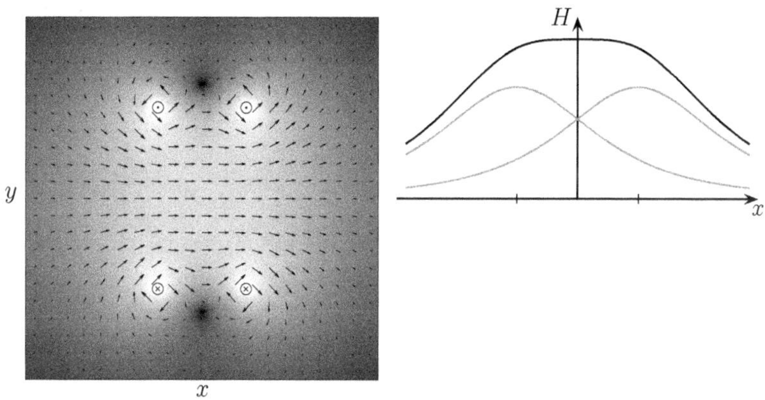

(a) Resultierendes Magnetfeld   (b) Feldverlauf entlang der Spulenachsen

Abbildung 2.14: Entstehung eines homogenen Magnetfeldes durch eine Helmholtz-Spulen-Anordnung. Die Magnetfelder der zwei Spulen (grau) überlagern sich so, dass ein homogenes Feld (schwarz) zwischen den beiden Spulen entsteht.

stand der beiden Spulen gleich dem Radius ist, also $d = r$, überlagern sich die Magnetfelder bei dieser Anordnung zu einem homogenen Magnetfeld, wie es in Abbildung 2.14 gezeigt ist. Auf diese Weise können die homogenen Anregungsfelder erzeugt werden. Allerdings ist hier nicht nur ein Spulenpaar nötig, sondern für jede Raumrichtung ein einzelnes Paar. Um den Zugang zum FOV nicht zu versperren, wird in z-Richtung keine Helmholtz-Spulen-Anordnung genutzt, sondern eine Zylinderspule, die ein homogenes Feld entlang der axialen Richtung erzeugt. Das entstehende Magnetfeld einer Zylinderspule ist dem einer Helmholtz-Spulen-Anordnung, wie es in Abbildung 2.14 gezeigt ist, sehr ähnlich.

Zum Empfangen der Partikelsignale können entweder dieselben Spulen wie für das Senden oder dedizierte Spulen genutzt werden. In der schematischen Darstellung in Abbildung 2.12 ist die Zylinderspule in z-Richtung eine kombinierte Sende- und Empfangsspule. In x- und y-Richtung existieren dedizierte Spulen. Sie entsprechen einer Helmholtz-Spulen-Anordnung, sind jedoch gekrümmt, um einen möglichst großen Durchmesser des Messfeldes zu erzielen.

Nachteil dieser Anordnung ist der eingeschränkte Patientenzugang durch die Röhrenanordnung, wie es auch in der CT und MRT der Fall ist. Einen Scanner zu entwickeln, der die Möglichkeit bietet, einen ganzen Menschen zu untersuchen, bedarf enormen technischen Aufwandes. Dieser Aufwand ist nicht geringer als der beim Bau eines MRT. Aktuelle Scanner [224] haben derzeit einen Röhrendurchmesser von ca. 32 mm bei einer Größe des FOV von etwa $20 \times 12 \times 17$ mm^3, sodass z. B. Mäuse untersucht werden können. An der Entwicklung eines größeren Scanners mit einem Röhrendurchmesser von 12 cm und einem dementsprechend deutlich vergrößerten FOV von $100 \times 100 \times 100$ mm^3 wird derzeit gearbeitet [127, 202].

2.3.2 Einseitige Geometrie

Ein alternatives Spulenkonzept wird am Institut für Medizintechnik der Universität zu Lübeck verfolgt [56, 59]. Die Grundidee dieses Konzeptes ist es, dass alle Spulen auf nur einer Seite des FOV angebracht sind. Daher wird dieses Konzept auch als einseitige Geometrie bezeichnet. Der wesentliche Vorteil im Vergleich zur Röhrengeometrie ist, dass es keine Beschränkungen hinsichtlich der Größe des zu untersuchenden Objektes gibt, auch wenn das FOV des Scanners klein ist. Eine erste Anwendung könnte z. B. die Wächterlymphknotenbiopsie sein, auf die genauer in Abschnitt 2.5.1 eingegangen wird. Neben dem guten Patientenzugang ist ein weiterer Vorteil des einseitigen Designs, dass dieses als Handsonde, ähnlich eines Ultraschallkopfes, ausgeführt werden kann [55]. So ist die Untersuchung nicht länger auf einen dedizierten Untersuchungsraum beschränkt, sondern es besteht die Möglichkeit, dass der MPI-Scanner als ein mobiles Gerät zur Verfügung steht.

In Abbildung 2.15 ist eine 3D-Variante [54] eines einseitigen Designs schematisch dargestellt. Zur Erzeugung des FFP dienen hier zwei unterschiedlich große Spulen, die ineinander positioniert sind und gegensinnig mit Strom durchflossen werden. Die kleine Spule erzeugt dicht am Scanner ein sehr hohes Magnetfeld, welches jedoch schnell mit der Entfernung zur Spule abfällt. Ein Magnetfeld, welches mit der Spulenentfernung langsam abfällt, wird durch die große Spule erzeugt. Durch die gegensinnige Richtung des Stromes und damit auch der Magnetfelder heben diese sich an genau einem Punkt auf und es entsteht ein FFP. Die Profile der Magnetfelder beider Spulen und die Entstehung des FFP sind in Abbildung 2.16 veranschaulicht. An dieser Stelle sei noch erwähnt, dass aufgrund der Symmetrie nicht nur ein FFP vor dem Scannerkopf entsteht, sondern auch einer auf der Rückseite bzw. im Inneren des Scanners. Bei der Konstruktion eines einseitigen Scanners wird jedoch sichergestellt, dass sich an dieser Stelle kein magnetisches Material befindet, wodurch der zweite FFP vernachlässigt werden kann und nur der vor dem Scanner als wirksam angesehen wird.

Die Verschiebung des FFP in die x- bzw. axiale Richtung kann durch eine Veränderung des Stromes der großen oder auch kleinen Spule erfolgen. Zur Verschiebung des FFP in y- und z-Richtung dienen sogenannte D-Spulenpaare. Die Stromrichtungen eines D-Spulenpaares werden so gewählt, dass sie gleichsinnig entlang der geraden Stege sind. Dadurch entsteht ein Magnetfeld orthogonal zu den Stegen. Wird das zweite Spulenpaar um 90° gedreht zum Ersten angeordnet, entsteht durch das eine Paar

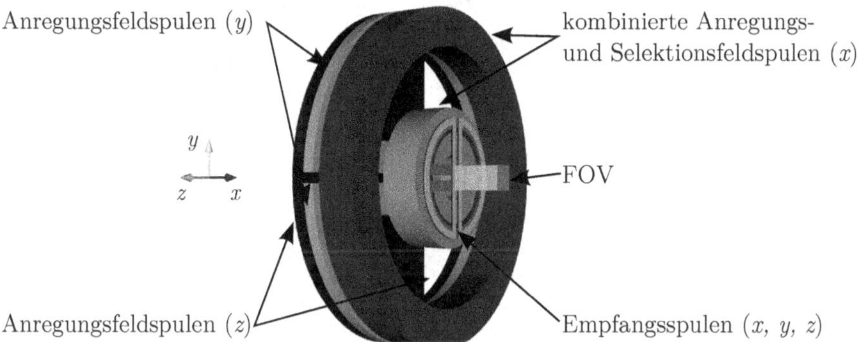

Abbildung 2.15: Schematischer Aufbau eines einseitigen Scanners bestehend aus einer großen und einer kleinen kombinierten Anregungs- und Selektionsfeldspule (x) sowie jeweils zwei D-förmigen Anregungsfeldspulen (y und z). Die Empfangsspulen befinden sich vor den Sendespulen (x, y und z). Das FOV liegt vor dem Scanner.

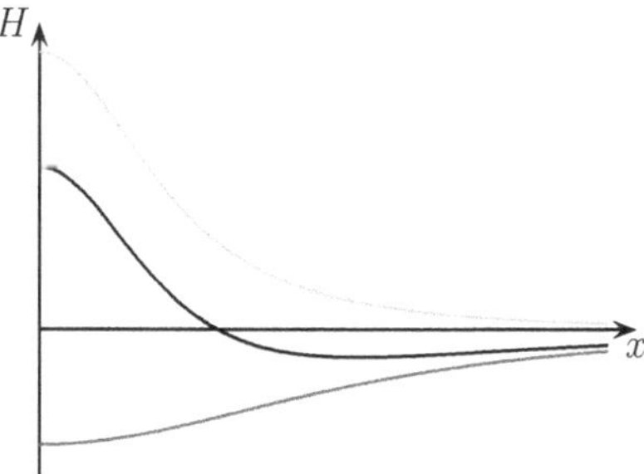

Abbildung 2.16: FFP-Generierung bei der einseitigen Geometrie. Die Magnetfelder der kleinen inneren Spule (hellgrau) und der großen äußeren Spule (dunkelgrau) überlagern sich zu einem Gesamtmagnetfeld (schwarz). Durch die unterschiedlichen Profile der Magnetfelder entsteht ein FFP.

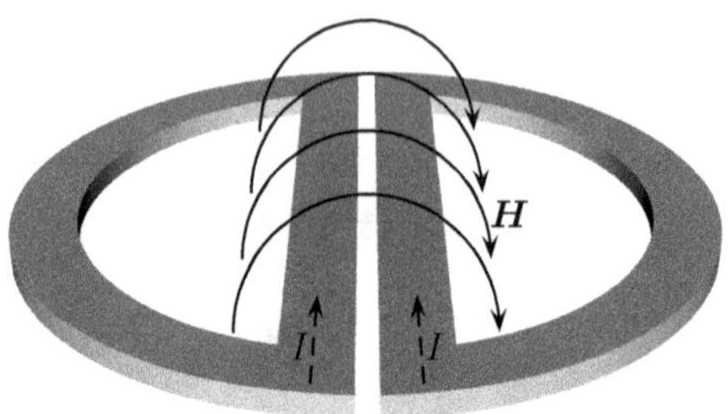

Abbildung 2.17: Zur Magnetfelderzeugung mittels eines D-Spulenpaars werden die Spulen mit einem Strom I durchflossen, sodass dieser in den aneinander liegenden geraden Stegen in die gleiche Richtung fließt (gestrichelte Pfeile). Dadurch entsteht ein Magnetfeld $\boldsymbol{H}$, dessen Richtung (durchgezogene Pfeile) von der linken D-Spule in die rechte weist.

ein Magnetfeld in y-Richtung und durch das andere ein Magnetfeld in z-Richtung. Abbildung 2.17 veranschaulicht das entstehende Magnetfeld eines D-Spulenpaares.

Wie beim Röhrensystem können auch beim einseitigen System entweder kombinierte Sende- und Empfangsspulen oder dedizierte Spulen genutzt werden. In dem skizzierten Scanner aus Abbildung 2.15 wurden für alle Richtungen dedizierte Spulen genutzt. In x-Richtung besteht diese aus einer Leiterschleife. In y- und z-Richtung kommen erneut D-Spulenpaare zum Einsatz.

Das einseitige Design besitzt allerdings nicht nur Vorteile, sondern auch einige Nachteile. Das Röhrensystem hat eine annähernd homogene Auflösung innerhalb des ganzen FOV. Das einseitige Design dagegen hat eine extrem inhomogene Auflösung [58]. Wie bei der Sonographie [136] ist sie dicht am Scannerkopf hoch und nimmt mit der Distanz zum Scannerkopf ab.

2.3.3 Einseitige Array-Geometrie

Eine Erweiterung des einseitigen Systems zur Vergrößerung des FOV wurde ebenfalls vom Institut für Medizintechnik vorgestellt [20]. Die Idee ist, mehrere einseitige Systeme zu einem Arraysystem zusammenzuschalten. Jedes einzelne System deckt dabei einen anderen Bereich ab. Durch das Zusammensetzen aller Bereiche entsteht ein vergrößertes FOV. Dabei kann entweder jeder Bereich nacheinander gescannt werden oder durch einen erweiterten Rekonstruktionsalgorithmus mehrere Bereiche zeitgleich. Ein solches Arraysystem würde allerdings nicht mehr portabel sein, sondern z. B. in einen Untersuchungstisch integriert werden. Der Vorteil des einfachen Patientenzuganges würde dabei nicht verloren gehen. Dieses System wurde bisher je-

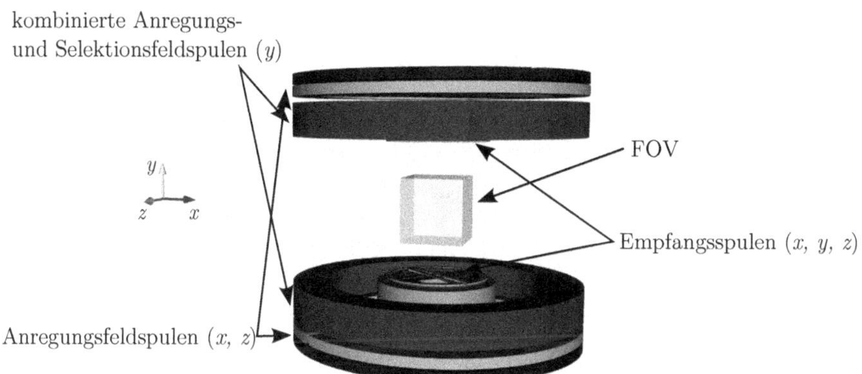

Abbildung 2.18: Erweiterung des einseitigen Systems zu einer offenen Geometrie. Zwei einseitige Systeme (siehe Abbildung 2.15) werden gegenüberliegend angeordnet, sodass das FOV in der Mitte des Scanners liegt.

doch nicht detailliert untersucht und es wurde noch keine Machbarkeitsstudie durchgeführt.

2.3.4 Offene Geometrie

Die neuste Spulengeometrie, die bisher für MPI vorgeschlagen wurde [57], nutzt zwei gegenüberliegende einseitige Designs, wie in Abbildung 2.18 gezeigt. Die beiden einseitigen Systeme besitzen allerdings nicht mehr die Dimension einer Handsonde, sondern bieten zwischen den beiden Systemen Platz für einen Patienten. Dieses Prinzip ähnelt dem eines offenen MRT-Systems [195]. Alle Komponenten sind unterhalb oder oberhalb des Patienten angebracht, wodurch ein einfacher, seitlicher Patientenzugang ermöglicht wird. Die inhomogene Auflösung des einseitigen Systems wird durch die gegenüberliegende Anordnung der beiden Systeme weitestgehend ausgeglichen. Wie für das einseitige Arraysystem existiert für dieses System bisher keine ausführliche Machbarkeitsstudie.

2.4 Systemkomponenten

Nachdem im vorherigen Abschnitt verschiedene Spulengeometrien vorgestellt wurden, mit denen die für die Signal- und Ortscodierung nötigen Magnetfelder erzeugt werden können, werden in diesem Abschnitt alle weiteren wesentlichen Komponenten eines MPI-Systems [199, 200] eingeführt. Nach einer generellen Übersicht werden die Komponenten der Sende- und Empfangskette im Einzelnen behandelt.

Eine Übersicht der Systemkomponenten ist in Abbildung 2.19 skizziert. Die wesentlichen Elemente sind, neben dem Spulenaufbau, die Sendekette, die Empfangskette und ein PC, der sowohl zur Signalgenerierung als auch zur Datenakquisition (DAQ) eingesetzt wird und daher auch als Datenakquisitionssystem (DAS) bezeichnet wird. Weiterhin steuert der PC alle peripheren Systemkomponenten, wie z. B. die Spannungsversorgung, eine Systemüberwachungseinheit [28] und den Roboter zur Vermessung der Systemfunktion (siehe Abschnitt 2.2.3).

2.4.1 Sendekette

Wie bereits beschrieben, werden in MPI zwei Arten von Magnetfeldern benötigt. Zum einen werden für die Anregung der Nanopartikel drei Felder mit unterschiedlichen Frequenzen und zum anderen wird für die Ortscodierung ein statisches Feld benötigt.

Für das statische Selektionsfeld wird eine Gleichstromquelle genutzt. Über das DAS kann die Stromstärke gewählt werden, die dann von der Stromquelle zur Verfügung gestellt wird. Die Stromquelle kann direkt an die in Reihe geschalteten Selektionsfeldspulen angeschlossen werden. Der Strom wird automatisch durch die Stromquelle geregelt, sodass sich folglich auch ein konstantes Magnetfeld einstellt. Bei der Wahl der Stromquelle ist zu berücksichtigen, dass die Restwelligkeit sehr gering ist, da ansonsten diese Schwankungen das Empfangssignal stören. Derzeit werden in MPI Stromquellen eingesetzt, bei denen die Restwelligkeit mindestens 60 dB kleiner ist als der Ausgangsstrom [59]. Durch angeschlossene Kondensatoren und die Wirkung der Selektionsfeldspulen als Induktivitäten wird dieses Signal weiter geglättet. Da die Reststörungen sehr gering sind, können sie im Empfangssignal vernachlässigt werden.

Die drei Anregungsfelder werden über drei identische Signalpfade erzeugt. Für jeden Pfad erzeugt das DAS eine Sinusschwingung mittels eines Digital-Analog-Umsetzers (DAC). Die erzeugte Sinusschwingung besitzt jedoch nur ein Kleinsignalpegel und muss deshalb durch einen AC-Leistungsverstärker (PA) verstärkt werden. Da die Sendefrequenz von MPI mit 25 kHz knapp oberhalb der menschlichen Hörschwelle gewählt wurde, können als AC-Leistungsverstärker noch handelsübliche Audioverstärker eingesetzt werden [126]. Diese werden allerdings am Rande ihres Leistungsspektrums genutzt. Um eine höhere Leistung zu erzielen, sind spezielle Verstärker notwendig [59]. Ein Problem aller Leistungsverstärker ist, dass sie das Ausgangssignal nichtlinear verzerren [149]. Diese Verzerrung, auch als Klirrfaktor bezeichnet, bewirkt, dass nicht nur die Grundfrequenz der Sinuswelle verstärkt, sondern auch höhere Harmonische der Grundfrequenz erzeugt werden. Da bei MPI jedoch gerade die höheren Harmonischen zur Signalcodierung verwendet werden, ist es notwendig, unterscheiden zu können, ob es sich bei den Harmonischen um das Anregungssignal oder

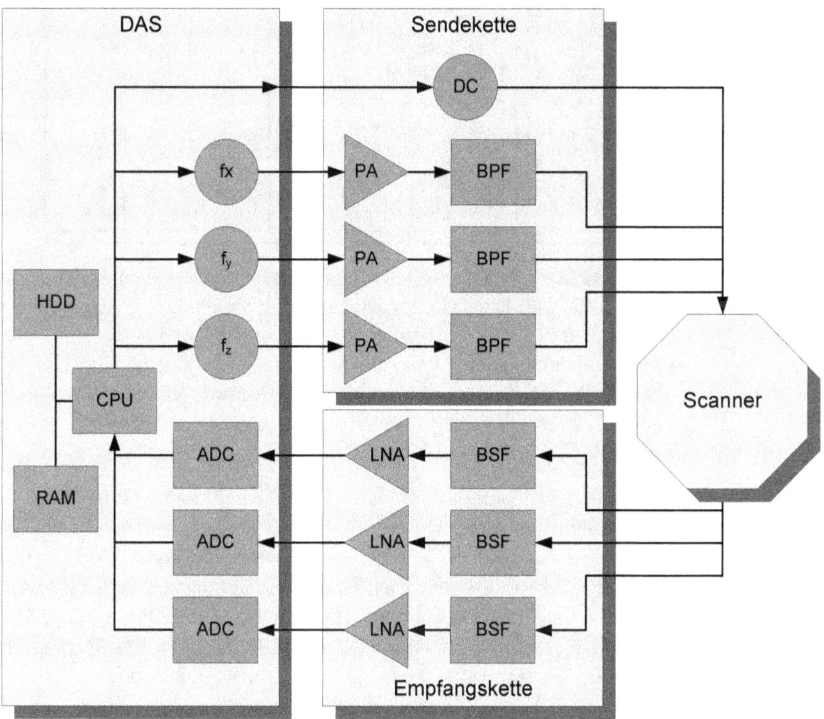

Abbildung 2.19: Blockschaltbild eines MPI-Systems. Das DAS steuert die DC-Quelle und generiert drei Sinusschwingungen mit den Anregungsfrequenzen f_x, f_y und f_z. Diese werden mit jeweils einem Leistungsverstärker (PA) verstärkt, mit einem Bandpass-Filter (BPF) gefiltert und anschließend mit dem Scanner verbunden. Die drei Empfangssignale des Scanners werden jeweils mit einem Bandstopp-Filter (BSF) gefiltert und mit einem rauscharmen Verstärker (LNA) verstärk, bevor sie durch das DAS digitalisiert werden. Mittels der CPU können die Daten weiterverarbeitet werden und entweder im Hauptspeicher (RAM) oder auf der Festplatte (HDD) gespeichert werden.

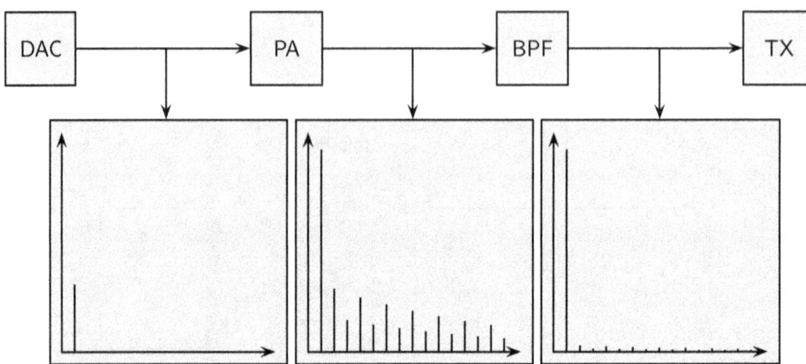

Abbildung 2.20: Wesentliche Komponenten des Sendepfades und Spektren zwischen den Komponenten. Der DAC erzeugt ein monofrequentes Sinussignal. Der PA erzeugt bei der Leistungsverstärkung Harmonische, die anschließend durch einen BPF unterdrückt werden. Als Sendesignal (TX) steht schließlich ein leistungsstarkes annähernd reines Sinussignal zur Verfügung.

um die Partikelmagnetisierung handelt. Da das Partikelsignal um einige Dekaden niedriger ist als das Anregungssignal, würde es bereits ein sehr geringer Klirrfaktor des Leistungsverstärkers unmöglich machen, zwischen Anregungssignal und Partikelsignal zu unterscheiden. Um die unerwünschten Harmonischen im Anregungssignal zu unterdrücken, wird dem Leistungsverstärker ein Bandpass-Filter (BPF) nachgeschaltet. Dieser ist auf die Grundfrequenz der Sinusschwingung abgestimmt, damit diese das Filter passieren kann, während alle anderen Frequenzen, insbesondere die Harmonischen, geblockt werden. Die leistungsverstärkte und gefilterte Sinusschwingung kann schließlich an die Anregungsfeldspulen angelegt werden, um die Magnetfelder zu erzeugen. Die Anregungsfeldspulen werden mit Kondensatoren zu Schwingkreisen auf die Grundfrequenz abgestimmt, um eine Resonanzüberhöhung zu bewirken. Die Komponenten der Sendekette mit Spektren an verschiedenen Punkten des Signalpfades, die die Signalerzeugung und Filterung illustrieren, sind in Abbildung 2.20 dargestellt.

2.4.2 Empfangskette

Zur Messung der Partikelsignale wird in der Empfangskette für jede der drei Raumrichtungen, ähnlich wie bei der Sendekette für die Anregungsfelder, ein Signalpfad verwendet. In den Empfangsspulen induziert die Änderung der Partikelmagnetisierung eine Spannung, die gemessen werden soll. Allerdings regt das Anregungsfeld

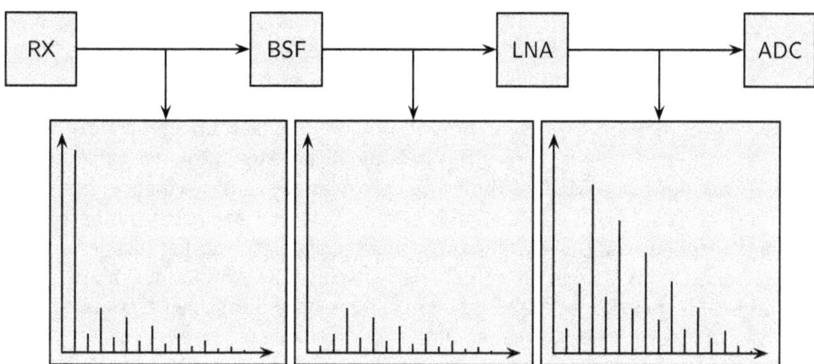

Abbildung 2.21: Wesentliche Komponenten des Empfangspfades und Spektren zwischen den Komponenten. Das Empfangssignal (RX) besteht aus dem direkt eingekoppelten Sendesignal und dem Partikelsignal. Ein BSF unterdrückt das monofrequente Sendesignal, sodass die höheren Harmonischen des Partikelsignals mit einem LNA verstärkt und anschließend mit einem ADC digitalisiert werden.

nicht nur die Partikel an, sondern induziert ebenso eine Spannung in den Empfangsspulen. In der Empfangsspule werden folglich eine Spannung durch die Partikel und eine Spannung durch das Anregungsfeld induziert. Die Spannung, die durch das Anregungsfeld induziert wird, ist allerdings, wie bereits erörtert, um mehrere Dekaden größer. Eine direkte Digitalisierung durch einen Analog-Digital-Wandler (ADC) ist daher nicht sinnvoll. Da das Anregungssignal nur eine einzige Frequenz enthält, kann diese durch ein Bandstopp-Filter (BSF) unterdrückt werden. Daher wird die Empfangsspule direkt mit einem BSF verbunden. Nach der Filterung mit dem BSF liegt nur noch das Partikelsignal an. Dies ist allerdings sehr klein, sodass weiterhin keine direkte Digitalisierung erfolgen kann. Das Partikelsignal muss zunächst mit einem Vorverstärker auf die Eingangsbereich des ADC angehoben werden. Für den Empfangsverstärker gibt es bisher keine kommerziellen Produkte, die den Anforderungen von MPI gerecht werden. So muss der Empfangsverstärker bei ca. 100 gewünschten messbaren Harmonischen einen Frequenzbereich von 25 kHz bis 2,5 MHz verstärken. Weiterhin ist das Partikelsignal sehr klein, sodass ein extrem rauscharmer Verstärker (LNA) nötig ist. So werden speziell für MPI entwickelte breitbandige und rauscharme Verstärker eingesetzt [200]. In Abschnitt 4.4.3 wird auf die Struktur eines möglichen Empfangsverstärkers genauer eingegangen. Nachdem das Partikelsignal gefiltert und vorverstärkt ist, findet eine Digitalisierung mit einem ADC statt. Nach der Digitalisierung kann das Partikelsignal mittels des PCs weiterverarbeitet und ein Bild der Partikelverteilung rekonstruiert werden. Abbildung 2.21 zeigt die Komponenten des Empfangspfades und Spektren zwischen den Komponenten.

2.5 Applikationen

Nachdem in den vorherigen Abschnitten dieses Kapitels die physikalischen Grundlagen und die grundlegende Systemarchitektur von MPI eingeführt und erklärt wurden, werden im letzten Abschnitt dieses Kapitels mögliche Applikationen aufgezeigt. Fokus der Anwendung von MPI ist die medizinische Bildgebung. Daneben gibt es aber auch Überlegungen, MPI in anderen Bereichen wie der Materialprüfung oder bei Personenkontrollen einzusetzen. Diese Anwendungsgebiete werden hier jedoch nicht weiter betrachtet. Im Folgenden werden vier verschiedene Anwendungen aus der Medizin vorgestellt, bei denen die Annahme besteht, dass durch den Einsatz von MPI diese Verfahren verbessert werden können.

2.5.1 Wächterlymphknotenbiopsie

Die erste Anwendung, die hier betrachtet wird, ist die Wächterlymphknotenbiopsie beim Mammakarzinom [150, 214]. Brustkrebstumore metastasieren über die Lymphknoten in den ganzen Körper, sodass für eine erfolgreiche Behandlung nicht nur der Tumor, sondern auch die befallenen Lymphknoten entfernt werden müssen. Zur Lokalisierung der Lymphknoten gibt es zurzeit zwei Methoden. Bei der ersten Methode wird der Patientin das radioaktive Isotop Technetium in Form von ^{99m}Tc-Albumin in das Tumorgewebe oder peripher dazu verabreicht. Das Isotop wird daraufhin über die Lymphbahnen abtransportiert. Mittels eines Geigerzählers können die Lymphknoten aufgefunden und schließlich entfernt werden. Dieses Verfahren hat jedoch entscheidende Nachteile. So ist eine nuklearmedizinische Abteilung für die Behandlung nötig. Sowohl die Patientin als auch das medizinische Personal sind einer Strahlenbelastung ausgesetzt. Weiterhin besitzt der Geigerzähler nur eine sehr geringe örtliche Auflösung und keine Tiefeninformation. Die zweite Methode wird aufgrund der geringen Ortsauflösung meist ergänzend zu der ersten Methode eingesetzt. Bei ihr wird ein blauer Farbstoff (z. B. Patentblau V, Guerbert S.A. [70]) genutzt, der ebenfalls in das Krebsgewebe der Patientin verabreicht wird. Die Lokalisierung des Farbstoffes wird allerdings invasiv durchgeführt. Das heißt, dass das Gewebe chirurgisch präpariert werden muss.

Die Wächterlymphknotenbiopsie steht zurzeit im Fokus des Instituts für Medizintechnik und wird in Zusammenarbeit mit der Klinik für Frauenheilkunde und Geburtshilfe des Universitätsklinikums Schleswig-Holsteins im Rahmen eines Projektes des Bundesministeriums für Bildung und Forschung gefördert (Förderkennzeichen 01EZ0912). Hier soll die einseitige Spulengeometrie zum Einsatz kommen, um die Wächterlymphknoten nichtinvasiv auffinden und operativ entfernen zu können [25, 52]. Dies würde einen Einsatz der radioaktiven Stoffe überflüssig machen, sodass keine nuklearmedizinische Abteilung für diese Untersuchung mehr benötig wird und die Strahlenbelastung für die Patientin und das medizinische Personal wegfällt. Da viele Krankenhäuser keine nuklearmedizinische Abteilung besitzen, würde die Untersuchung mittels MPI einem größeren Personenkreis zur Verfügung stehen. Durch die Nichtinvasivität von MPI würde auch die Belastung für die Patientin abnehmen und so die Qualität der Behandlung gesteigert.

2.5.2 Kardiographie

Eine andere Anwendung, bei der vor allem der Vorteil der Echzeitfähigkeit von MPI ausgenutzt werden soll, ist die Kardiographie. Mit den bisher etablierten Bildgebungsmodalitäten ist es derzeit nur sehr schwer möglich, ein Herz in Echtzeit darzustellen. So werden Herzbilder meist über ein Elektrokardiogramm (EKG) getriggert [213], um immer denselben Zustand des Herzens aufzunehmen. Dies ist bei MPI durch Bildwiederholraten von 25 Bildern pro Sekunde, also 1500 Bildern pro Minute, nicht nötig. Erste *in-vivo*-Bilder eines schlagenden Mäuseherzens konnten bereits von Weizenecker et al. [224] gezeigt werden. Die Echtzeitaufnahme ermöglicht eine genauere Diagnostik z. B. der Herzklappenfunktionalität oder der Herzkranzgefäße. Im Vergleich zur Untersuchung mit der CT hat MPI erneut den Vorteil, dass für den Patienten keine Strahlenbelastung auftritt.

2.5.3 Blutflussmessung

Rahmer et al. [181] haben die Messung des Blutflusses mittels MPI als weitere Anwendung vorgestellt. So haben sie *in-vivo*-Bilder des zerebralen Blutflusses im Gehirn einer Maus gezeigt. Zur Messung wurde der Maus ein Bolus von Nanopartikeln intravenös verabreicht und anschließend die Verteilung im Gehirn gemessen.

In Abbildung 2.22a ist eine sagittale Schicht des 3D-MPI-Signals zu finden. Hier sei nochmals angemerkt, dass MPI keine morphologischen Informationen liefert, sondern nur der verabreichte Tracer dargestellt wird. Im Anschluss an die MPI-Messungen wurden von der Maus MRT-Bilder erzeugt. In Abbildung 2.22b ist dem MPI-Signal aus Abbildung 2.22a das gemessene MRT-Bild überlagert. Eine 3D-Darstellung des MPI-Signals ist in Abbildung 2.22c gegeben. Es lassen sich in dieser Abbildung fünf Bereiche deutlich voneinander trennen. So können die Arterie, die Venen sowie zwei laterale Regionen erkannt werden.

Schlaganfälle sollen in Zukunft besser durch diese Messungen untersucht werden können. Da MPI unschädlich ist, soll dabei nicht nur eine einmalige Aufnahme möglich sein, sondern auch eine Langzeitüberwachung.

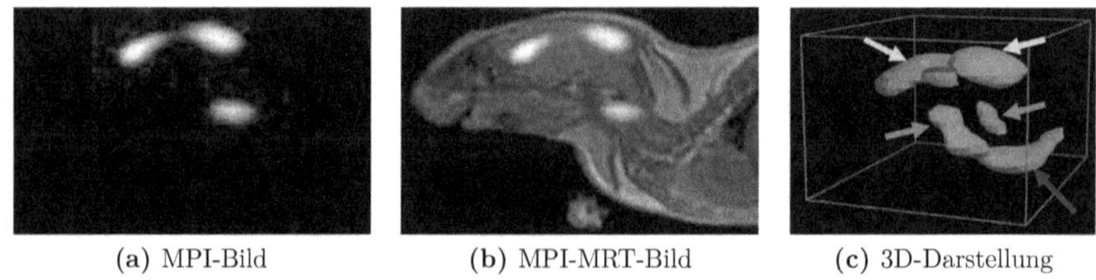

| (a) MPI-Bild | (b) MPI-MRT-Bild | (c) 3D-Darstellung |

Abbildung 2.22: Aufnahmen einer Blutflussmessung im Hirn einer Maus mittels MPI [181]. Bild (a) zeigt eine sagittale Schicht des MPI-Signals. In Bild (b) wurden die MPI-Daten einer MRT-Aufnahme überlagert, wodurch sich die verschiedenen Regionen erkennen lassen. Bild (c) zeigt eine Volumenansicht des MPI-Signals. Die verschiedenen Regionen sind mit Pfeilen gekennzeichnet (dunkelgrau: Arterie, hellgrau: Venen, grau: laterale Regionen).

2.5.4 Katheterlabor

Der Einsatz von MPI im Katheterlabor ist die letzte Anwendung, die in dieser Arbeit vorgestellt wird. Im Katheterlabor wird derzeit überwiegend die Digitale Subtraktionsangiographie (DAS) eingesetzt. Bei ihr werden während des Setzens eines Katheters mittels Röntgenstrahlung Projektionsbilder aufgenommen [191]. Aus diesen werden Differenzbilder mit und ohne Kontrastmittel erzeugt, wodurch die Blutgefäße sichtbar werden. Aufgrund des beschränkten Patientenzuganges und der hohen Strahlenbelastung durch die Röntgenstrahlung sind permanente Aufnahmen jedoch nicht möglich. Ein in den Patiententisch integriertes einseitiges oder offenes MPI-System könnte permanent 3D-Aufnahmen liefern, was die Orientierung beim Arbeiten mit dem Katheter vereinfachen und die Präzision erhöhen würde. Da normale Instrumente und Katheter kein nutzbares MPI-Signal liefern, sind für die Untersuchung allerdings spezielle Instrumente und Katheter notwendig, die mit magnetischen Nanopartikeln beschichtet werden.

3

Superparamagnetische Eisenoxid-Nanopartikel

Im vorherigen Kapitel wurden die physikalischen Grundlagen von MPI erklärt. Dabei wurde mehrmals erwähnt, dass zur Bildgebung superparamagnetische Eisenoxid-Nanopartikel (SPIOs) als Tracer verwendet werden. Um die räumliche Verteilung der SPIOs darzustellen, werden diese mittels oszillierender Magnetfelder angeregt. Durch eine nichtlineare Magnetisierungskurve der SPIOs erzeugen sie Harmonische, die gemessen und zur Bildrekonstruktion genutzt werden.

In diesem Kapitel werden die SPIOs genauer behandelt. Im ersten Abschnitt werden der chemische Aufbau und die Herstellung der SPIOs beschrieben. Daran anschließend werden im zweiten Abschnitt aktuelle Anwendungen von Nanopartikeln in der Medizin kurz vorgestellt. Das Verhalten der SPIOs in Magnetfeldern wird im dritten Abschnitt untersucht. Im vierten Abschnitt wird eine mathematische Beschreibung des Verhaltens entwickelt. Im letzten Abschnitt werden verschiedene bestehende Analysemethoden für SPIOs vorgestellt und erläutert, welche physikalischen Größen sich mit ihnen bestimmen lassen.

3.1 Chemischer Aufbau und Synthese

Superparamagnetische Eisenoxid-Nanopartikel bestehen aus einem Eisenoxidkern, der von einer nicht eisenhaltigen Hülle umgeben ist. Sowohl für den Eisenoxidkern

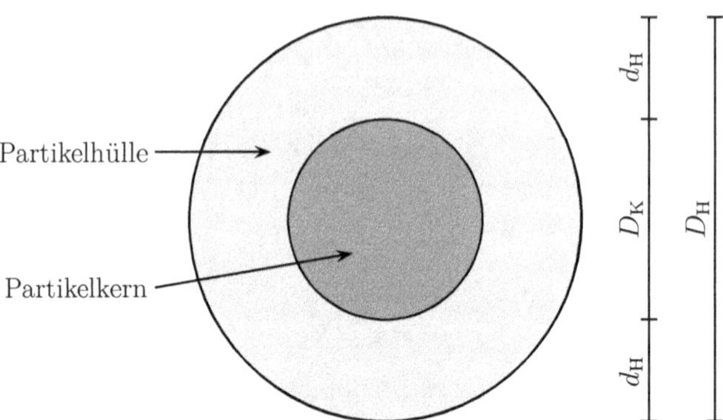

Abbildung 3.1: Schematische Darstellung eines superparamagnetischen Eisenoxid-Nanopartikels mit dem hydrodynamischen Durchmesser D_H. Das Partikel besteht aus einem Kern mit dem Kerndurchmesser D_K und einer Hülle mit der Dicke d_H.

als auch für die Hülle gibt es verschiedene Möglichkeiten für die genaue Zusammensetzung. In diesem Abschnitt werden der chemische Aufbau und die verschiedenen möglichen Materialien des Kerns und der Hülle erörtert. Weiterhin wird eine Möglichkeit aufgezeigt, wie SPIOs synthetisiert werden können.

3.1.1 Chemischer Aufbau

Eine schematische Darstellung eines SPIOs ist in Abbildung 3.1 gegeben. Die SPIOs können als sphärisch angesehen werden, das heißt, dass sie annähernd kugelförmig sind. Wie bereits erwähnt, besitzen sie einen Kern aus Eisenoxid. Der Durchmesser D^K dieses Kerns ist üblicherweise einige wenige Nanometer bis hin zu hundert Nanometern groß. Der Kern besteht zumeist aus Magnetit oder Maghemit [93]. Beides sind Mineralien aus der Klasse der Oxide, die natürlich vorkommen, aber für den Einsatz als Nanopartikel meist künstlich synthetisiert werden. Sie kristallisieren im kubischen Kristallsystem und weisen so eine sehr hohe Symmetrie auf. Magnetit hat die chemische Zusammensetzung $Fe^{II}(Fe^{III})_2O_4$ bzw. vereinfacht Fe_3O_4. Es besteht also aus einer Mischung von Eisen(II)- und Eisen(III)-oxid und wird daher auch als Eisen(II,III)-oxid oder Trieisentetraoxid bezeichnet. Es verfügt über eine ähnliche Zusammensetzung, wie sie auch als Rost bekannt ist. Maghemit dagegen besteht nur aus Eisen(III)-oxid und hat die chemische Zusammensetzung Fe_2O_3. Die in dieser Arbeit verwendeten SPIOs basieren alle auf Eisen(II,III)-oxid, sodass im Weiteren der Fokus auf Magnetit gelegt wird.

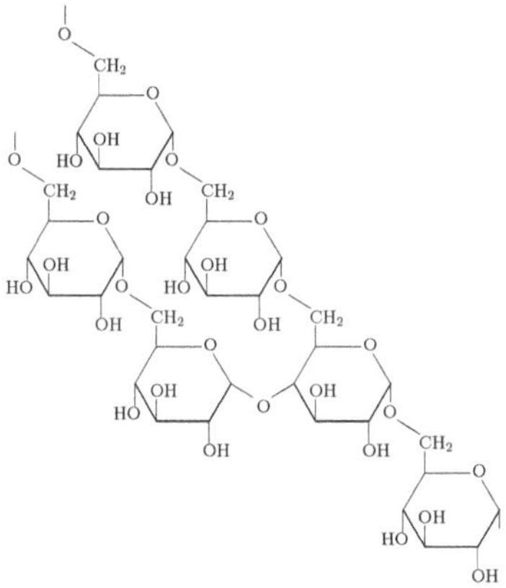

Abbildung 3.2: Mehrere Glucosemoleküle bilden über glycosidische α-1,6-Bindungen eine lange Dextrankette. Am zweiten Molekül von rechts unten verzweigt sich die Kette nach links über eine α-1,4-Bindung.

Damit die Eisenoxidkerne nicht agglomerieren, werden diese mit einer Hülle versehen, die dies verhindert. Die Hülle hat die Dicke d_{H}, sodass für den hydrodynamischen Durchmesser

$$D_{\mathrm{H}} = D_{\mathrm{K}} + 2d_{\mathrm{H}} \qquad (3.1)$$

gilt. Bei der Hülle können verschiedene Stoffe eingesetzt werden. Sehr geläufig für die Umhüllung der SPIOs sind Silane oder Dextrane. Als Silane wird eine Stoffgruppe bezeichnet, die aus einer Verbindung aus einem Silicium-Grundgerüst und Wasserstoff besteht. Die Verbindung kann entweder azyklische und offene lange Ketten oder ringförmige Strukturen bilden, die auch Cyclosilane genannt werden. Die Summenformel der Ketten ist $\mathrm{Si}_n\mathrm{H}_{2n+2}$ und der Cyclosilane $\mathrm{Si}_n\mathrm{H}_{2n}$. Dextrane sind Verbindungen von Kohlenhydraten, wie z. B. Stärke. Sie bestehen aus einer großen Anzahl von Einfachzuckern (Monosacchariden), die über glycosidische Bindungen verbunden sind. In Abbildung 3.2 ist die Strukturform von Glucose mit α-1,6- und α-1,4-Verbindungen gezeigt. Die Summenformel von Glucose ist $\mathrm{C}_6\mathrm{H}_{12}\mathrm{O}_6$. Der Vorteil von Dextranen ist, dass sie einfach herzustellen und wasserlöslich sind. Weiterhin sind sie biokompatibel und biologisch abbaubar. So verfügen SPIOs mit einer Dextranhülle über eine sehr gute Verträglichkeit durch den Patienten und eignen sich daher als Kontrastmittel oder Tracer.

Wenn der hydrodynamische Durchmesser D_{H} kleiner als 50 nm ist, werden die Nanopartikel auch als ultrakleine superparamagnetische Eisenoxid-Nanopartikel (USPIOs) bezeichnet. Diese Unterscheidung wird in dieser Arbeit allerdings nicht vorgenommen, da die Partikelmagnetisierung nur durch den Eisenoxidkern hervorgerufen wird und die Hülle nicht zum Partikelsignal beiträgt. Somit ist eine Klassifizierung der

Partikel anhand ihres hydrodynamischen Durchmessers für die MPI-Eignung nicht sinnvoll, sondern vielmehr eine Klassifizierung anhand des Kerndurchmessers. Eine Klassifizierung durch den hydrodynamischen Durchmesser ist bei den medizinischen Applikationen sinnvoll, da, je nach hydrodynamischem Durchmesser, die Partikel von unterschiedlichen Organen aufgenommen oder nicht aufgenommen werden.

3.1.2 Synthese

Für die Synthese von SPIOs gibt es verschiedene Möglichkeiten, wie z. B. die Mikroemulsion [143], den Sol-Gel-Prozess [203] oder die Thermolyse [138]. Eine Methode, mit der sich geeignete SPIOs für MPI synthetisieren lassen, ist die Fällungsreaktion [179]. Diese Methode wird auch am Institut für Medizintechnik eingesetzt [48, 49].

Bei der Fällungsreaktion wird in einem ersten Schritt (3.2) Eisen(II)- und Eisen(III)-Salz mit Dextran als Hüllenmaterial in eine alkalische Lösung gegeben. Bei Raumtemperatur bildet sich zweiwertiges und dreiwertiges Eisenhydroxid. In einem zweiten Schritt (3.3) wird das Eisenhydroxid für ca. 30-60 Minuten auf 70 °C erwärmt, wodurch Eisen(II,III)-oxid ausfällt und sich Wasser bildet.

$$\text{Fe}^{2+} + 2\,\text{Fe}^{3+} + 8\,\text{OH}^- \xrightarrow{\sim 20\,°C} \text{Fe(OH)}_2 + 2\,\text{Fe(OH)}_3 \tag{3.2}$$

$$\text{Fe(OH)}_2 + 2\,\text{Fe(OH)}_3 \xrightarrow{\sim 70\,°C} \text{Fe}_3\text{O}_4\downarrow + 4\,\text{H}_2\text{O} \tag{3.3}$$

Bei diesem Prozess entstehen jedoch Partikel mit sehr unterschiedlichen Größen. Um eine definierte Größenverteilung sicherzustellen, wird dem Syntheseprozess eine Separationskette angeschlossen. Mit einem Permanentmagneten werden zunächst durch Absetzung die Partikel mit einem hydrodynamischen Durchmesser von mehr als 300 nm abgesondert. Daran anschließend werden die Partikel zentrifugiert, sodass Partikel oberhalb von $D_\text{H} = 200$ nm dekantiert werden. Um zu kleine Partikel und das Salz, welches sich während der Fällungsreaktion aus dem Eisen(II)- und Eisen(III)-Salz bildet, zu entfernen, wird als dritte Separationsstufe eine Dialyse durchgeführt. Zur Erhöhung des Eisengehalts wird letztendlich erneut zentrifugiert, wodurch überflüssiges Wasser abgeschieden wird. Als Resultat bleiben Partikel mit einem mittleren hydrodynamischen Durchmesser von etwa 85 nm übrig [47]. Die Eisenkonzentration der wässrigen Partikellösung beträgt etwa 120 mmol/l.

3.2 Einsatz in der Medizin

Nanopartikel werden in der Medizin seit mehreren Jahren in unterschiedlichen Bereichen eingesetzt [175, 178]. Aufgrund der hohen Anzahl der unterschiedlichen Anwendungen werden in dieser Arbeit nur einige der wichtigsten und bekanntesten kurz vorgestellt. Hierbei stehen vor allem solche Anwendungen im Fokus, bei denen magnetische bzw. eisenhaltige Nanopartikel eingesetzt werden.

Bekannt wurden SPIOs 2002 mit der Einführung des Kontrastmittels Resovist® [155] durch die Schering Deutschland GmbH (heute Bayer Pharma AG). Resovist® ist ein MRT-Kontrastmittel zur Detektion und Charakterisierung von Leberläsionen. Es basiert auf einem Eisenkern aus Magnetit, der mit Carboxydextran ummantelt ist. In der Leber führt Resovist® zu einer Verkürzung der T_2^*-Zeiten [190], sodass das Gewebe, das Resovist® aufgenommen hat, dunkler erscheint. Von malignen Tumoren wird Resovist® jedoch nicht aufgenommen. Die Intensität der malignen Tumoren ändert sich im Bild daher nicht [121]. Da das maligne Gewebe nicht an Intensität gewinnt, sondern das gesunde an Intensität verliert, wird Resovist® auch als Negativ-Kontrastmittel bezeichnet. Dies wird von vielen Medizinern bei der Anwendung als Nachteil angesehen. So konnte sich Resovist®, auch nach anfänglicher Begeisterung, nicht gegen Kontrastmittel, die auf Gadolinium basieren, wie z. B. Gadovist® (Bayer Pharma AG) oder Dotarem® (Guerbet S.A.), durchsetzen. Dies hatte zur Folge, dass Resovist®, aufgrund von zu geringer Nachfrage, 2009 vom Markt genommen wurde. Eine neue Nutzung findet Resovist® derzeit in MPI, wo es sich im Vergleich zu anderen SPIOs als jenes erwiesen hat, welches die höchste Signalintensität liefert. Ein Vergleich der verschiedenen SPIOs bezüglich ihrer Eigenschaft als MPI-Tracer ist in Abschnitt 7.2 zu finden.

Neben Resovist® gibt es zahlreiche weitere SPIOs, die als MRT-Kontrastmittel für verschiedene Körperregionen oder Organe optimiert wurden. So wird z. B. Lumirem® (Guerbet S.A.) zur Untersuchung des Magen-Darm-Traktes eingesetzt. Lumirem® basiert ebenfalls auf einem Fe_3O_4-Kern, der allerdings mit Silanen ummantelt ist. Endorem® (Guerbet S.A.) wird ebenfalls wie Resovist® zur Untersuchung der Leber eingesetzt, besitzt aber eine Ummantelung aus Dextranen und einen wesentlich größeren hydrodynamischen Durchmesser als Resovist®.

Neben dem Einsatz von Nanopartikeln als Kontrastmittel werden sie in der Medizin auch als Transportstoff eingesetzt, um gezielt Wirkstoffe in bestimmte Körperregionen zu transportieren [135]. Dazu werden die Wirkstoffe an die Nanopartikel gebunden und die Nanopartikel so funktionalisiert, dass sie von kranken Zellen aufgenommen werden. An den Zellen angekommen, werden die Nanopartikel durch die Endozytose aufgenommen und geben schließlich den Wirkstoff ab.

Ein weiterer sehr bekannter Einsatz von Nanopartikeln ist die therapeutische Hyperthermie [229]. Bei der Hyperthermie wird die Temperatur im Körper künstlich erhöht, z. B. zur Therapie von Krebs. Dies kann entweder für den ganzen Körper oder nur lokal passieren, um z. B. gezielt einen Krebstumor bekämpfen zu können. Hierfür werden dem Patienten eisenhaltige Nanopartikel verabreicht, die sich im Tumorgewebe anlagern. Im Gegensatz zu den in MPI verwendeten Nanopartikeln weisen die in der Hyperthermie verwendeten Nanopartikel eine große Hysterese auf, sodass sich die Nanopartikel durch ein magnetisches Wechselfeld erwärmen. Diese Wärme wird an das umliegende Tumorgewebe abgegeben, was die Wirkung von Strahlen- und Chemotherapie verstärkt. Über den Einsatz von MPI in der Hyperthermie zur gezielten Erwärmung oder auch zur Lokalisierung der Nanopartikel wird ebenfalls nachgedacht. Durch eine verbesserte Lokalisierung kann sichergestellt werden, dass nur bösartiges Gewebe durch die Nanopartikel erwärmt wird.

3.3 Verhalten in Magnetfeldern

Nachdem in den vorherigen Abschnitten auf die chemische Struktur und den bisherigen Einsatz in der Medizin eingegangen wurde, wird im nun folgenden Abschnitt das Verhalten der SPIOs in einem externen Magnetfeld erörtert. Hierfür werden zunächst die verschiedenen Arten von Magnetismus erklärt, um schließlich den Effekt des Superparamagnetismus einzuführen. Daran anschließend werden zwei Arten der Relaxation untersucht, also wie die Partikel auf eine Magnetfeldänderung reagieren.

3.3.1 Magnetismus

Materialien werden in verschiedene Typen des Magnetismus eingeteilt. Unmagnetische Materialien sind nicht durch externe magnetische Felder beeinflussbar und verändern diese nicht. Sie haben dieselbe Permeabilitätszahl wie Vakuum von $\mu_r = 1$. Mit der Permeabilitätszahl μ_r und der magnetische Feldkonstante μ_0 kann die magnetische Permeabilität μ durch

$$\mu = \mu_r \mu_0 \tag{3.4}$$

berechnet werden, um so einen Zusammenhang zwischen der magnetischen Flussdichte $\boldsymbol{B}$ und der magnetischen Feldstärke $\boldsymbol{H}$ nach Gleichung (2.5) herzustellen. Unmagnetische Materialien, wie Kunststoffe, sind für Spulenhalterungen besonders geeignet. So wird Kunststoff auch für die Spulenhalterungen des beschriebenen MPS verwendet. Dadurch, dass die Felder nicht durch das Material beeinflusst werden, können die Felder der Spulen auf einfache Weise mit dem Biot-Savart-Gesetz (siehe Kapitel 4.3.7) berechnet werden.

Bei den magnetischen Materialien findet eine detaillierte Unterscheidung statt. So wird zwischen Dia-, Para-, Ferro-, Ferri- und Antiferromagnetismus unterschieden [118]. Als diamagnetisch werden Materialien bezeichnet, die einem angelegten Feld entgegen wirken. Die Dichte der Magnetfeldlinien innerhalb des Materials nimmt ab. Daher besitzt das Material eine Permeabilitätszahl von $\mu_r < 1$. Zur Schirmung der elektromagnetischen Felder des MPS wird z. B. das diamagnetische Material Kupfer mit einer Permeabilitätszahl von $\mu_r = 0{,}999\,993\,6$ [209] genutzt (siehe Abschnitt 4.2).

Das unter Standardbedingungen am stärksten diamagnetische Material ist Bismut mit $\mu_r = 0{,}999\,832$. Ideale Supraleiter sind ebenfalls diamagnetisch mit $\mu_r = 0$ [180].

Paramagnetische Materialien haben eine Permeabilitätszahl von $\mu_r > 1$. Zum Beispiel hat Aluminium eine Permeabilitätszahl von $\mu_r = 1{,}000\,02$. Im Gegensatz zu diamagnetischen Substanzen werden paramagnetische Materialien von einem Magnetfeld angezogen und die Feldlinien werden im Material verstärkt. Eine vereinfachte Vorstellung ist, dass ein paramagnetischer Stoff aus kleinen Stabmagneten, sogenannten Dipolmomenten, besteht. Diese können ihre Position nicht verändern, jedoch sich anhand eines Magnetfeldes entlang der Feldlinien ausrichten. Die einzelnen Dipolmomente sind bei einem paramagnetischen Stoff voneinander unabhängig. Durch eine stochastische Ausrichtung der Dipolmomente existiert in Abwesenheit eines externen Magnetfeldes keine Magnetisierung. Erst durch ein externes Magnetfeld richten sich die Dipolmomente aus. Nach dem Entfernen des externen Magnetfeldes bewirkt die Wärme, dass sich die Dipolmomente wieder stochastisch ausrichten und so die Magnetisierung verschwindet.

Die bekannteste Form des Magnetismus ist der Ferromagnetismus. Zu ihm gehören Materialien wie Eisen und Permanentmagnete. Beim Ferromagnetismus sind die Dipolmomente nicht wie beim Paramagnetismus voneinander unabhängig, sondern es bestehen starke Wechselwirkungen zwischen den Dipolmomenten. Die Dipolmomente bilden sogenannte Domänen. Innerhalb einer Domäne sind die Dipolmomente parallel ausgerichtet. Diese Domänen werden nach dem französischen Physiker Pierre-Ernest Weiss (1865-1940) als Weiss-Bezirke bezeichnet. Da alle Dipolmomente innerhalb eines Weiss-Bezirks parallel ausgerichtet sind, hat solch ein Bezirk stets die maximale Magnetisierung und ist somit stets in Sättigung. Die Grenzen der Weiss-Bezirke werden durch Bloch-Wände gebildet. Wird ein ferromagnetisches Material einem externen Magnetfeld ausgesetzt, verschieben sich die Bloch-Wände so, dass sich die Weiss-Bezirke, deren Magnetisierung in Richtung des externen Magnetfeldes zeigen, vergrößern. Dadurch steigt die Magnetisierung des Stoffes an. Würde das externe Feld immer weiter erhöht werden, würde letztendlich nur noch ein Weiss-Bezirk existieren und sich das gesamte Material in der magnetischen Sättigung befinden. Wird das angelegte externe Magnetfeld wieder abgeschaltet, bilden sich die Bloch-Wände nicht vollständig zurück, was zur Folge hat, dass das Material eine Restmagnetisierung aufweist. Diese Restmagnetisierung wird als Remanenz bezeichnet. Durch sie entsteht die für ferromagnetische Materialien charakteristische S-förmige Hysteresekurve [164]. In Abbildung 3.3 ist exemplarisch eine Hysteresekurve gezeigt. Nur bei der erstmaligen Magnetisierung, der Neukurve, beginnt die Magnetisierungskurve im Ursprung.

Die Ordnung innerhalb eines Weiss-Bezirks wird ab einer bestimmten stoffabhängigen Temperatur, der Curie-Temperatur T_C, aufgehoben [154]. Ab dieser Temperatur sind die Dipolmomente nicht mehr länger parallel ausgerichtet, sondern, bedingt durch die

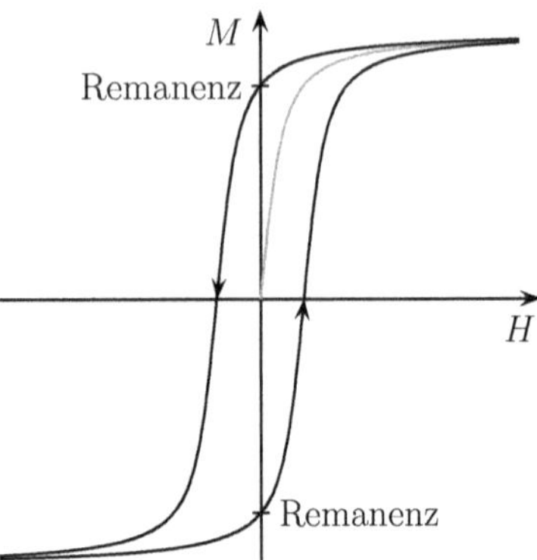

Abbildung 3.3: Hysteresekurve (schwarz) eines ferromagnetischen Materials. Nur die Neukurve (grau) schneidet den Koordinatenursprung. Nach Abschalten des Magnetfeldes bleibt eine Remanenz. Je nach Richtung des angelegten Feldes ist diese positiv oder negativ. Die Magnetisierung wird erst wieder null, wenn ein Feld in die entgegengesetzte Richtung angelegt wird.

hohe thermische Energie, zufällig verteilt. Der Stoff verliert seine ferromagnetische Eigenschaft und wird paramagnetisch. Für Eisen beträgt die Curie-Temperatur z. B. $T_C = 1041$ K (768 °C).

Ferri- und Antiferromagnetismus können über den Ferromagnetismus erklärt werden. Bei beiden sind nicht alle Dipolmomente parallel ausgerichtet. Beim Antiferromagnetismus sind die Dipolmomente entweder parallel oder antiparallel ausgerichtet. Dabei ist die Anzahl der parallel ausgerichteten zu den antiparallel ausgerichteten Dipolmomenten identisch, sodass sich die Magnetisierung kompensiert. Beim Ferrimagnetismus ist ein Teil antiparallel und ein größerer Teil parallel ausgerichtet, sodass sich die Dipolmomente nicht komplett aufheben und eine Magnetisierung vorhanden ist.

Wenn das ferromagnetische Material in gekörnter Form vorliegt, hängen die magnetischen Eigenschaften von der Korngröße ab. Wird die Korngröße verkleinert, nimmt auch die Anzahl der Weiss-Bezirke ab. Ab einer bestimmten Größe bilden sich innerhalb eines Korns nicht mehr mehrere Weiss-Bezirke, sondern lediglich ein einziger. Die thermische Energie, die zur Ummagnetisierung nötig ist, ist dann so klein, dass bereits bei Zimmertemperatur eine zufällige Ausrichtung des Bezirks entsteht. Jedes Korn kann so selbst als ein Dipol angesehen werden. Das Material als Ganzes verhält sich dann nicht mehr ferromagnetisch, sondern paramagnetisch. Da nicht die elementaren Dipolmomente, sondern ganze Körner betrachtet werden, wird diese Form als Superparamagnetismus bezeichnet [94]. Superparamagnetische Materialien haben im Gegensatz zu ferromagnetischen Materialien keine Remanenz. Die Neukurve der Magnetisierungskurve wird daher auch beim Abschalten eines externen Magnetfel-

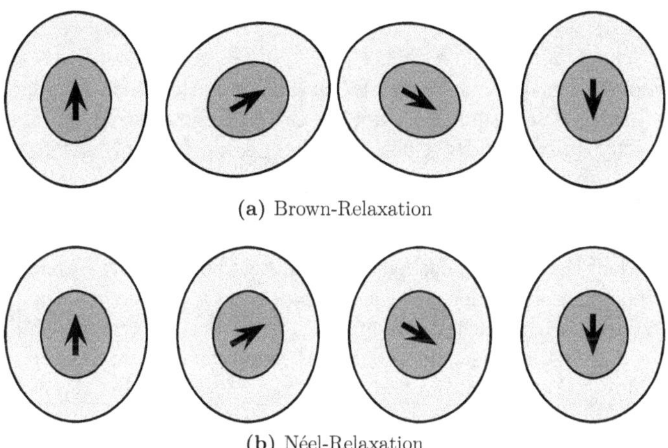

(a) Brown-Relaxation

(b) Néel-Relaxation

Abbildung 3.4: Bei der Brown-Relaxation dreht sich das ganze Partikel, während sich bei der Néel-Relaxation die Richtung der Magnetisierung ändert. Zur Veranschaulichung der Rotation sind die Partikel nicht rund, sondern oval gezeichnet. Die Richtung der Magnetisierung ist durch einen Pfeil dargestellt.

des durchlaufen. Die Korngröße, ab der ein Material als superparamagnetisch gilt, ist materialabhängig. Sie liegt im Allgemeinen im Bereich von etwa 100 nm.

Die in MPI verwendeten Eisenoxid-Nanopartikel besitzen einen so kleinen Kerndurchmesser, dass sie superparamagnetisch sind und daher als superparamagnetische Eisenoxid-Nanopartikel (SPIO) bezeichnet werden. Entscheidend zum Erhalt des Superparamagnetismus der SPIOs ist die Hülle des Eisenkerns. Diese verhindert, dass die Partikel agglomerieren und sich so vergrößern. Hierdurch wurden wieder mehrere Weiss-Bezirke entstehen und die Eigenschaft des Superparamagnetismus ginge verloren.

3.3.2 Relaxation

Wie im vorherigen Abschnitt erläutert wurde, ändert sich die Magnetisierung der SPIOs in Abhängigkeit eines Magnetfeldes H, dem die SPIOs ausgesetzt sind. Die Änderung der Magnetisierung erfolgt allerdings nicht unmittelbar, sondern ist von der Geschwindigkeit der Magnetfeldänderung abhängig. Im Folgenden werden zwei Prinzipien beschrieben, wie sich die Magnetisierung der Partikel ändern kann. Eine schematische Erläuterung beider Relaxationsprinzipien ist in Abbildung 3.4 gegeben.

3.3.2.1 Brown-Relaxation

Eine Möglichkeit, wie sich die Magnetisierung eines Partikels im Magnetfeld verändert, ist die Brown-Relaxation [102]. Bei der Brown-Relaxation findet eine geometrische Rotation der Partikel statt (siehe Abbildung 3.4a). Die Relaxationszeit τ_B kann durch

$$\tau_\mathrm{B} = \frac{3\eta V_\mathrm{H}}{k_\mathrm{B} T_\mathrm{a}} \tag{3.5}$$

bestimmt werden. Dabei ist V_H das hydrodynamische Volumen des Partikels und $k_\mathrm{B} T_\mathrm{a}$ die thermische Energie mit der Boltzmann-Konstante k_B und der absoluten Temperatur T_a. η gibt die dynamische Viskosität des Mediums an, in dem sich die Partikel befinden. Da die Partikel meist in wässriger Lösung verabreicht werden, kann diese mit $\eta_\mathrm{R} \approx 1{,}00\ \mathrm{m}\frac{\mathrm{Ns}}{\mathrm{m}^2}$ bei Raumtemperatur und $\eta_\mathrm{K} \approx 0{,}70\ \mathrm{m}\frac{\mathrm{Ns}}{\mathrm{m}^2}$ bei Körpertemperatur angenommen werden. Das Hüllenvolumen V_H der Partikel ergibt sich aus $V_\mathrm{H} = \frac{1}{6}\pi D_\mathrm{H}^3$. Die Relaxationszeit τ_B bei Körpertemperatur ist in Abbildung 3.5 dargestellt. Um die Brown-Relaxationszeit mit der Néel-Relaxationszeit (siehe Abschnitt 3.3.2.2) vergleichen zu können, wurde eine konstante Hüllendicke von $d_\mathrm{k} = 10$ nm angenommen und für verschiedene Kerndurchmesser D_K aufgetragen.

3.3.2.2 Néel-Relaxation

Bei der Néel-Relaxation [171, 172] findet eine Ummagnetisierung des Eisenkerns ohne eine geometrische Rotation des Partikels statt (siehe Abbildung 3.4b). Mathematisch wird die Relaxationszeit τ_N durch

$$\tau_\mathrm{N} = \tau_0 \exp\left(\frac{K V_\mathrm{K}}{k_\mathrm{B} T_\mathrm{a}}\right) \tag{3.6}$$

beschrieben. τ_0 ist eine materialabhängige Zeit und hat eine Größenordnung von 10^{-10} s [110]. Im Gegensatz zur Brown-Relaxation hängt die Néel-Relaxation von dem Eisenkernvolumen $V_\mathrm{K} = \frac{1}{6}\pi D_\mathrm{K}^3$ und nicht vom Hüllenvolumen ab. Die Konstante K wird als magnetische Anisotropiekonstante bezeichnet [165] und hat für Magnetit den Wert $K = 18{,}7\ \mathrm{kJ/m}^3$ [109]. Zusammen mit dem Eisenkernvolumen gibt sie die Aktivierungsenergie $K V_\mathrm{K}$ an, die nötig ist, damit sich die Magnetisierung von der Vorzugsrichtung verändert. In Abbildung 3.5 ist die Relaxationszeit τ_N für verschiedene Kerndurchmesser D_K gezeigt.

Bei einem Vergleich der Brown- mit der Néel-Relaxationszeit lässt sich erkennen, dass unterhalb eines Kerndurchmessers von etwa 17 nm die Néel-Relaxationszeit und oberhalb die Brown-Relaxationszeit kürzer ist. Eine kombinierte Gesamtrelaxationszeit τ_G lässt sich mittels

$$\tau_\mathrm{G} = \frac{1}{\frac{1}{\tau_\mathrm{N}} + \frac{1}{\tau_\mathrm{B}}} = \frac{\tau_\mathrm{N}\tau_\mathrm{B}}{\tau_\mathrm{N} + \tau_\mathrm{B}} \tag{3.7}$$

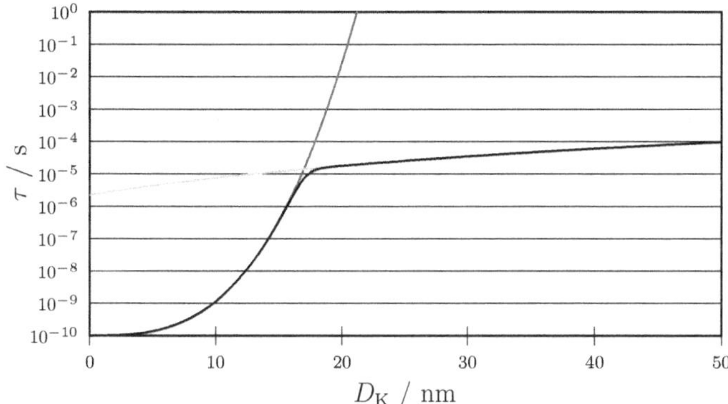

Abbildung 3.5: Brown-Relaxation (hellgrau), Néel-Relaxation (dunkelgrau) und kombinierte Gesamtrelaxation (schwarz) für verschiedene Partikelkerndurchmesser. Bis zu einem Partikelkerndurchmesser von etwa 17 nm ist die Néel-Relaxation dominierend und oberhalb von 17 nm die Brown-Relaxation.

berechnen [120]. Diese ist ebenfalls in Abbildung 3.5 eingezeichnet.

3.4 Mathematische Modellierung

Im Anschluss an die Beschreibung wie sich SPIOs in einem externen Magnetfeld verhalten, wird in diesem Abschnitt ein mathematisches Modell zur Berechnung der Partikelmagnetisierung eingeführt. Zunächst wird die Magnetisierung für Partikel mit einem bestimmten Kerndurchmesser berechnet. Da im Allgemeinen in Lösungen Partikel mit verschiedenen Durchmessern vorkommen, wird schließlich mithilfe einer Partikelgrößenverteilung die Berechnung der Magnetisierung einer solchen Verteilung eingeführt.

3.4.1 Langevin-Theorie des Paramagnetismus

Zur Berechnung der Magnetisierung kann die Langevin-Theorie des Paramagnetismus genutzt werden [105]. Sie wurde 1905 von dem französischen Physiker Paul Langevin (1872-1946) entwickelt. Da angenommen wird, dass die Partikel sphärisch sind und daher eine Rotationssymmetrie besteht, werden zur Herleitung der Langevin-Theorie bei allen Feldern nur die Beträge betrachtet.

Wie in Abschnitt 3.3.1 erläutert wurde, besteht ein SPIO aus einem Weiss-Bezirk mit mehreren elementaren Dipolmomenten, die alle parallel zueinander ausgerichtet sind. Mit dem magnetischen Moment eines elementaren Dipols, dem Bohrschen Magneton $\mu_B = 9{,}274\,009\,15 \cdot 10^{-24}$ J/T [124], kann das magnetische Moment m eines Partikels, das aus n Dipolmomenten besteht, mit

$$m = n\mu_B \tag{3.8}$$

berechnet werden. Da die einzelnen Partikel beim Superparamagnetismus voneinander unabhängig sind und nicht interagieren, können die magnetischen Momente in jede beliebige Richtung zeigen. Wenn eine Gruppe von solchen Partikeln einem externen Magnetfeld H mit der magnetischen Flussdichte $B = \mu H$ ausgesetzt wird, wirkt ein Drehmoment

$$L = -mB \sin\theta \tag{3.9}$$

auf jedes Partikel, welches diese dazu bringt, in die Richtung des Magnetfeldes H zu rotieren. Der Winkel θ beschreibt den Winkel zwischen dem Magnetfeld H und dem magnetischen Moment m eines Partikels.

Die potenzielle Energie des magnetischen Momentes m beträgt

$$E_{\mathrm{pot}} = -mB \cos\theta. \tag{3.10}$$

Dem Drehmoment L wirkt die thermische Energie $E_{\mathrm{th}} = k_B T_a$ entgegen. Für einen Vergleich der Größenordnungen der potenziellen Energie E_{pot} und der thermischen Energie E_{th} wird die Anzahl der Partikel als $n = 1$ und der Winkel θ als $0°$ bzw. $\cos\theta = 1$ angenommen. Die magnetische Flussdichte wird auf einen für MPI typischen Wert des Anregungsfeldes von $B = 20$ mT gesetzt. Es ergibt sich für die potenzielle Energie

$$|E_{\mathrm{pot}}| \approx 1{,}9 \cdot 10^{-25} \text{ J} \approx 1{,}186 \ \mu\text{eV} \tag{3.11}$$

und für die thermische Energie bei Raumtemperatur

$$E_{\mathrm{th}} \approx 4{,}1 \cdot 10^{-21} \text{ J} \approx 25{,}6 \text{ meV}. \tag{3.12}$$

Die thermische Energie ist also um etwa vier Dekaden größer als die potenzielle Energie. Dies hat zur Folge, dass die Winkelverteilung der magnetischen Momente als zufällig betrachtet werden kann und bei Raumtemperatur nur eine sehr kleine Magnetisierung M in Richtung des Magnetfeldes H entsteht.

Um die Magnetisierung M aller Partikel zu berechnen, wird ein System angenommen, in dem N Partikel pro Einheitsvolumen vorhanden sind. Dabei sei $n(\theta)\,\mathrm{d}\theta$ die Anzahl der Partikel im Einheitsvolumen, deren Winkel zwischen θ und $\theta + \mathrm{d}\theta$ liegen. Diese Anzahl muss proportional zum Produkt aus dem Raumwinkel $2\pi \sin\theta\,\mathrm{d}\theta$ und dem Boltzmann-Faktor $\exp\left(-\frac{E_{\mathrm{pot}}}{E_{\mathrm{th}}}\right) = \exp\left(\frac{mB \cos\theta}{k_B T_a}\right)$ sein. Der Boltzmann-Faktor gibt die

Wahrscheinlichkeit an, dass ein Partikel mit der Energie E_{pot} angetroffen wird. Da die Energie E_{pot} in direktem Zusammenhang mit dem Winkel θ steht, beschreibt der Boltzmann-Faktor die relative Wahrscheinlichkeit, das magnetische Moment m eines Partikels mit dem Winkel θ zum Magnetfeld H anzutreffen. Es folgt also mit dem Proportionalitätsfaktor n_0, dass

$$n(\theta)\,\mathrm{d}\theta = 2\pi n_0 \mathrm{e}^{\frac{mB\cos\theta}{k_{\text{B}}T_{\text{a}}}} \sin\theta\,\mathrm{d}\theta \tag{3.13}$$

gilt. Da die Gesamtzahl der Partikel im Einheitsvolumen N ist, ergibt sich durch Integration von Gleichung (3.13) über alle Winkel θ

$$N = \int_0^\pi n(\theta)\,\mathrm{d}\theta = 2\pi n_0 \int_0^\pi \mathrm{e}^{\frac{mB\cos\theta}{k_{\text{B}}T_{\text{a}}}} \sin\theta\,\mathrm{d}\theta. \tag{3.14}$$

Die Magnetisierung M ergibt sich aus dem Integral aller magnetischen Momente m der einzelnen Partikel innerhalb des Einheitsvolumens zu

$$M = \int_0^\pi m\cos\theta\, n(\theta)\,\mathrm{d}\theta. \tag{3.15}$$

Durch Erweiterung mit Gleichung (3.14), Umordnen der Variablen und Einsetzen von Gleichung (3.13) ergibt sich

$$M = Nm\frac{\int_0^\pi n(\theta)\cos\theta\,\mathrm{d}\theta}{\int_0^\pi n(\theta)\,\mathrm{d}\theta} \tag{3.16}$$

$$= Nm\frac{\int_0^\pi \mathrm{e}^{\frac{mB\cos\theta}{k_{\text{B}}T_{\text{a}}}}\cos\theta\sin\theta\,\mathrm{d}\theta}{\int_0^\pi \mathrm{e}^{\frac{mB\cos\theta}{k_{\text{B}}T_{\text{a}}}}\sin\theta\,\mathrm{d}\theta}. \tag{3.17}$$

Durch Ersetzen von $\xi = \frac{mB}{k_{\text{B}}T_{\text{a}}}$ und Substitution von $x = \cos\theta$ ergibt sich

$$M = Nm\frac{\int_{+1}^{-1} \mathrm{e}^{\xi x}x\,\mathrm{d}x}{\int_{+1}^{-1} \mathrm{e}^{\xi x}\,\mathrm{d}x} \tag{3.18}$$

$$= Nm\left(\frac{\mathrm{e}^\xi + \mathrm{e}^{-\xi}}{\mathrm{e}^\xi - \mathrm{e}^{-\xi}} - \frac{1}{\xi}\right) \tag{3.19}$$

$$= Nm\left(\coth\xi - \frac{1}{\xi}\right). \tag{3.20}$$

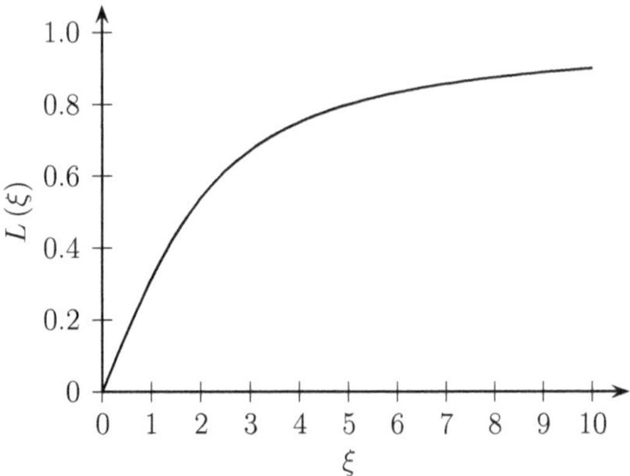

Abbildung 3.6: Langevin-Funktion.

Der Ausdruck in den Klammern wird als Langevin-Funktion

$$L\left(\xi\right) = \coth \xi - \frac{1}{\xi} \tag{3.21}$$

mit dem Langevin-Parameter ξ bezeichnet. Sie ist in Abbildung 3.6 dargestellt. Für $\xi \rightarrow \infty$ geht $L\left(\xi\right)$ gegen 1. Das heißt, die Magnetisierung geht in Sättigung.

Bei der Herleitung der Langevin-Funktion wurde in Gleichung (3.8) das magnetische Moment m eines Partikels über das Bohrsche Magneton μ_B berechnet, wobei ein Partikel aus n Dipolmomenten besteht. Die Anzahl n der Dipolmomente innerhalb eines Partikels ist von dem Partikelkernvolumen $V_\mathrm{K} = \frac{1}{6}\pi D_\mathrm{K}^3$ des Partikels abhängig. Das magnetische Moment m eines Partikels lässt sich durch Integration der Magnetisierung M über das Partikelkernvolumen V_K durch

$$m = \int_V M \, \mathrm{d}V \tag{3.22}$$

berechnen.

Für die weitere Berechnung wird die Sättigungsmagnetisierung M_s, das heißt die maximal mögliche Magnetisierung eines Partikels, benötigt. Die Sättigungsmagnetisierung ist materialabhängig und beträgt für Magnetit $M_\mathrm{s} \approx 477$ kA/m [153]. Da die Magnetisierung innerhalb eines Partikels homogen ist, ergibt sich das magnetische Sättigungsmoment m_s zu

$$m_\mathrm{s}\left(D_\mathrm{K}\right) = m_\mathrm{s}^{D_\mathrm{K}} = \frac{1}{6}\pi D_\mathrm{K}^3 M_\mathrm{s}. \tag{3.23}$$

Die Magnetisierung wurde bisher für eine bestimmte Anzahl N von Partikeln innerhalb eines Einheitsvolumens berechnet. In der Praxis wird allerdings nicht die Anzahl von Partikeln innerhalb eines Volumens angegeben, sondern die Eisenkonzentration c, z. B. 0,5 mol/l bei Resovist$^{\circledR}$. Um die Verbindung zwischen der Anzahl der Partikel innerhalb eines Volumens und der Eisenkonzentration herzustellen, wird zunächst die Stoffmenge n_{Fe} eines Partikels mit dem Eisenkerndurchmesser D_{K} berechnet. In einem Magnetitmolekül (Fe_3O_4) sind drei Eisenatome enthalten. Für die Stoffmenge n_{Fe} gilt also

$$n_{\text{Fe}} = 3 \cdot n_{\text{Fe}_3\text{O}_4}. \tag{3.24}$$

Die Stoffmenge $n_{\text{Fe}_3\text{O}_4}$ ist der Quotient aus der Masse $m_{\text{Fe}_3\text{O}_4}$ und der molaren Masse $M_{\text{Fe}_3\text{O}_4}$. Die Masse $m_{\text{Fe}_3\text{O}_4}$ kann aus der Dichte von Magnetit $\rho_{\text{Fe}_3\text{O}_4} = 5200$ kg/m^3 [153] und dem Eisenkernvolumen V_{K} durch

$$m_{\text{Fe}_3\text{O}_4} = \rho_{\text{Fe}_3\text{O}_4} V_{\text{K}} = \frac{1}{6}\pi\rho_{\text{Fe}_3\text{O}_4} D_{\text{K}}^3 \tag{3.25}$$

berechnet werden. Mit der molaren Masse für Eisen von $M_{\text{Fe}} \approx 55{,}846$ g/mol [154] und der für Sauerstoff von $M_{\text{O}} \approx 15{,}9994$ g/mol [154] ergibt sich die molare Masse von Magnetit zu

$$M_{\text{Fe}_3\text{O}_4} = 3M_{\text{Fe}} + 4M_{\text{O}} \approx 231{,}5356 \text{ g/mol}. \tag{3.26}$$

Für die Stoffmenge von Magnetit gilt schließlich

$$n_{\text{Fe}_3\text{O}_4} = \frac{m_{\text{Fe}_3\text{O}_4}}{M_{\text{Fe}_3\text{O}_4}} = \frac{1}{6}\pi\nu D_{\text{K}}^3 \tag{3.27}$$

mit $\nu = \frac{\rho_{\text{Fe}_3\text{O}_4}}{M_{\text{Fe}_3\text{O}_4}} \approx 22{,}459$ kmol/m^3.

Mit der Eisenkonzentration c und der Stoffmenge n_{Fe} aus Gleichung (3.24) kann die Anzahl N der Partikel pro Einheitsvolumen durch

$$N = \frac{c}{n_{\text{Fe}}} \tag{3.28}$$

$$= \frac{c}{3n_{\text{Fe}_3\text{O}_4}} \tag{3.29}$$

$$= \frac{c}{\frac{1}{2}\pi\nu D_{\text{K}}^3} \tag{3.30}$$

berechnet werden.

Durch Einsetzen von Gleichung (3.28) und (3.23) in Gleichung (3.20) ergibt sich schließlich die volumenunabhängige Partikelmagnetisierung M in Abhängigkeit des sich zeitlich ändernden Magnetfeldes $H(t)$ und des Partikelkerndurchmessers D_{K} durch

$$M^{D_{\text{K}}}(t) = \frac{c}{n_{\text{Fe}}^{D_{\text{K}}}} m_s^{D_{\text{K}}} \left(\coth \xi(t) - \frac{1}{\xi(t)} \right) \tag{3.31}$$

$$= \frac{c}{3\nu} M_{\text{s}} \left(\coth \xi(t) - \frac{1}{\xi(t)} \right) \tag{3.32}$$

$$= \frac{c}{3\nu} M_{\text{s}} L\left(\xi(t) \right). \tag{3.33}$$

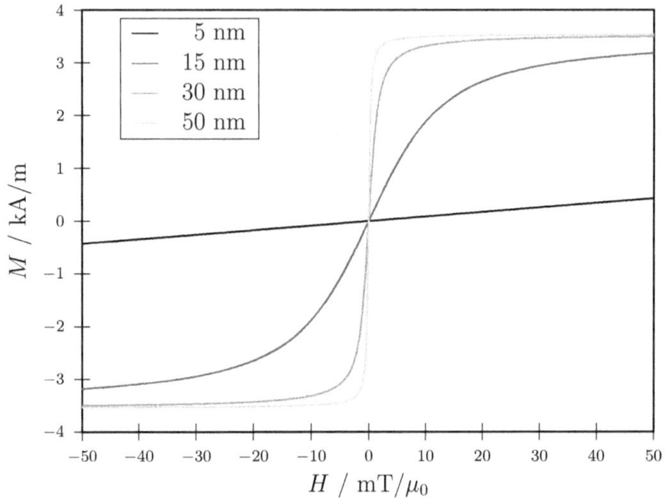

Abbildung 3.7: Magnetisierungskurve von Magnetit mit verschiedenen Kerndurchmessern und einer Eisenkonzentration von $c = 0{,}5$ mol/l.

Dabei gilt für den Langevin-Parameter

$$\xi(t) = \frac{\pi D_{\mathrm{K}}^3 M_{\mathrm{s}} \mu_0 H(t)}{3 k_{\mathrm{B}} T_{\mathrm{a}}}. \tag{3.34}$$

In Abbildung 3.7 ist die Magnetisierungskurve von Magnetit für verschiedene Partikelkerndurchmesser D_{K} dargestellt. Für die Eisenkonzentration wurde ein Wert von $c = 0{,}5$ mol/l angenommen, der der Eisenkonzentration von Resovist® entspricht. Es lässt sich gut erkennen, dass die Magnetisierungskurve für kleine Partikel annähernd linear ist und sich für große Partikel der Sprungfunktion annähert. Der Grenzwert der Magnetisierung für unendlich große Magnetfelder ist dabei für alle Kerndurchmesser mit

$$\lim_{H \to \infty} M = \frac{c}{3\nu} M_{\mathrm{s}} \approx 3{,}543 \text{ kA/m} \tag{3.35}$$

gleich.

Wenn die Partikel mit einem oszillierenden Magnetfeld angeregt werden, wie in Abschnitt 2.2.1 beschrieben wurde, erfahren die Partikel aufgrund der verschiedenen Magnetisierungskurven auch verschiedene Magnetisierungen. Einige Spektren dieser Magnetisierungen sind in Abbildung 3.8 dargestellt. Hier lässt sich gut erkennen, dass bei kleinen Partikeln die Amplitude sehr schnell mit der Frequenz fällt, wohingegen bei großen Partikeln die Amplitude nur langsam fällt. Bei großen Partikeln sind folglich deutlich mehr Harmonische messbar als bei kleinen Partikeln.

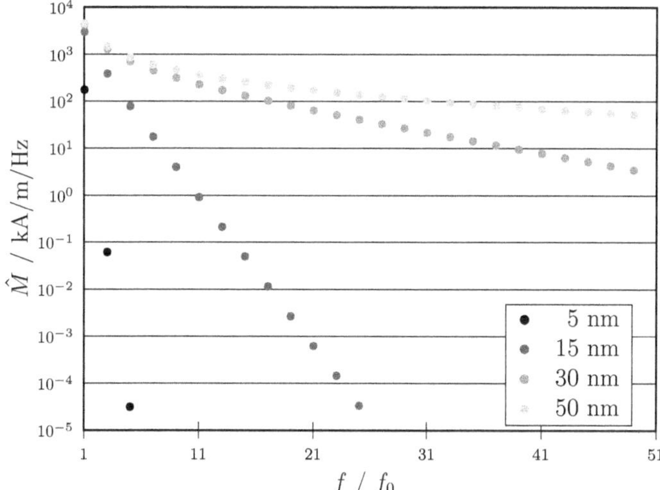

Abbildung 3.8: Spektren der Magnetisierung von Magnetit mit verschiedenen Kerndurchmessern und einer Eisenkonzentration von $c = 0{,}5$ mol/l bei einer Sinusanregung mit einer Frequenz von $f_0 = 25$ kHz und einer Feldstärke von $H = 20$ mT$/\mu_0$.

Ein Problem der Langevin-Theorie ist, dass die Néel- und Brown-Relaxation vernachlässigt werden. Im Vergleich der kombinierten Relaxationszeit τ_G aus Gleichung (3.7) zur Periodendauer $T = \frac{1}{25\,\mathrm{kHz}} = 40\ \mu s$ des Anregungsfeldes lässt sich erkennen, dass die Gesamtrelaxationszeit τ_G bis etwa einem Partikelkerndurchmesser von 32 nm kleiner ist als die Periodendauer. Insbesondere für Kerndurchmesser, die kleiner als 18 nm sind, ist die Relaxationszeit um mehrere Dekaden kleiner. Mehrere Vergleiche zwischen Simulationen und Messungen haben gezeigt, dass die Langevin-Funktion als eine gute Näherung zur Berechnung der Partikelmagnetisierung genutzt werden kann [36, 125, 132, 221]. Allerdings wird derzeit an Verbesserungen des Partikelmodells gearbeitet, um Relaxationseffekte zu berücksichtigen oder auch die Berechnung von nicht sphärischen Partikeln durchführen zu können [120, 223]. Für die Verbesserung des Partikelmodells ist das in dieser Arbeit entwickelte MPS ein sehr hilfreiches Werkzeug, da durch die Spektrometermessungen die Relaxationseffekte untersucht und neue Modelle evaluiert werden können.

3.4.2 Partikelgrößenverteilung

Im vorherigen Abschnitt wurde die Partikelmagnetisierung für Partikel mit einem bestimmten Durchmesser berechnet. Bei der Synthese von Partikeln entstehen allerdings nicht monodisperse Partikel, das heißt Partikel mit nur einem Durchmesser, sondern verschieden große Partikel. Eine Partikelgrößenverteilung, die verschiedene Größen enthält, wird als polydispers bezeichnet.

Während der Synthese bilden sich kleine Eisenkristalle, die sich nach und nach zu größeren Kristallverbänden zusammenschließen. Dabei entstehen nur wenige sehr große Partikel und ebenso verbinden sich nur wenige sehr kleine Partikel nicht zu größeren. Den Hauptanteil bilden somit mittelgroße Partikel. Das Ergebnis eines solchen natürlichen Wachstumsprozesses kann über die Log-Normalverteilung beschrieben werden [147]. Die Verteilungsdichte $\rho(D)$ der Log-Normalverteilung ist durch

$$\rho(D) = \begin{cases} \frac{1}{\sigma D \sqrt{2\pi}} \mathrm{e}^{\left(-\frac{1}{2}\left(\frac{\ln(D)-\mu}{\sigma}\right)^2\right)} & D > 0 \\ 0 & D \leq 0 \end{cases} \tag{3.36}$$

gegeben [196]. Dabei sind μ und σ die Parameter der Verteilung und D ist der Partikeldurchmesser. Über die Parameter μ und σ kann ein Zusammenhang mit der Normalverteilung hergestellt werden. Eine Verteilung mit der Zufallsvariablen D ist genau dann log-normalverteilt, wenn $\ln(D)$ normalverteilt ist. Wenn eine Verteilung mit der Zufallsvariablen Y normalverteilt mit dem Erwartungswert μ und der Standardabweichung σ ist, so ist die Verteilung mit der Zufallsvariablen $D = \mathrm{e}^Y$ lognormalverteilt. Es sei allerdings angemerkt, dass σ und μ nicht dem Erwartungswert und der Standardabweichung der Log-Normalverteilung entsprechen, sondern nur als deren Parameter bezeichnet werden. Der Erwartungswert $\mathrm{E}[D]$ ergibt sich aus

$$\mathrm{E}[D] = \int_0^\infty \rho(D) D \ \mathrm{d}D \tag{3.37}$$

$$= \frac{1}{\sqrt{2\pi}\sigma} \int_0^\infty D \ \frac{\mathrm{e}^{-\frac{(\ln D - \mu)^2}{2\sigma^2}}}{D} \ \mathrm{d}D \tag{3.38}$$

$$= \mathrm{e}^{\mu + \frac{\sigma^2}{2}} \tag{3.39}$$

und die Standardabweichung $\sqrt{\mathrm{Var}(D)}$ aus

$$\sqrt{\mathrm{Var}(D)} = \frac{1}{\sigma\sqrt{2\pi}} \int_0^\infty (D - \mathrm{e}^{\mu + \frac{\sigma^2}{2}})^2 \ \frac{\mathrm{e}^{-\frac{(\ln D - \mu)^2}{2\sigma^2}}}{D} \ \mathrm{d}D \tag{3.40}$$

$$= \mathrm{e}^{2\mu + \sigma^2}(\mathrm{e}^{\sigma^2} - 1). \tag{3.41}$$

Die Gleichungen (3.37) und (3.40) können umgestellt werden, sodass die Parameter

$$\mu = \ln\left(E[D]\right) - \frac{1}{2}\ln\left(\frac{\mathrm{Var}(D)}{\mathrm{E}^2[D]} + 1\right) \tag{3.42}$$

und

$$\sigma = \sqrt{\ln\left(\frac{\mathrm{Var}(D)}{\mathrm{E}^2[D]} + 1\right)} \tag{3.43}$$

berechnet werden können.

Im Gegensatz zur Normalverteilung ist das Maximum der Log-Normalverteilung nicht mit dem Erwartungswert identisch, sondern liegt zu kleineren Werten verschoben bei

$$D_{\mathrm{max}} = \mathrm{e}^{\mu - \sigma^2} \tag{3.44}$$

und hat den Wert

$$\rho_{\mathrm{max}} = \frac{1}{\sigma\sqrt{2\pi}} \mathrm{e}^{\sigma^2/2 - \mu}. \tag{3.45}$$

Die Log-Normalverteilung ist somit rechtsschief und nicht symmetrisch. In Abbildung 3.9 ist die Log-Normalverteilung für verschiedene Parameter μ und in Abbildung 3.10 für verschiedene Parameter σ dargestellt. In beiden Abbildungen ist die Verteilung sowohl in einem linearen Maßstab als auch in einem halb-logarithmischen Maßstab aufgetragen, um die Verbindung zur Normalverteilung zu verdeutlichen. In Tabelle 3.1 sind die Erwartungswerte, Standardabweichungen und Maxima angegeben.

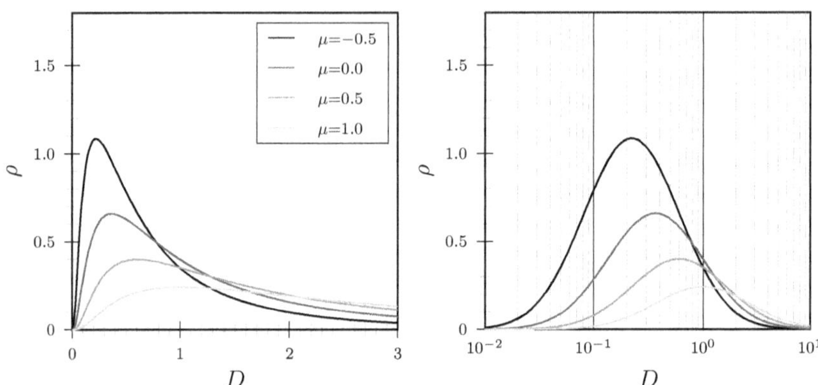

Abbildung 3.9: Log-Normalverteilung für verschiedene Parameter μ und den konstanten Parameter $\sigma = 1$. Links im linearen Maßstab und rechts im halblogarithmischen Maßstab.

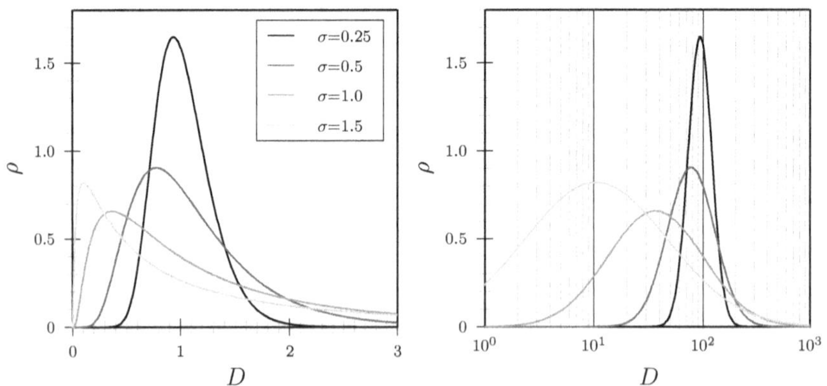

Abbildung 3.10: Log-Normalverteilung für den konstanten Parameter $\mu = 0$ und variablen Parameter σ. Links im linearen Maßstab und rechts im halblogarithmischen Maßstab.

Tabelle 3.1: Erwartungswerte, Standardabweichungen und Maxima der verwendeten Parameter μ und σ von Abbildung 3.9 und 3.10.

μ	σ	$\mathrm{E}[D]$	$\sqrt{\mathrm{Var}(D)}$	$D_{\max}$	$\rho_{\max}$
-0,5	1	1,0000	1,7183	0,2231	1,0844
0	0,25	1,0317	0,0687	0,9394	1,6464
0	0,5	1,1331	0,3647	0,7788	0,9041
0	1	1,6487	4,6708	0,3679	0,6577
0	1,5	3,0802	80,529	0,1054	0,8192
0,5	1	2,7183	12,966	0,6065	0,3989
1	1	4,4817	34,512	1,0000	0,2420

Um die Gesamtmagnetisierung $\overline{M}$ einer Partikelgrößenverteilung zu berechnen, wird zunächst das magnetische Moment aller Partikel

$$\overline{m}(t) \;=\; \int_0^\infty \rho\left(D_{\mathrm{K}}\right) m_s^{D_{\mathrm{K}}} L\left(\xi(t)\right) \mathrm{d}D_{\mathrm{K}} \tag{3.46}$$

$$=\; \int_0^\infty \rho\left(D_{\mathrm{K}}\right) \frac{\pi}{6} D_{\mathrm{K}}^3 M_S L\left(\xi(t)\right) \mathrm{d}D_{\mathrm{K}} \tag{3.47}$$

durch Integrieren der magnetischen Momente m aller einzelnen Partikelkerndurchmesser gewichtet mit der Verteilungsdichte ρ gebildet. Ebenso muss die mittlere Stoffmenge Eisen

$$\overline{n}_{\mathrm{Fe}} \;=\; \int_0^\infty \rho\left(D_{\mathrm{K}}\right) n_{\mathrm{Fe}}^{D_{\mathrm{K}}} \mathrm{d}D_{\mathrm{K}} \tag{3.48}$$

$$=\; \int_0^\infty \rho\left(D_{\mathrm{K}}\right) \frac{\pi}{2} \nu D_{\mathrm{K}}^3 \mathrm{d}D_{\mathrm{K}} \tag{3.49}$$

der Verteilung berechnet werden. Mit Gleichung (3.47) und Gleichung (3.49) ergibt sich schließlich die Gesamtmagnetisierung

$$\overline{M}(t) \;=\; c\frac{\overline{m}(t)}{\overline{n}_{\mathrm{Fe}}} \tag{3.50}$$

$$=\; \frac{cM_s}{3\nu} \frac{\int_0^\infty \rho(D_{\mathrm{K}})D_{\mathrm{K}}^3 L\left(\xi(t)\right) \mathrm{d}D_{\mathrm{K}}}{\int_0^\infty \rho(D_{\mathrm{K}})D_{\mathrm{K}}^3 \mathrm{d}D_{\mathrm{K}}} \tag{3.51}$$

einer Partikelgrößenverteilung.

3.5 Analysemethoden

Neben der Magnet-Partikel-Spektroskopie, die Kernpunkt dieser Arbeit ist, gibt es weitere Analysemethoden für SPIOs. Die Analysemethoden unterscheiden sich dabei entweder in dem physikalischen Prinzip, welches zur Messung ausgenutzt wird, oder in der physikalischen Größe, die mit dem Verfahren bestimmt werden kann. Die wichtigsten und bekanntesten Analysemethoden werden in diesem Abschnitt kurz beschrieben und es wird erörtert, welche physikalischen Größen sich mit ihnen bestimmen lassen.

3.5.1 AC-Suszeptometrie

Die AC-Suszeptometrie [163] ist das Analyseverfahren, das der Magnet-Partikel-Spektroskopie am nächsten kommt. Bei ihr wird ebenfalls ein oszillierendes Magnetfeld genutzt, um die Partikel anzuregen. Gemessen wird allerdings nicht das komplette breitbandige Magnetisierungssignal, sondern nur die Amplitude und Phase der Anregungsfrequenz. Das Anregungsfeld hat dabei eine Feldstärke von bis zu $0.5 \, \mathrm{mT}/\mu_0$ und liegt damit deutlich unter den von MPI genutzten Feldstärken. Durch die niedrige Feldstärke ist es allerdings möglich, dass die Frequenz variiert werden kann. Dies geschieht üblicherweise in einem Bereich von 10 Hz bis 100 kHz. Mit der AC-Suszeptometrie kann somit die Änderung der magnetischen Suszeptibilität $\chi = \frac{\mathrm{d}M}{\mathrm{d}H}$, das heißt, die Änderung der Magnetisierung bei einer Änderung der magnetischen Feldstärke, für verschiedene Frequenzen gemessen werden. Da sehr niedrige Frequenzen genutzt werden können, ist mit der AC-Suszeptometrie ein Rückschluss von der Suszeptibilität über die Brown-Relaxation auf den hydrodynamischen Durchmesser möglich [230]. Der Partikelkerndurchmesser kann mit diesem Verfahren allerdings nicht bestimmt werden.

3.5.2 Rasterkraftmikroskopie

Bei der Rasterkraftmikroskopie (AFM) [227] wird mit einer nanoskopisch kleinen Nadel, die an einer Blattfeder, dem sogenannten Cantilever, befestigt ist, die Oberflächenstruktur einer Probe vermessen. In Abhängigkeit von der Oberflächenstruktur biegt sich der Cantilever unterschiedlich stark. Um ein Bild der Probenoberfläche zu erhalten, wird der Cantilever zeilenweise über die Probe bewegt und die Auslenkung an jedem Punkt gemessen. Durch das zeilenweise Abfahren und der punktweisen Messung ist die Messzeit zur Erstellung eines Bildes sehr hoch. Sie liegt je nach Anzahl der Bildpixel bei 1 bis 20 Minuten. Die räumliche Auflösung bei der Rasterkraftmikroskopie ist stark von dem verwendeten Cantilever abhängig und liegt im Bereich von 0,1 nm bis 10 nm. Je nach Präparation der zu untersuchenden Nanopartikel lässt sich mit der Rasterkraftmikroskopie ein Bild der Partikel inklusive Hülle oder, nach Aufbrechen der Hülle, der Partikelkerne darstellen.

3.5.3 Magnetkraftmikroskopie

Das gleiche Prinzip wie bei der Rasterkraftmikroskopie wird auch bei der Magnetkraftmikroskopie (MFM) verwendet. Auch hier wird ein Cantilever über die Probe geführt. Allerdings wird bei der Magnetkraftmikroskopie nicht die geometrische Oberflächenstruktur gemessen, sondern die magnetische. Dies wird dadurch erreicht, dass eine ferromagnetische Nadel verwendet wird, die, je nach Feldstärke der Probe, unterschiedlich stark ausgelenkt wird. Aufgrund der langen Messzeit lassen sich mit diesem Verfahren nur statische Magnetisierungen messen. So wird die Magnetkraftmikroskopie häufig bei der Untersuchung von Computerfestplatten eingesetzt, um die gespeicherten Informationen rekonstruieren zu können. Viele Rasterkraftmikroskope bieten heutzutage die Möglichkeit, durch einen Wechsel des Cantilevers, auch eine Magnetkraftmikroskopie durchzuführen.

3.5.4 Photonen-Korrelations-Spektroskopie

Die Photonen-Korrelations-Spektroskopie (PCS) [228] ist ein Verfahren zur Bestimmung des hydrodynamischen Durchmessers D_K von Nanopartikeln. Hierzu wird die Probe mit einem Laser durchleuchtet. Die Brownsche Molekularbewegung bewirkt, dass der Laserstrahl durch die Partikel gestreut wird. Die Streuung ist dabei von der Bewegungsgeschwindigkeit der Partikel abhängig. Die Bewegungsgeschwindigkeit ist wiederum über die Stokes-Einstein-Beziehung [152] proportional zur Partikelgröße. Das heißt, kleine Partikel streuen, durch die höhere Geschwindigkeit, den Laserstrahl stärker als größere Partikel.

Die Photonen-Kreuzkorrelations-Spektroskopie (PCCS) nutzt im Gegensatz zur einfachen Photonen-Korrelations-Spektroskopie zwei Laserstrahlen. Durch Bildung der Kreuzkorrelation der beiden Laserstrahlen ist es möglich, Mehrfachstreuung zu kompensieren und so nur die einfach gestreuten Strahlen zu messen. Da die Mehrfachstreuungen bei hohen Konzentrationen stark zunehmen, ist der Einsatz der PCS nur bei sehr niedrigen Konzentrationen möglich. Die Kompensation der Mehrfachstreuung durch die Kreuzkorrelation erlaubt den Einsatz der PCCS auch bei hohen Konzentrationen.

3.5.5 Cotton-Mouton-Spektroskopie

Die Cotton-Mouton-Spektroskopie basiert auf dem Cotton-Mouton-Effekt [95]. Dieser Effekt beschreibt die Doppelbrechung von Licht innerhalb eines Materials, wenn dies einem starken externen Magnetfeld ausgesetzt wird. Als Doppelbrechung wird dabei die Brechung eines Lichtbündels in zwei senkrecht zueinander polarisierte Teilbündel bezeichnet. Hervorgerufen wird diese Brechung durch die Anisotropie des Materials. Da die Brechung senkrecht zur Magnetfeldrichtung des Materials erfolgt, kann durch sie die statische Magnetisierung gemessen werden. Wird das externe Magnetfeld sprungförmig abgeschaltet, relaxiert das Material langsam und die Relaxationszeit kann gemessen werden.

3.5.6 Transmissionselektronenmikroskopie

Zur Darstellung von Proben wird bei der Transmissionselektronenmikroskopie (TEM) [189] die zu untersuchende Probe mit Elektronen durchstrahlt. In der Probe findet eine Streuung der Elektronen statt. Die Streuung nimmt dabei mit der Ordnungszahl sowie der Dicke des Objektes zu. Durch eine geschickte Anordnung von Elektronenbeschleuniger, Linsen und Elektronensensoren kann erreicht werden, dass nur ungestreute Elektronen detektiert werden. Der entstehende Kontrast wird auch als Massendickenkontrast bezeichnet. Die Verwendung von Elektronen gegenüber Licht hat den Vorteil, dass Elektronen eine deutlich kürzere Wellenlänge haben und somit eine deutlich höhere räumliche Auflösung von bis zu 0,1 nm erzielt werden kann.

Bei den SPIOs können aufgrund von unterschiedlichen Ordnungszahlen die Hülle und der Partikelkern gut unterschieden werden. Problematisch ist allerdings die aufwendige Präparation der Partikel, da die Proben für TEM-Untersuchungen nur sehr dünn sein dürfen. Weiterhin ist die Auswertung sehr zeitaufwendig und schwierig. Im Allgemeinen werden die Bilder händisch ausgewertet, indem die einzelnen Partikel jeweils einer Größe zugeordnet werden. Dies dauert zum einen sehr lange und zum anderen ist die Statistik solcher Untersuchungen in der Regel schlecht, da nur eine geringe Anzahl an Partikeln ausgewertet wird.

3.5.7 Vibrationsmagnetometrie

Bei der Vibrationsmagnetometrie (VSM) [112, 113] wird die Magnetisierung der zu untersuchenden Probe gemessen, wenn diese einem statischen Magnetfeld ausgesetzt wird. Um die Magnetisierung der Probe zu messen, wird diese in Schwingung versetzt. Durch die Bewegung der Probe findet eine Änderung des magnetischen Flusses statt, der wiederum eine Spannung in einer Spule induziert. Um auch kleine Änderungen der Magnetisierung detektieren zu können, wird in der Regel eine supraleitende Quanteninterferenzeinheit (SQUID) eingesetzt [106, 107].

Mit der Vibrationsmagnetometrie lässt sich die statische Magnetisierung einer Probe messen. Da dabei sehr hohe Magnetfelder verwendet werden können, ist die Methode geeignet, um die Sättigungsmagnetisierung von SPIOs zu bestimmen. Durch eine Veränderung der Magnetfeldstärke kann weiterhin die Hysteresekurve von Nanopartikeln bestimmt werden. Hierbei handelt es sich allerdings um die statische Magnetisierungskurve. Diese kann jedoch durch die Brown- und Néel-Relaxation erheblich von der für MPI wichtigen Hysteresekurve bei 25 kHz abweichen.

4

Hardwareaufbau

In den bisherigen Teilen dieser Arbeit wurde MPI eingeführt, die physikalischen Grundlagen erklärt und eine generelle MPI-Systemübersicht gegeben. Weiterhin wurden der chemische Aufbau und das Verhalten von superparamagnetischen Eisenoxid-Nanopartikeln untersucht. Im dem nun folgenden Kapitel wird der Hardwareaufbau des in dieser Arbeit entwickelten Magnet-Partikel-Spektrometers (MPS) beschrieben. Hierfür werden zuerst die Anforderungen spezifiziert. Daran anschließend wird eine Systemübersicht des MPS gegeben, bevor schließlich die einzelnen Komponenten der Sende- und der Empfangskette detailliert beschrieben werden.

4.1 Anforderungsanalyse

Bevor mit der Beschreibung des Hardwareaufbaus begonnen wird, werden zunächst in diesem Abschnitt die Anforderungen an die Hardware spezifiziert. Um die Ergebnisse der Partikelanalyse mit dem Spektrometer auf MPI-Systeme übertragen zu können, ist es wichtig, dass das Spektrometer die gleichen oder ähnliche Parameter zur Anregung der Nanopartikel verwendet, wie sie in aktuellen MPI-Systemen genutzt werden. Die wesentlichen Parameter sind dabei die Anregungsfrequenz sowie die Feldstärken des Anregungs- und Offsetfeldes. Derzeit wird in den meisten MPI-Systemen [59, 125, 127, 224] eine Anregungsfrequenz von etwa 25 kHz genutzt. Diese Frequenz wird daher im Spektrometer als Grundfrequenz für das Anregungsfeld gewählt. Die Feldstärke des Anregungsfeldes liegt in den MPI-Systemen bei etwa

$20\,\mathrm{mT}/\mu_0$. Um auch den Einfluss von höheren Feldstärken auf die Nanopartikel untersuchen zu können, soll im Spektrometer die maximale Feldstärke des Anregungsfeldes mit $H_{\mathrm{AC,max}} = 40\,\mathrm{mT}/\mu_0$ das Doppelte der MPI-Systeme betragen.

Mit dem oszillierenden Anregungsfeld ist es lediglich möglich, Nanopartikel zu untersuchen, die sich im FFP eines MPI-Scanners befinden. Um auch Nanopartikel untersuchen zu können, die sich außerhalb des FFP befinden, soll es im Spektrometer möglich sein, dem oszillierenden Anregungsfeld auch ein statisches Offsetfeld zu überlagern. Dies ermöglicht, z. B. das Verhalten der Nanopartikel im Sättigungsbereich zu untersuchen. Um bei der maximalen Anregungsfeldstärke von $40\,\mathrm{mT}/\mu_0$ den gesamten Bereich des FOV nachbilden zu können, wird die maximale Offsetfeldstärke ebenfalls als $H_{\mathrm{DC,max}} = 40\,\mathrm{mT}/\mu_0$ gewählt. Bei der in MPI-Systemen verwendeten Anregungsfeldstärke von $20\,\mathrm{mT}/\mu_0$ kann folglich ein doppelt so starkes Offsetfeld wie das Anregungsfeld gewählt werden.

Um sicherzustellen, dass im Spektrometer alle Partikel innerhalb des Messbereichs mit der gleichen Feldstärke angeregt werden, sollen sowohl das Anregungs- als auch das Offsetfeld möglichst homogen sein. Es wird in dieser Arbeit davon ausgegangen, dass eine relative Standardabweichung des jeweiligen Feldes unterhalb von 0,1 % ausreichend ist.

In MPI-Systemen werden vom Empfangsspektrum derzeit etwa 40 Harmonische verwendet. Bei einer Grundfrequenz von 25 kHz entspricht dies einer maximalen Empfangsfrequenz von 1 MHz. Zum einen werden bei einer Anregungsfeldstärke von $40\,\mathrm{mT}/\mu_0$ mehr Harmonische erzeugt als bei $20\,\mathrm{mT}/\mu_0$. Zum anderen ist es auch möglich, dass zukünftige Nanopartikel bereits bei $20\,\mathrm{mT}/\mu_0$ mehr Harmonische produzieren als die momentan genutzten Nanopartikel. Um die größere Anzahl an Harmonischen messen und analysieren zu können, sollen mit dem Spektrometer 100 Harmonische messbar sein. Dies führt auf eine maximale Empfangsfrequenz von 2,5 MHz.

Wie in Abschnitt 2.4.2 beschrieben wurde, wird im Empfangspfad von MPI-Systemen ein Bandstopp-Filter eingesetzt, um das Anregungssignal zu unterdrücken. Dies führt jedoch dazu, dass auch die Grundfrequenz des Partikelsignals unterdrückt wird und so nicht alle Harmonischen zur Partikelanalyse zur Verfügung stehen. Im Spektrometer soll ein Kompensationsaufbau das Bandstopp-Filter ersetzen, sodass die Grundfrequenz des Partikelsignals zur Verfügung steht und zur Partikelcharakterisierung genutzt werden kann. Damit soll es unter anderem möglich sein, Hysteresekurven der Partikelmagnetisierung erstellen zu können.

Der Spulenaufbau soll so optimiert werden, dass zum einen bei möglichst geringer Leistung ein homogenes Anregungsfeld und ein homogenes Offsetfeld generiert werden und zum anderen eine hohe Sensitivität zur Messung der Partikelmagnetisierung erzielt wird. Um eine Optimierung des Spulenaufbaus durchführen zu können, wird

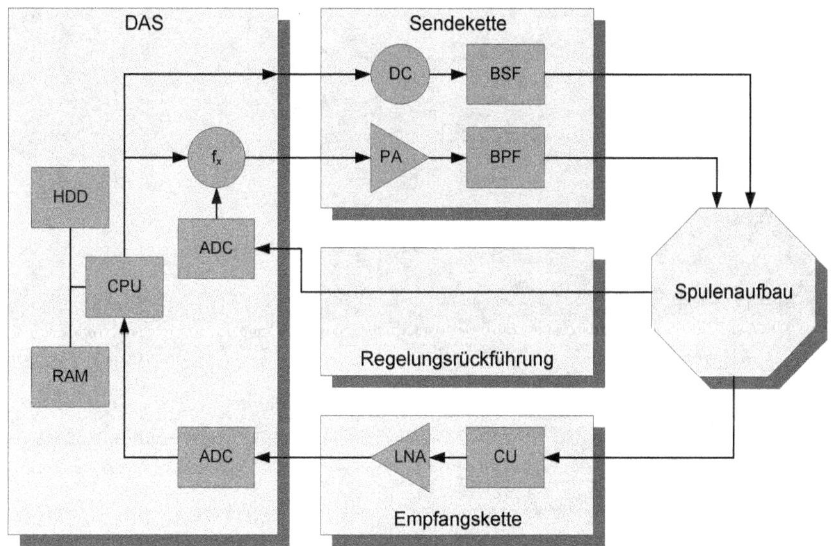

Abbildung 4.1: Blockschaltbild des MPS. Das DAS steuert die DC-Quelle und generiert das AC-Signal. Die DC-Quelle wird durch ein Bandstopp-Filter (BSF) vor AC-Strömen geschützt. Das AC-Signal wird leistungsverstärkt (PA) und mit einem Bandpass gefiltert (BPF). Über eine Regelung wird die Amplitude des AC-Signals geregelt. Das Empfangssignal wird über eine Kompensationseinheit (CU) vom Sendesignal getrennt, mit einem rauscharmen Verstärker (LNA) verstärkt und anschließend digitalisiert (ADC).

das Probenvolumen auf ein Volumen von 10 μl festgelegt. Dies entspricht einem Zylinder mit einem Durchmesser von etwa $d = 3$ mm und einer Höhe von etwa $h = 3$ mm.

4.2 Systemübersicht

Die Systemstruktur des MPS ist der eines MPI-Scanners, die in Abschnitt 2.4 vorgestellt wurde, sehr ähnlich. Abbildung 4.1 zeigt die Systemstruktur des MPS. Die Hauptkomponenten sind, wie bei einem MPI-Scanner, ein PC, der als Datenakquisitionssystem (DAS) dient, die Sendekette und die Empfangskette. In Abschnitt 4.5 wird gezeigt, wie das MPS in einen 1D-MPI-Scanner umgewandelt werden kann.

Einige Teilkomponenten der Sende- und Empfangskette, insbesondere der Spulenaufbau, sind von einer Schirmung aus Kupfer umgeben. Die Schirmung dient dem Schutz des Messaufbaus vor unerwünschten Störsignalen wie z. B. WLAN oder Handynet-

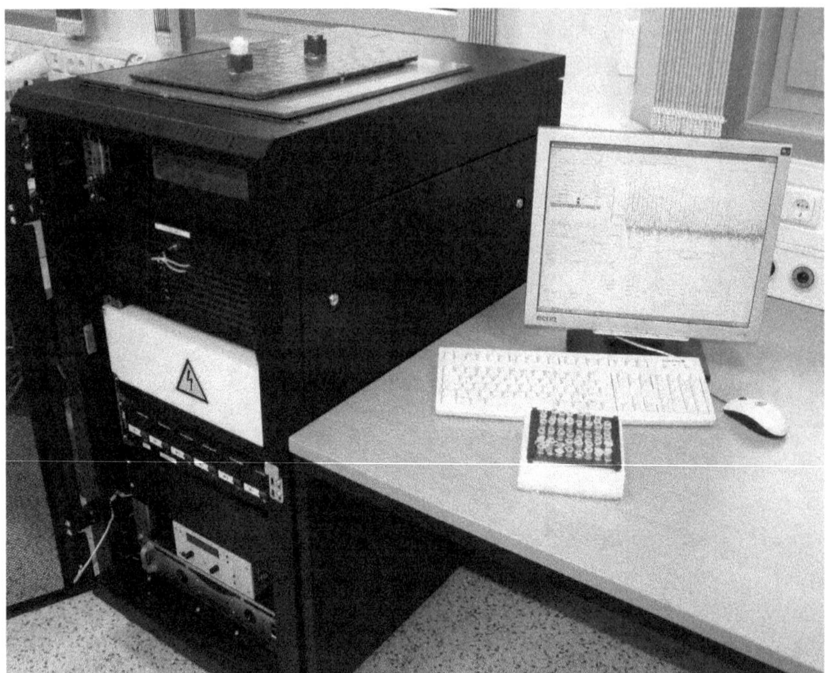

Abbildung 4.2: Aufgebautes Spektrometer. Rechts befindet sich die Bedienkonsole bestehend aus Maus, Tastatur und Monitor. Links im Rack sind, von unten nach oben, der AC-Leistungsverstärker, die DC-Quelle, das BPF, das DAS und der geschirmte Messaufbau verbaut.

zen. Durch die Schirmung wird erreicht, dass alle unerwünschten elektromagnetischen Wellen stark gedämpft werden und kein externes Störsignal aufgenommen wird. Anderenfalls könnte die gewünschte hohe Sensitivität des Spektrometers nicht erreicht werden. Ein willkommener Nebeneffekt der Schirmung ist außerdem, dass diese den Messaufbau nicht nur vor externen Störungen schützt, sondern auch verhindert, dass die im Spektrometer erzeugten Magnetfelder dieses verlassen. Hierdurch wird die elektromagnetische Verträglichkeit (EMV) des Spektrometers erhöht.

In Abbildung 4.2 ist das entwickelte Spektrometer abgebildet. Der gesamte Aufbau ist in ein 19" Rack mit 22 Höheneinheiten[1] montiert. Nur die Bedienkonsole, bestehend aus Maus, Tastatur und Monitor, ist auf einem separaten Tisch aufgestellt. Das Rack erlaubt zum einen eine feste und dauerhafte Montage aller Komponenten untereinander und zum anderen eine hohe Mobilität des Gesamtaufbaus durch Rollen

---

[1]Eine Höheneinheit entspricht 1,75 Zoll bzw. 44,45 mm

an der Unterseite. Im Rack können die Hauptkomponenten leicht identifiziert werden. Ganz unten sind die AC- und die DC-Stromquelle montiert. Darüber befindet sich in einer weißen Box das AC-Sendefilter und wiederum darüber das DAS. Der eigentliche Messaufbau ist ganz oben angebracht. Zur Schirmung ist dieser von einer Kupferbox umschlossen. Über eine Öffnung auf der Oberseite der Box lassen sich mit einem Probenhalter die zu untersuchenden SPIOs einführen. Kleinere Komponenten wie der Empfangsverstärker und dessen Niederspannungsversorgung befinden sich auf der Rückseite des Spektrometers und sind Abbildung 4.2 nicht zu erkennen.

4.3 Sendekette

Eines der wesentlichen Bestandteile des MPS ist die Sendekette. In dem nun folgenden Abschnitt werden die Sendekette und ihre einzelnen Komponenten detailliert beschrieben. In dem Schaltbild 4.1 des MPS ist die Sendekette mit ihren einzelnen Komponenten dargestellt. Aufteilen lässt sich die Sendekette in einen AC- und DC-Pfad. Der AC-Pfad dient zur Erzeugung des AC-Stromes für das oszillierende Anregungsfeld und der DC-Pfad zur Erzeugung des DC-Stromes für das statische Offsetfeld. Der Spulenaufbau ist sowohl an den AC- als auch an den DC-Pfad angeschlossen und dient zur Generierung der Magnetfelder durch die jeweiligen Ströme.

4.3.1 AC-Signalgenerierung

Zur Anregung der Partikel wird ein oszillierendes Anregungsfeld benötigt. Um die Ergebnisse der Partikelanalyse mit dem MPS auf einen MPI-Scanner übertragen zu können, wird als Anregungssignal ein Sinus mit einer Grundfrequenz von $f_0 = 25$ kHz genutzt, wie er derzeit auch in den meisten MPI-Geräten verwendet wird.

Synthetisiert wird das Sinussignal mit einer Datenakquisitionskarte (DAQ-Karte) von Sundance Multiprocessor Technology Ltd. (SMT8036 [83]). Diese Karte besitzt einen Digital-Analog-Wandler (DAC) von Analog Devices Inc. (AD9777 [64]). Der AD9777 hat eine digitale Auflösung von 16 Bit und wird in dieser Arbeit mit 20 MHz betrieben, sodass eine Periode des Anregungssignals eine Länge von 800 Samples hat. Die Amplituden der Samples liegen, durch die 16-Bit-Auflösung, im ganzzahligen Intervall von -32768 bis 32767. Der DAC hat somit ein Auflösungsvermögen von über 96 dB. Die softwareseitige Generierung des Sinussignals in der DAQ-Karte wird in Abschnitt 5.1.4.2 beschrieben.

Der Ausgang der DAQ-Karte ist unsymmetrisch, das heißt, er ist stets auf Masse bezogen. Der Leistungsverstärker (siehe Abschnitt 4.3.2) hat allerdings einen symmetrischen Eingang, das heißt, das Signal hat einen positiven und einen negativen Anteil, die nicht auf Masse bezogen sind. Zur Wandelung des unsymmetrischen Signals auf das symmetrische wird ein Differenzenverstärker (AD8132, Analog Devices Inc. [66]) direkt mit dem Ausgang der DAQ-Karte verbunden. Der Vorteil des symmetrischen Signals ist, dass durch die Differenzbildung des positiven und negativen Signals Störungen kompensiert werden und so das Sinussignal störungsfrei übertragen wird [206].

4.3.2 AC-Leistungsverstärkung

Der Ausgang der DAQ-Karte liefert nicht die Leistung, die nötig ist, um die gewünschte Feldstärke des Anregungsfeldes zu erzeugen. Daher wird das generierte Signal mit einem AC-Leistungsverstärker verstärkt. Da die gewählte Anregungsfrequenz von 25 kHz nur knapp oberhalb des menschlichen Hörvermögens liegt, wird diese von vielen Audioverstärkern noch unterstützt. Für das Spektrometer wird eine Audioendstufe von der Omnitronic Showequipment GmbH (P-2000 [76]) verwendet. Diese ist bis zu einer Frequenz von 40 kHz spezifiziert, liefert allerdings dabei nicht mehr die volle Nennleistung von 625 W pro Kanal. Da das MPS bei einer maximalen Feldstärke von 40 mT$/\mu_0$ insgesamt jedoch nur eine AC-Leistung von etwa 40 W verbraucht (siehe Abschnitt 4.3.7.3), ist die Leistung bei weitem ausreichend.

Ein volles Ausreizen der Leistung der AC-Quelle hätte den Nachteil, dass die Verstärkung im oberen Leistungsbereich zunehmend nichtlinear wird. Dies hätte zur Folge, dass das Sinussignal verzerrt wird und so hohe Harmonische durch den Verstärker generiert werden. Da, wie in Abschnitt 2.4.1 erläutert wurde, ein reiner Sinus zur Generierung des Anregungsfeldes nötig ist, müssten die generierten Harmonischen aufwendig herausgefiltert werden. Dadurch, dass die Endstufe nicht voll ausgesteuert wird, also im annähernd linearen Bereich betrieben wird, werden Verzerrungen so weit wie möglich vermieden. Ein Verstärker ist jedoch nie zu 100 % linear, sondern hat immer einen gewissen Klirrfaktor, sodass er stets Harmonische generiert. Der Klirrfaktor des verwendeten Verstärkers ist mit -80 dB für einen Audioverstärker sehr gering. Dies zeichnet den Verstärker für die Verwendung im Spektrometer und auch in MPI-Geräten aus.

Wie die meisten Audioverstärker hat auch der hier verwendete eine optimale Lastimpedanz von 8 Ω, bei der der Verstärker die maximale Leistung abgeben kann. Beim Design der weiteren Komponenten des AC-Sendepfades ist die Lastimpedanz zu beachten. Insbesondere darf die Sendespule nicht direkt an den Verstärker angeschlossen werden, sondern es muss eine Impedanzanpassung erfolgen, wie sie in Abschnitt 4.3.8 dargestellt wird.

4.3.3 AC-Sendefilter

Da der Audioverstärker möglicherweise Harmonische generiert, wird dem Verstärker ein Bandpass-Filter nachgeschaltet. Dieses soll nur die Grundfrequenz passieren lassen und alle anderen Frequenzen, insbesondere die Harmonischen, blocken. Das Filter soll dabei einen möglichst gleichmäßigen Verlauf des Frequenzganges im Durchlassbereich haben, sodass es nur geringe Überschwinger gibt.

Ein Filter, das diesen Anforderungen gerecht wird, ist das Butterworth-Filter [211]. Es hat einen sehr flachen Verlauf des Frequenzganges im Durchlassbereich, allerdings auf Kosten einer geringeren Flankensteilheit, als es z. B. ein Tschebyscheff-Filter hat. Das Tschebyscheff-Filter hat dafür eine große Welligkeit im Durchlassbereich. Um eine ausreichend große Dämpfung schon bei der zweiten und dritten Harmonischen zu erreichen, wurde ein Butterworth-Filter der dritten Ordnung gewählt.

Bei einem Einsatz eines AC-Verstärkers mit einer niedrigeren Leistung, der weiter ausgesteuert werden müsste und so mehr Harmonische produzieren würde, wäre ein Filter höherer Ordnung nötig gewesen. Dies hätte das weitere Design und insbesondere die Realisierung des Filters deutlich erschwert.

4.3.3.1 Schaltungsdesign

Zum Design des Filters wird zunächst ein Butterworth-Tiefpass-Filter konstruiert. Die frequenznormierte Übertragungsfunktion eines Butterworth-Tiefpass-Filters dritter Ordnung lautet

$$H_{\mathrm{LP}}(s) = \frac{1}{s^3 + 2s^2 + 2s + 1}. \tag{4.1}$$

Durch eine Tiefpass-Bandpass-Transformation [211] mittels

$$s' = \frac{1}{B}\left(s + \frac{1}{s}\right) \tag{4.2}$$

ergibt sich die normalisierte Übertragungsfunktion des Butterworth-Bandpass-Filters dritter Ordnung mit der normierten Bandbreite B als

$$H_{\mathrm{BP}}(s) = \frac{B^3 s^3}{s^6 + 2Bs^5 + (2B^2+3)s^4 + (B^3+4B)s^3 + (2B^2+3)s^2 + 2Bs + 1} \tag{4.3}$$

$$= \frac{b_3 s^3}{s^6 + a_5 s^5 + a_4 s^4 + a_3 s^3 + a_2 s^2 + a_1 s + a_0}. \tag{4.4}$$

Durch eine Denormalisierung der Übertragungsfunktion mit der Mittenfrequenz von $f_0 = 25$ kHz und einer Bandbreite von $B = 10$ kHz lassen sich die Filterkoeffizienten wie in Tabelle 4.1 berechnen. Die Grenzfrequenzen, also die Frequenzen, an denen das Filter eine Dämpfung von 3 dB erreicht, ergeben sich als $f_1 \approx 20{,}495$ kHz und $f_2 \approx 30{,}495$ kHz.

Tabelle 4.1: Filterkoeffizienten des Butterworth-Bandpass-Filters dritter Ordnung.

Koeffizient	Wert		
b_3	0,064	$\cdot (2\pi \cdot 25 \text{ kHz})^3$	$\approx 2{,}4805 \cdot 10^{14} \text{ Hz}^3$
a_5	0,800	$\cdot (2\pi \cdot 25 \text{ kHz})^1$	$\approx 1{,}2566 \cdot 10^{5} \text{ Hz}$
a_4	3,32	$\cdot (2\pi \cdot 25 \text{ kHz})^2$	$\approx 8{,}1918 \cdot 10^{10} \text{ Hz}^2$
a_3	1,664	$\cdot (2\pi \cdot 25 \text{ kHz})^3$	$\approx 6{,}4493 \cdot 10^{15} \text{ Hz}^3$
a_2	3,320	$\cdot (2\pi \cdot 25 \text{ kHz})^4$	$\approx 2{,}0212 \cdot 10^{21} \text{ Hz}^4$
a_1	0,800	$\cdot (2\pi \cdot 25 \text{ kHz})^5$	$\approx 7{,}6505 \cdot 10^{25} \text{ Hz}^5$
a_0	1,000	$\cdot (2\pi \cdot 25 \text{ kHz})^6$	$\approx 1{,}5022 \cdot 10^{31} \text{ Hz}^6$

4.3.3.2 Implementierung

Zur Implementierung wird ein passives Filter gewählt, da dieses Filter im Leistungsbereich des AC-Pfades eingesetzt wird. Ein Einsatz eines aktiven Filters ist hier nicht möglich, da aktive Komponenten, wie der AC-Verstärker, einen gewissen Klirrfaktor haben und so selber Harmonische produzieren können. Bei einem passiven Filter ist es durch den Einsatz von Spulen und Kondensatoren möglich, nur lineare Komponenten zu verwenden und so die Entstehung von Harmonischen zu vermeiden.

Bei der Wahl der Filterstruktur ist bei einem passiven Filter dritter Ordnung entweder eine Π-Struktur oder eine T-Struktur möglich, wie sie in Abbildung 4.3 dargestellt sind. Die Π-Struktur hat den Nachteil, dass das erste Glied ein Parallelschwingkreis ist, der an Masse angeschlossen ist. Dieser Schwingkreis agiert als Bandstopp, lässt also alle Frequenzen außer der Mittenfrequenz durch. Dadurch wäre es möglich, dass durch den niedrigen Widerstand dieses Gliedes der AC-Verstärker kurzgeschlossen wird und so hohe Ströme fließen. Bei der T-Struktur ist dies nicht der Fall, da das erste Glied ein Serienschwingkreis ist, der nur die Mittenfrequenz passieren lässt. Für Frequenzen ungleich der Mittenfrequenz ist die T-Struktur also hochohmig, wodurch keine hohen Ströme fließen können. Aus diesem Grund wird die T-Struktur gewählt. Das Ersatzschaltbild (ESB) des passiven Bandpass-Filters dritter Ordnung ist in Abbildung 4.4 gegeben.

Entscheidend für die Dimensionierung der einzelnen Elemente ist die Quell- und Lastimpedanz des Filters. Wie in Abschnitt 4.3.2 erläutert wurde, wird das System auf eine Impedanz des Verstärkers von 8 Ω ausgelegt. Zur Berechnung der Komponenten werden zunächst die Komponenten des Tiefpass-Filters berechnet, das heißt, die Kapazitäten C_1 und C_3 sowie die Induktivität L_2 werden weggelassen. Da die Quellimpedanz und die Lastimpedanz mit $R_\mathrm{Q} = R_\mathrm{L} = 8\ \Omega$ gleich sind, ergeben sich nach

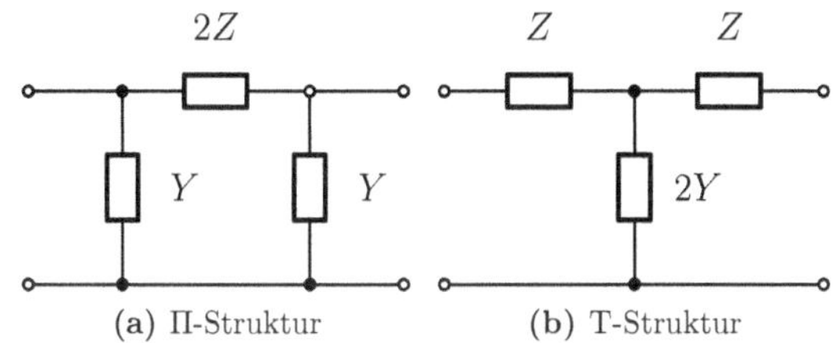

(a) Π-Struktur   (b) T-Struktur

Abbildung 4.3: Mögliche Filterstrukturen eines passiven Filters dritter Ordnung.

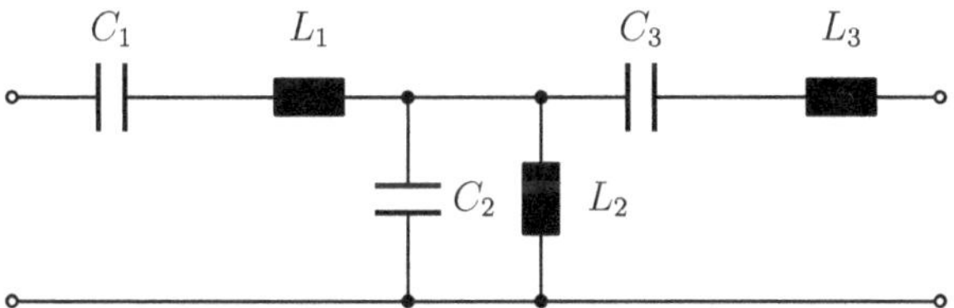

Abbildung 4.4: Ersatzschaltbild des passiven Bandpass-Filters dritter Ordnung.

Abbildung 4.3, unter Berücksichtigung einer Bandbreite von $B = 10$ kHz, die Werte für die Induktivitäten L_1 und L_3 sowie der Kapazität C_2 als

$$L_1 = L_3 \;=\; \frac{R_\mathrm{L}}{2\pi B} \approx 127{,}3\ \mu\mathrm{H} \tag{4.5}$$

$$C_2 \;=\; \frac{2}{2\pi B R_\mathrm{L}} \approx 3{,}979\ \mu\mathrm{F}. \tag{4.6}$$

Die Komponenten C_1, C_3 und L_2 können über drei Schwingkreise mit jeweils einer Mittenfrequenz von $f_0 = 25$ kHz als

$$C_1 = C_3 \;=\; \frac{1}{L_1 \left(2\pi f_0\right)^2} \approx 318{,}3\ \mathrm{nF} \tag{4.7}$$

$$L_2 \;=\; \frac{1}{C_2 \left(2\pi f_0\right)^2} \approx 10{,}19\ \mu\mathrm{H} \tag{4.8}$$

berechnet werden.

Zur Realisierung der drei Induktivitäten werden Ringkernspulen gewählt. Ringkernspulen, auch Toroidspulen genannt, sind Spulen, bei denen der Leiter um einen Torus, den Ringkern, gewickelt wird. Sie sind besonders geeignet, wenn Spulen mit einer hohen Induktivität benötigt werden, die aber außerhalb der Spule nur ein sehr geringes Magnetfeld erzeugen. Ringkernspulen erzeugen fast ausschließlich nur ein Feld innerhalb des Torus, auf den sie gewickelt sind. Die Tori der drei Spulen, die für das

Tabelle 4.2: Daten der verwendeten Spulen des Bandpass-Filters.

Spule	N	r_a	r_i	h	L
L_1	63	41 mm	27 mm	43 mm	130,0 μH
L_2	16	41 mm	27 mm	43 mm	10,05 μH
L_3	63	41 mm	27 mm	43 mm	130,6 μH

BPF benötigt werden, haben alle die gleichen Abmaße mit einem Außenradius von $r_\mathrm{a} = 38{,}6$ mm, einem Innenradius von $r_\mathrm{i} = 24{,}5$ mm und einer Höhe von $h = 38{,}1$ mm. Bei der Wahl des Kernmaterials der Tori ist es zum einen wichtig, dass die Linearität der Spule sichergestellt ist, und zum anderen, dass nicht zu viele Windungen auf der Spule nötig sind. So wurde ein Eisenpulverkern mit einer Permeabilität von $\mu_r = 10$ gewählt, der beiden Ansprüchen gerecht wird.

Die Induktivität einer Ringkernspule mit N Wicklungen kann mittels

$$L = N^2 \cdot \frac{\mu_0 \mu_r h}{2\pi} \cdot \ln \frac{r_\mathrm{a}}{r_\mathrm{i}} \tag{4.9}$$

berechnet werden. Dabei wird davon ausgegangen, dass die Wicklungen gleichmäßig über die Spule verteilt sind. Auflösen von Gleichung (4.9) nach der Anzahl N der Wicklungen liefert

$$N = \sqrt{L \cdot \frac{2\pi}{\mu_0 \mu_r h \ln \frac{r_\mathrm{a}}{r_\mathrm{i}}}}. \tag{4.10}$$

Für die Induktivitäten L_1 und L_3 sind somit jeweils $N_{1,3} \approx 61$ Windungen nötig und für die Induktivität L_2 sind $N_2 \approx 17$ Windungen nötig. Aufgrund von Toleranzen und Ungenauigkeiten in der Fertigung mussten die jeweiligen Windungsanzahlen leicht variiert werden, um die gewünschte Induktivität zu erreichen. Die gefertigten Spulen wurden mit einem Impedanzanalysator (HP4194A, Hewlett Packard Inc. [72]) vermessen. Die gemessenen Induktivitäten und die Abmessungen der Spulen sind in Tabelle 4.2 zusammengefasst.

Bei den Kondensatoren muss, neben der gewünschten Kapazität, zusätzlich die maximale Spannung beachtet werden. Eine zu hohe Spannung könnte ansonsten die Kondensatoren durch einen Spannungsüberschlag beschädigen. Nach Gleichung (4.39) beträgt die maximale AC-Leistung, die der Spulenaufbau verbraucht, $P_\mathrm{max}^\mathrm{AC} = 40$ W. Da das Filter an eine Lastimpedanz von $R_\mathrm{L} = 8\ \Omega$ angepasst ist, ergibt sich die maximale Amplitude der Ausgangsspannung über den Lastwiderstand als

$$\hat{u}_{R_\mathrm{L},\mathrm{max}} = \sqrt{2 \cdot P_\mathrm{max}^\mathrm{AC} \cdot R_\mathrm{L}} \approx 25{,}3\ \mathrm{V} \tag{4.11}$$

und die maximale Amplitude des Ausgangsstrom als

$$\hat{i}_{R_\mathrm{L},\mathrm{max}} = \sqrt{2 \frac{P_\mathrm{max}^\mathrm{AC}}{R_\mathrm{L}}} \approx 3{,}16\ \mathrm{A}. \tag{4.12}$$

Tabelle 4.3: Daten der verwendeten Kapazitäten des Bandpass-Filters.

Kapazität	C	$\hat{u}_{\mathrm{max}}$
C_1	311,8 nF	63,2 V
C_2	3,993 μF	25,3 V
C_3	310,3 nF	63,2 V

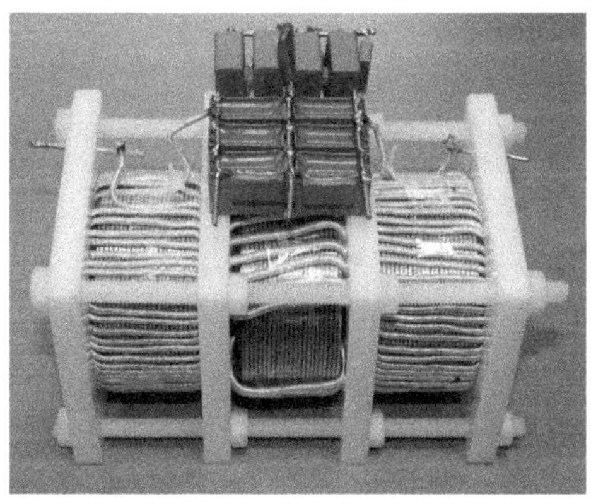

Abbildung 4.5: Realisiertes Bandpass-Filter. Die Spulen L_1 und L_3 befinden sich links bzw. rechts und die Spule L_2 in der Mitte.

Durch die Kapazitäten C_1 und C_3 fließt der gleiche Strom wie durch den Lastwiderstand R_L. Mit dem Betrag des komplexen Widerstandes lässt sich somit die Spannung über die beiden Kapazitäten durch

$$\hat{u}_{C_1,\mathrm{max}} = \hat{u}_{C_3,\mathrm{max}} = |Z_{C_1,25\ \mathrm{kHz}}| \cdot \hat{i}_{R_\mathrm{L},\mathrm{max}} \approx 63,2\ \mathrm{V} \tag{4.13}$$

berechnen. Über der Kapazität C_2 liegt die gleiche Spannung an wie über dem Lastwiderstand R_L. Es ergibt sich also direkt

$$\hat{u}_{C_2,\mathrm{max}} = \hat{u}_{R_\mathrm{L},\mathrm{max}} \approx 25,3\ \mathrm{V}. \tag{4.14}$$

Die Daten der verwendeten Kapazitäten sind in Tabelle 4.3 zusammengefasst.

Zur Befestigung der Spulen und Kondensatoren wurde eine Halterung konstruiert, die in Abbildung 4.5 zu sehen ist. Die Spulen L_1 und L_3 sind links bzw. rechts und die Spule L_2 ist in der Mitte befestigt. Aufgrund seines Designs und der Bauweise des Filters ist dieser symmetrisch, sodass Eingang und Ausgang vertauscht werden können, ohne dass sich dies auf die Funktion des Filters auswirkt.

Die simulierte und die gemessene Übertragungsfunktion des realisierten Bandstopp-Filters sind in Abbildung 4.6 dargestellt. Die Übertragungsfunktion sowie alle wei-

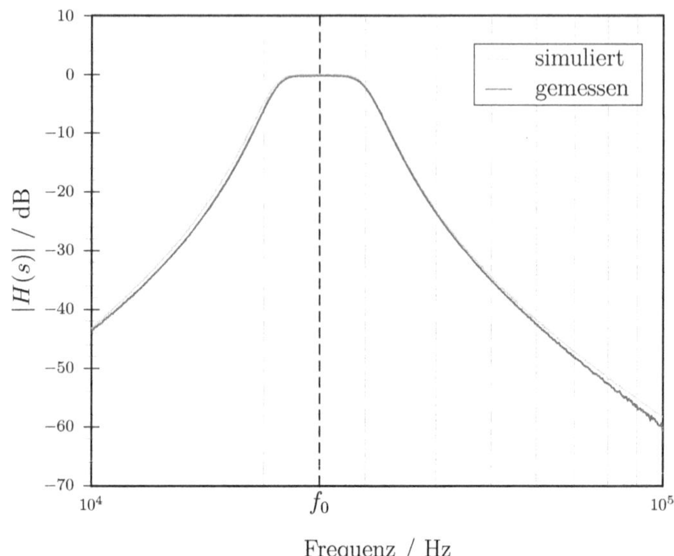

Abbildung 4.6: Simulierte und gemessene Übertragungsfunktion des Bandpass-Filters mit einer Mittenfrequenz von $f_0 = 25$ kHz und einer Bandbreite von $B = 10$ kHz.

teren in dieser Arbeit folgenden werden mit einem Netzwerkanalysator (ZVL3, Rhode & Schwarz GmbH [77]) gemessen. Aus der Übertragungsfunktion kann abgelesen werden, dass die zweite Harmonische um mehr als 35 dB und die dritte Harmonische um mehr als 50 dB gedämpft wird.

4.3.4 AC-Regelkreis

Zur Regelung der Amplitude des durch die Sendespule erzeugten Magnetfeldes wird ein Regelkreis eingesetzt [115]. Das erzeugte Magnetfeld ist proportional zum Strom i_{TX}, der durch die Sendespule fließt. Die direkte Messung des Stroms i_{TX} ist allerdings aufwendig. Daher wird die Spannung u_{TX}, die über der Spule anliegt, gemessen und mittels des komplexen Widerstandes der Sendespule $Z_{L_{\mathrm{TX}}}$ durch

$$\hat{u}_{\mathrm{TX}} = \hat{i}_{L_{\mathrm{TX}}} \cdot |Z_{L_{\mathrm{TX}}}| \tag{4.15}$$

eine Verbindung zwischen den Amplituden der Spannung und des Stroms hergestellt. Da die Frequenz des Sendesignals auf 25 kHz festgelegt ist, reicht es in der weiteren Betrachtung des Regelkreises aus, den Betrag des komplexen Spulenwider-

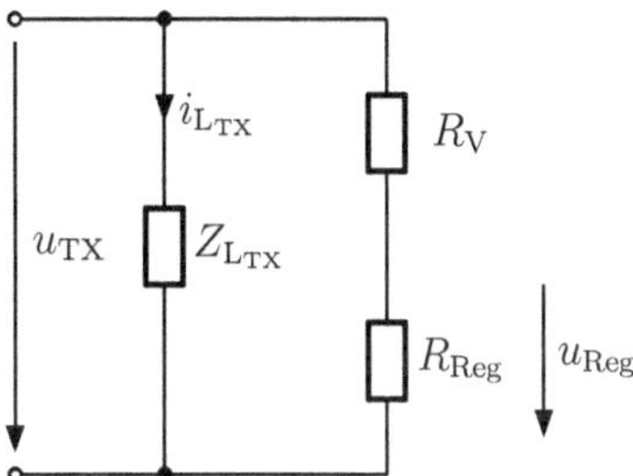

Abbildung 4.7: Ersatzschaltbild des Regelkreises zur Messung des Spulenstroms.

stands bei 25 kHz zu betrachten. Dieser beträgt, wie in Abschnitt 4.3.7 gezeigt wird, $|Z_{L\mathrm{TX}}| = 16{,}39\ \Omega$.

Die Spannung soll mittels eines Analog-Digital-Wandlers (ADC) des DASs gemessen werden. Als ADC wird ein AD6645 von Analog Devices Inc. eingesetzt [65]. Er hat eine Auflösung von 14 Bit und wird wie der DAC zur Signalgenerierung mit einer Abtastfrequenz von 20 MHz betrieben. Die softwareseitige Implementierung des Regelkreises ist in Abschnitt 5.1.4.3 beschrieben.

Der Eingangswiderstand bzw. Messwiderstand des ADCs beträgt $R_{\mathrm{Reg}} = 50\ \Omega$ und liegt damit in derselben Größenordnung wie der Spulenwiderstand $|Z_{L_{TX}}|$. Bei einem direkten Anschluss des ADCs an die Sendespule würde eine hohe Spannung über dem Messwiderstand R_{Reg} anliegen bzw. ein großer Strom durch diesen fließen. Dies würde den ADC beschädigen. Um dies zu vermeiden, wird ein Spannungsteiler eingesetzt. Ein Vorwiderstand R_{V} wird so dimensioniert, dass die Spannung, die über dem Messwiderstand anliegt, den maximal zulässigen Wert des ADCs nicht überschreitet. Das Ersatzschaltbild zur Messung des Spulenstroms ist in Abbildung 4.7 dargestellt.

Die Spezifikation des ADCs gibt eine maximale Amplitude der Eingangsspannung von

$$\hat{u}_{\mathrm{Reg,max}} = 1{,}1\ \mathrm{V} \tag{4.16}$$

vor.

Wie in Abschnitt 4.3.7 beschrieben wird, ist der maximale Strom, der durch die Sendespule fließt,

$$\hat{i}_{L\mathrm{TX,max}} \approx 22{,}3\ \mathrm{A} \tag{4.17}$$

und damit die maximale Spannung über der Sendespule

$$\hat{u}_{\mathrm{TX,max}} = \hat{i}_{L\mathrm{TX,max}} \cdot |Z_{L\mathrm{TX}}| \approx 365{,}5\ \mathrm{V}. \tag{4.18}$$

Der Vorwiderstand R_{V} lässt sich über die Spannungsteilerregel als

$$R_{\mathrm{V}} = R_{\mathrm{Reg}} \cdot \left(\frac{\hat{i}_{L\mathrm{TX,max}} \cdot |Z_{L\mathrm{TX}}|}{\hat{u}_{\mathrm{Reg,max}}} - 1 \right) \approx 16{,}6\ \mathrm{k}\Omega \tag{4.19}$$

bestimmen. Der Strom $\hat{i}_{L_{\mathrm{TX}}}$ der Sendespule kann später aus der gemessenen Referenzspannung $\hat{u}_{\mathrm{Reg}}$ über

$$\hat{i}_{L_{\mathrm{TX}}} = \frac{\hat{u}_{\mathrm{Reg}}}{|Z_{L_{\mathrm{TX}}}|} \cdot \left(\frac{R_{\mathrm{V}}}{R_{\mathrm{Reg}}} + 1 \right) \approx 20{,}317 \, \frac{\mathrm{A}}{\mathrm{V}} \cdot \hat{u}_{\mathrm{Reg}} \tag{4.20}$$

berechnet werden.

Da $R_{\mathrm{V}} + R_{\mathrm{Reg}} \gg |Z_{L_{\mathrm{TX}}}|$ ist, wird der Regelkreis in den nachfolgenden Ersatzschaltbildern vernachlässigt.

4.3.5 DC-Signalgenerierung

Zur Generierung des statischen Offsetfeldes wird ein DC-Strom benötigt. Hierfür wird ein Labornetzgerät SM7.5-80 von Delta Elektronika BV [68] eingesetzt. Dieses Labornetzgerät kann Spannungen bis 7,5 V und Ströme bis 80 A erzeugen. Die Ansteuerung erfolgt über eine serielle Verbindung (siehe Abschnitt 5.1.2.2). Es kann sowohl die maximale Ausgangsspannung als auch der maximale Strom gewählt werden, sodass das Labornetzgerät sowohl als Spannungsquelle als auch als Stromquelle genutzt werden kann. In dieser Arbeit wird es als Stromquelle verwendet, was den Vorteil hat, dass der gewünschte Spulenstrom von der Quelle automatisch geregelt wird und so für den DC-Strom kein Regelkreis nötig ist.

Durch den maximalen Ausgangsstrom und die maximale Ausgangsspannung ergibt sich eine optimale Lastimpedanz des Labornetzgeräts von etwa 94 mΩ. Als Last wird das Bandstopp-Filter aus Abschnitt 4.3.6 in Serie mit der Sendespule aus Abschnitt 4.3.7 angeschlossen. Die Lastimpedanz beträgt somit laut Tabelle 4.5

$$R_{\mathrm{L,DC}} = 81 \, \mathrm{m}\Omega + 79 \, \mathrm{m}\Omega = 160 \, \mathrm{m}\Omega. \tag{4.21}$$

Dies ist etwa das 1,7-fache der optimalen Lastimpedanz, die Quelle kann somit nicht ihre volle Leistung abgeben. Dies ist allerdings auch nicht nötig, da nach Gleichung (4.35) der maximal benötigte DC-Strom $\hat{i}_{\mathrm{max}} \approx 22{,}3$ A beträgt. Die benötigte Spannung ergibt sich mit der Lastimpedanz $R_{\mathrm{L,DC}}$ zu $\hat{u}_{\mathrm{max}} \approx 3{,}6$ V. Beide Werte liegen somit im Leistungsspektrum des Labornetzgerätes. Wenn das Labornetzgerät am Rande seiner Leistungsfähigkeit betrieben wird, erreicht es bei einem Ausgangsstrom von 46,9 A die Spannungsbegrenzung von 7,5 V. Dies würde nach Gleichung (4.34) ein Magnetfeld von etwa 84 mT/μ_0 erzeugen. Es kann also mehr als das Doppelte der gewünschten Feldstärke erzeugt werden. Zu beachten ist allerdings, dass die Spulen für diese Ströme bzw. Leistungen nicht ausgelegt sind und sich stark erwärmen könnten. Das Labornetzgerät würde in diesem Fall eine Leistung von mehr als 350 W abgeben.

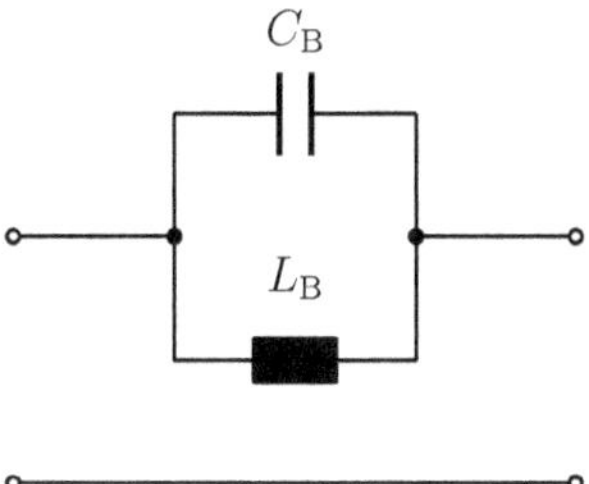

Abbildung 4.8: Ersatzschaltbild des Bandstopp-Filters zum Schutz der DC-Quelle.

4.3.6 DC-Schutzfilter

Die verwendete DC-Quelle hat eine Ausgangsimpedanz von unter 30 mΩ. Ein direkter Anschluss an die Sendespule würde zu einem Kurzschluss im AC-Pfad führen. Um dies zu vermeiden und die DC-Quelle vor zu großen AC-Strömen zu schützen, wird ein Bandstopp-Filter (BSF) zwischen der DC-Quelle und der Sendespule platziert. Dieses Filter soll die Sendefrequenz von 25 kHz blocken, während der DC-Strom es ungehindert passieren kann.

Da hier keine Harmonischen unterdrückt werden müssen, sondern nur das 25-kHz-Signal geblockt werden muss, ist die Anforderung an die Flankensteilheit bei diesem Filter nicht so hoch wie beim Bandpass-Filter des AC-Pfades. Ein Filter erster Ordnung ist daher als Bandstopp-Filter ausreichend. Das Ersatzschaltbild ist in Abbildung 4.8 dargestellt. Es besteht aus einer Kapazität C_B und einer Induktivität L_B, die einen Parallelschwingkreis bilden. Die Übertragungsfunktion ergibt sich zu

$$H_\mathrm{BS}(s) = \frac{s^2 + 1}{s^2 + Bs + 1} \tag{4.22}$$

$$= \frac{s^2 + b_0}{s^2 + a_1 s + a_0}. \tag{4.23}$$

Zur Realisierung wird eine zur Sendespule identische Konfiguration verwendet. Hierfür werden die Spulen zwei und vier aus dem Abschnitt 4.3.7 genutzt. Der identische Aufbau hat den Vorteil, dass das Bandstopp-Filter später wiederverwendet werden kann, um eine Kompensationseinheit im Empfangspfad zu bilden. Dies wird in Abschnitt 4.4.2 näher erläutert.

Nach Tabelle 4.5 beträgt die Induktivität der verwendeten Spule $L_\mathrm{B} = 104{,}2~\mu$H. Für die Kapazität ergibt sich somit ein Wert von

$$C_\mathrm{B} = \frac{1}{L_\mathrm{B}\,(2\pi f_0)^2} \approx 388{,}6~\mathrm{nF}. \tag{4.24}$$

Tabelle 4.4: Filterkoeffizienten des verwendeten Bandstopp-Filters erster Ordnung.

Koeffizient	Wert		
b_0	$1{,}000$	$\cdot (2\pi \cdot 25 \text{ kHz})^2$	$\approx 2{,}4674 \cdot 10^{10} \text{ Hz}^2$
a_1	$2{,}046$	$\cdot (2\pi \cdot 25 \text{ kHz})^1$	$\approx 3{,}2145 \cdot 10^5 \text{ Hz}$
a_0	$1{,}000$	$\cdot (2\pi \cdot 25 \text{ kHz})^2$	$\approx 2{,}4674 \cdot 10^{10} \text{ Hz}^2$

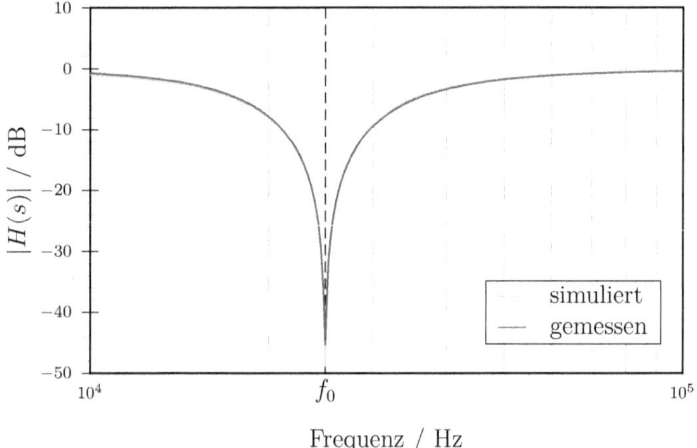

Abbildung 4.9: Simulierte und gemessene Übertragungsfunktion des Bandstopp-Filters. Die Dämpfung bei der Mittenfrequenz von $f_0 = 25$ kHz beträgt etwa -45 dB.

Die Spannung, die über der Kapazität anliegt, ist dieselbe, wie sie über der Spule L_B bzw. L_TX anliegt. Nach Gleichung (4.18) beträgt sie $\hat{u}_{C_\text{B},\text{max}} = \hat{u}_\text{TX,max} = 365{,}5$ V. Bei der Wahl der Kondensatoren muss dies, wie zuvor beim Bandpass-Filter, beachtet werden.

Mit der Induktivität der Spule und der Kapazität des Kondensators können die Koeffizienten der Übertragungsfunktion bestimmt werden. Sie sind in Tabelle 4.4 angegeben. Die simulierte und die gemessene Übertragungsfunktion des Bandstopp-Filters sind in Abbildung 4.9 gezeigt. Die Dämpfung bei $f_0 = 25$ kHz lässt sich als $|H(f_0)| = -45$ dB bestimmen. Der Widerstand des Bandstopp-Filters wurde bei 25 kHz als $|Z_\text{B}| \approx 2900\ \Omega$ gemessen. Im Vergleich zu dem Widerstand der Sendespule kann das Bandstopp-Filter somit als hochohmig betrachtet werden. Der maximale Strom, der durch das Bandstopp-Filter bzw. durch die DC-Quelle fließt, wird auf unter 125 mA gedämpft. Dieser Strom stellt keine Gefahr für die DC-Quelle dar.

4.3.7 Sendespule

4.3.7.1 Spulendesign und erzeugtes Magnetfeld

Zur Generierung des oszillierenden Anregungsfeldes und des statischen Offsetfeldes wird eine kombinierte Sendespule verwendet. Eine Aufteilung in zwei dedizierte Spulen wäre ebenfalls möglich. Dies würde jedoch die geometrische Anordnung der Spulen erschweren, da eine Aufteilung einen höheren Platzbedarf bedeuten würde. Aus schaltungstechnischer Sicht hätte eine Aufteilung keinen wesentlichen Vorteil, da alle anderen Komponenten des AC- und DC-Pfades ebenfalls nötig wären.

Die Sendespule besteht wiederum aus zwei einzelnen Spulen in einer Helmholtz-Anordnung. Diese wurde bereits in Abschnitt 2.3 beschrieben und in Abbildung 2.14 dargestellt. Sie wurde gewählt, da sie ein sehr homogenes Feld in der Mitte der beiden Spulen erzeugt. Die gleiche Homogenität kann auch mit einer Zylinderspule erreicht werden. Ein Leistungsvergleich zeigt allerdings, dass bei gleicher Homogenität eine Helmholtz-Anordnung weniger Leistung verbraucht als eine Zylinderspule. Die Helmholtz-Anordnung ist somit effizienter als eine Zylinderspule.

Um eine hohe Formstabilität und geringe Fertigungstoleranzen der Spulen zu erreichen, werden diese in einem speziellen Verfahren aus Hochfrequenz-Litze (HF-Litze) hergestellt und mittels einer Hydraulikpresse verdichtet. HF-Litze besteht aus vielen einzelnen Kupferlackdrähten, die zu einem Bündel zusammengefasst sind. Ein Vorteil von HF-Litze ist, dass durch die Aufteilung in Einzeldrähte die Wirbelstromverluste verringert werden [142]. Dies ist bei der verwendeten Sendefrequenz von 25 kHz allerdings noch nicht entscheidend. Ein anderer, entscheidender Vorteil ist die hohe Flexibilität eines Litzenbündels im Vergleich zu einem massiven Leiter mit äquivalentem Leiterquerschnitt. Durch die hohe Flexibilität lässt sich die Litze gut verarbeiten und leicht zu einer Spule formen. Um einen möglichst hohen Füllfaktor, das heißt viel Kupfer pro Fläche, zu erreichen, wird die gewickelte Spule gepresst. Ein höherer Füllfaktor reduziert die benötigten Ströme und damit auch die verbrauchte Leistung. Beim Pressen wird die Spule mit Zweikomponentenkleber fixiert, wodurch sie eine hohe Formstabilität erhält. Die für die Sendespule verwendete HF-Litze hat 1000 Einzeldrähte, die jeweils einen Durchmesser von 50 μm haben. Da der Prozess des Pressens sehr aufwendig ist und die dafür benötigten Werkzeuge speziell gefertigt werden müssen, wurde für die Geometrie der Spule auf ein parallel zu dieser Arbeit entwickeltes Spulendesign für einen einseitigen MPI-Scanner zurückgegriffen[2].

In diesem Design werden Flachspulen verwendet, die nicht längs zur Achse wie eine Zylinderspule, sondern spiralförmig in der Ebene zu einer Scheibe gewickelt sind.

---

[2]An dieser Stelle sei auf die Doktorarbeit von Timo Sattel verwiesen, die sich mit der Entwicklung eines einseitigen MPI-Scanners beschäftigt und parallel zu dieser Arbeit am Institut für Medizintechnik der Universität zu Lübeck angefertigt wird.

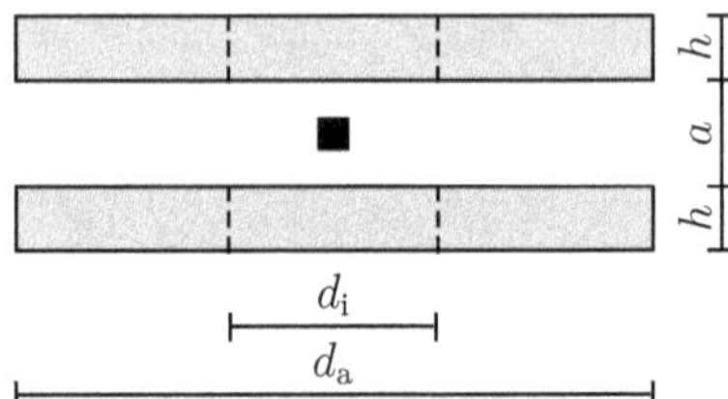

Abbildung 4.10: Schematisches Schnittbild des Sendespulenaufbaus. Die beiden Sendespulen bestehen aus zwei Flachspulen in Helmholtz-Anordnung. Der
Messbereich (schwarz) liegt in der Mitte der beiden Spulen.

Flachspulen können geometrisch mit dem Innenradius r_i bzw. Innendurchmesser d_i,
dem Außenradius r_a bzw. Außendurchmesser d_a und der Höhe h beschrieben werden.
Die in dieser Arbeit verwendeten Spulen haben die Maße $d_i = 19$ mm, $d_a = 58$ mm
und $h = 6$ mm. Innerhalb dieses Volumens befinden sich $N = 34$ Wicklungen, die
zusammen eine Litzenlänge von $l = 4{,}1$ m haben.

Für die Helmholtz-Anordnung werden zwei dieser Flachspulen in einem Abstand a
angebracht und axial ausgerichtet. Eine schematische Skizze der Spulenanordnung ist
in Abbildung 4.10 gegeben. Das spätere Messvolumen (ROI) liegt zentrisch zwischen
den beiden Spulen und mittig auf den Spulenachse. Wie in Abschnitt 4.1 beschrieben,
hat es die Form eines Zylinders mit dem Durchmesser $d_{\mathrm{ROI}} = 3$ mm und der Höhe
$h_{\mathrm{ROI}} = 3$ mm. Daraus ergibt sich ein Volumen des Zylinders von $V = 21{,}2$ mm^3.

Zur Optimierung der Homogenität des Magnetfeldes im Messvolumen wird der Abstand a der beiden Spulen optimiert. Einen Zusammenhang zwischen der Stromdichte
$\boldsymbol{J}$ und der magnetischer Flussdichte $\boldsymbol{B}$ an einem beliebigen Ortspunkt $\boldsymbol{r}$ liefert das
Biot-Savart-Gesetz [151]

$$\boldsymbol{B}(\boldsymbol{r}) = \frac{\mu_0}{4\pi} \int_V \boldsymbol{J}(\boldsymbol{r}') \times \frac{\boldsymbol{r} - \boldsymbol{r}'}{|\boldsymbol{r} - \boldsymbol{r}'|^3} \, \mathrm{d}V. \tag{4.25}$$

Dieses Integral ist jedoch im Allgemeinen nicht analytisch lösbar, sodass eine numerische Berechnung nötig ist [204]. Daher wird zur Berechnung des Magnetfeldes
die Simulationssoftware *ScannerConf* verwendet, die am Institut für Medizintechnik
entwickelt wurde. Mit dieser Software lassen sich nahezu beliebige Spulengeometrien
erstellen und deren Magnetfelder numerisch berechnen.

Aufgrund der Rotationssymmetrie des Spulenaufbaus und des Messvolumens ist es
nur nötig, eine Schicht entlang der Spulenachse zu betrachten. Da das Messvolumen
im Zentrum des Spulenaufbaus liegt und dieser spiegelsymmetrisch ist, kann der zu
berechnende Bereich weiterhin auf einen Quadranten der Schicht beschränkt werden.
Im Nachfolgenden werden zur Beschreibung des Ortes Zylinderkoordinaten verwen-

det. Dabei sind r der Radius und φ der Winkel innerhalb einer Kreisscheibe und z die axiale Richtung.

Zur Quantifizierung der Homogenität des erzeugten Magnetfeldes, wird die relative Standardabweichung zwischen dem erzeugten Magnetfeld und einem idealen homogenen Feld berechnet. Hierfür wird zunächst der Mittelwert H_0 des erzeugten Magnetfeldes $\boldsymbol{H}$ unter Ausnutzung der oben beschriebenen Symmetrien durch

$$H_0 = \frac{1}{V} \int_0^{2\pi} \int_{-h_{\mathrm{ROI}}/2}^{h_{\mathrm{ROI}}/2} \int_0^{d_{\mathrm{ROI}}/2} r\,|\boldsymbol{H}(r,\varphi,z)|\,\mathrm{d}r\,\mathrm{d}z\,\mathrm{d}\varphi \tag{4.26}$$

$$= \frac{4\pi}{V} \int_0^{h_{\mathrm{ROI}}/2} \int_0^{d_{\mathrm{ROI}}/2} r\,|\boldsymbol{H}(r,z)|\,\mathrm{d}r\,\mathrm{d}z \tag{4.27}$$

mit $\boldsymbol{H}(r,z) = \boldsymbol{H}(r,0,z)$ berechnet. Mit dem relativen Fehler

$$f(r,z) = \frac{|\boldsymbol{H}(r,z)| - H_0}{H_0} \tag{4.28}$$

ergibt sich die relative Abweichung δ_{rel} durch

$$\delta_{\mathrm{rel}} = \frac{4\pi}{V} \int_0^{h_{\mathrm{ROI}}/2} \int_0^{d_{\mathrm{ROI}}/2} r \cdot f(r,z)\,\mathrm{d}r\,\mathrm{d}z. \tag{4.29}$$

Die relativen Abweichungen δ_{rel} für verschiedene Spulenabstände a sind in Abbildung 4.11 aufgetragen. Das Minimum ergibt sich bei einem Spulenabstand von

$$a_{\mathrm{min}} = 8{,}9 \text{ mm} \tag{4.30}$$

als

$$\delta_{\mathrm{rel,min}} = 3{,}68 \cdot 10^{-5}. \tag{4.31}$$

In Abbildung 4.12 ist der relative Fehler des erzeugten Magnetfeldes für den berechneten optimalen Spulenabstand dargestellt. Es lässt sich erkennen, dass die größten positiven Abweichungen in den Ecken des Messvolumens und die größten negativen Abweichungen an den Kanten auftreten. Die maximalen relativen Fehler ergeben sich zu

$$f_{\mathrm{max+}} = 1{,}1003 \cdot 10^{-4} \tag{4.32}$$

und

$$f_{\mathrm{max-}} = -1{,}8070 \cdot 10^{-4}. \tag{4.33}$$

Alle Werte liegen somit betragsmäßig unterhalb von 0,02 %, sodass im Weiteren das erzeugte Magnetfeld innerhalb des Messvolumens als homogen angenommen wird und bei Berechnungen das mittlere erzeugte Magnetfeld H_0 genutzt werden kann.

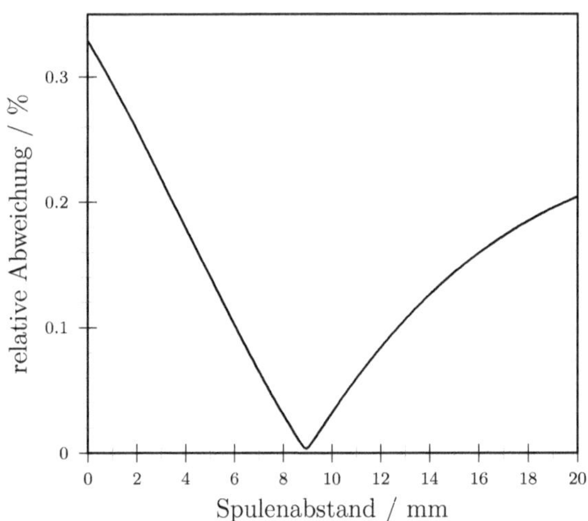

Abbildung 4.11: Relative Abweichung δ_{rel} des erzeugten Magnetfeldes $\boldsymbol{H}$ innerhalb des Messbereichs für verschiedene Spulenabstände a.

Um eine Relation zwischen dem Strom, der durch die Sendespule fließt, und dem mittleren erzeugten Magnetfeld herzustellen, wird ein Faktor α definiert. Für diesen Faktor ergibt sich aus der Simulation

$$\alpha = \frac{\hat{i}}{H_0} \approx 0{,}5564 \; \frac{\mathrm{A}}{\mathrm{mT}/\mu_0}. \tag{4.34}$$

Mit diesem Faktor kann der Strom berechnet werden, der nötig ist, um ein bestimmtes Magnetfeld zu erzeugen. Für das zu erzeugende maximale Magnetfeld von $40 \; \mathrm{mT}/\mu_0$ ergibt sich ein Strom von

$$\hat{i}_{\mathrm{max}} = \hat{i}_{40 \; \mathrm{mT}/\mu_0} = \alpha \cdot 40 \; \mathrm{mT}/\mu_0 \approx 22{,}3 \; \mathrm{A}. \tag{4.35}$$

4.3.7.2 Implementierung und Spulenhalterung

Wie bereits erwähnt, werden die Flachspulen in einem speziellen Verfahren hergestellt. Dieses Verfahren wird hier allerdings nur kurz erläutert[3]. Die HF-Litze wird dazu in eine Spulenform gewickelt, wodurch sie eine definierte Geometrie erhält. Die einzelnen Lagen der Spule werden durch Kaptonfolie getrennt, um Spannungsüberschläge zu vermeiden. Um eine hohe Formstabilität nach dem Pressen zu erzielen,

---

[3]Für eine detaillierte Beschreibung sei wieder auf die Doktorarbeit von Timo Sattel verwiesen.

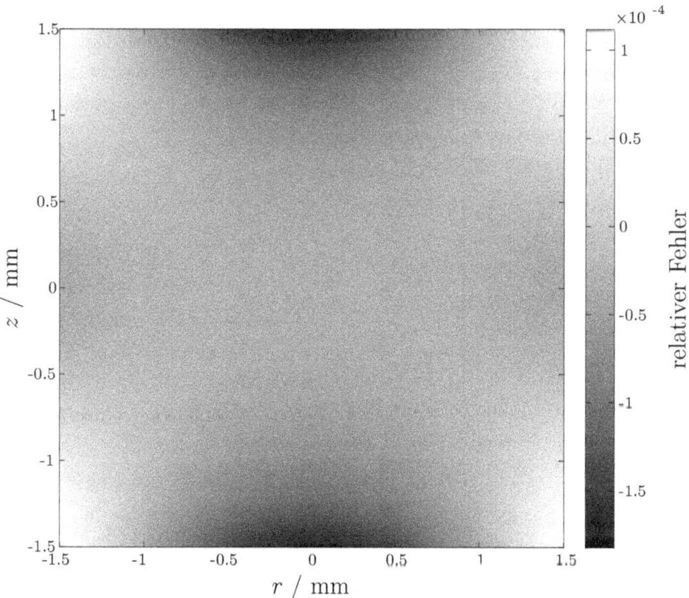

Abbildung 4.12: Relativer Fehler des erzeugten Magnetfeldes in Bezug auf ein ideales homogenes Magnetfeld beim optimalen Spulenabstand von $a = 8{,}9$ mm.

Tabelle 4.5: Daten der verwendeten Sendespulen.

Spule	L	R	$|Z|$@25 kHz	φ
1	38,4 μH	41 mΩ	6,031 Ω	89,6°
2	38,2 μH	40 mΩ	6,003 Ω	89,7°
3	38,4 μH	40 mΩ	6,038 Ω	89,6°
4	38,5 μH	39 mΩ	6,058 Ω	89,8°
1+3	104,3 μH	81 mΩ	16,39 Ω	89,9°
2+4	104,2 μH	79 mΩ	16,38 Ω	89,9°

wird die Litze dünn mit Zweikomponentenkleber eingerieben. Die Spule wird anschließend in der Spulenform mit einer Hydraulikpresse verdichtet. Zum Aushärten des Zweikomponentenklebers ist es nötig, diesen für ca. 10 Minuten auf 100 °C zu erhitzen. Damit die Spule ihre Form nicht verliert, wird die Spule direkt im gepressten Zustand in der Spulenform erhitzt.

Durch dieses Verfahren wurden insgesamt vier Flachspulen gefertigt. Jeweils zwei Spulen wurden zu einer Helmholtz-Spule zusammengefügt, sodass zwei identische Helmholtz-Spulen entstanden. Die eine Helmholtz-Spule wird als Sendespule verwendet und die andere für das Bandstopp-Filter im DC-Pfad (siehe Abschnitt 4.3.6) bzw. für die Kompensationseinheit im Empfangspfad (siehe Abschnitt 4.4.2). Die elektrischen Daten der vier einzelnen Spulen sowie der beiden Helmholtz-Spulen sind in Tabelle 4.5 aufgelistet. Die Induktivitäten und die Widerstände der verschiedenen Spulen variieren mit weniger als 0,4 % nur sehr gering. Dies zeigt eine hohe Genauigkeit des Herstellungsprozesses der Spulen.

Zur Montage der Spulen wurde eine Halterung konstruiert, die aus zwei weitgehend identischen Aufbauten besteht. Die Konstruktionszeichnung ist in Abbildung 4.13 gezeigt. Der eine Aufbau dient zur Befestigung der Sendespulen und der andere Aufbau zur Befestigung der Spulen des Bandstopp-Filters und wird später zusätzlich als Kompensationsaufbau genutzt (siehe Abschnitt 4.4.2).

Ein wichtiges Kriterium bei der Konstruktion der Halterung ist, dass die Spulen fest montiert sind, aber auch von viel Luft und wenig Material umgeben sind. Auf diese Weise soll sichergestellt werden, dass die entstehende Wärme gut an die Umgebungsluft abgegeben wird und es nicht zu einem Hitzestau kommt. Die Halterung der Sendespule wurde dabei so konstruiert, dass die zu messende Probe mittels eines Probenhalters von oben eingeführt werden kann. Das Einführen einer Probe in den zweiten Aufbau ist nicht nötig, da dieser nur als Bandstopp-Filter bzw. Kompensationsaufbau dient. Bis auf diesen Unterschied sind beide Halterungen identisch.

Als Material für die Halterung wurde der Kunststoff Polyoxymethylen (POM) gewählt. Dieser besitzt eine hohe Festigkeit und kann leicht maschinell bearbeitet werden. Entscheidend ist allerdings, dass er weder elektrisch leitend noch magnetisierbar

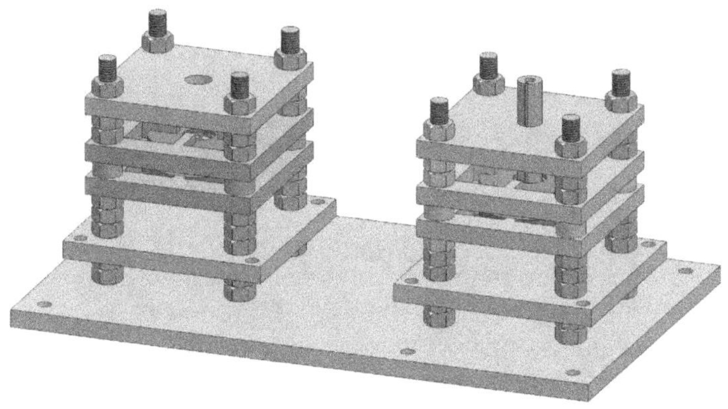

(a) 3D-Ansicht

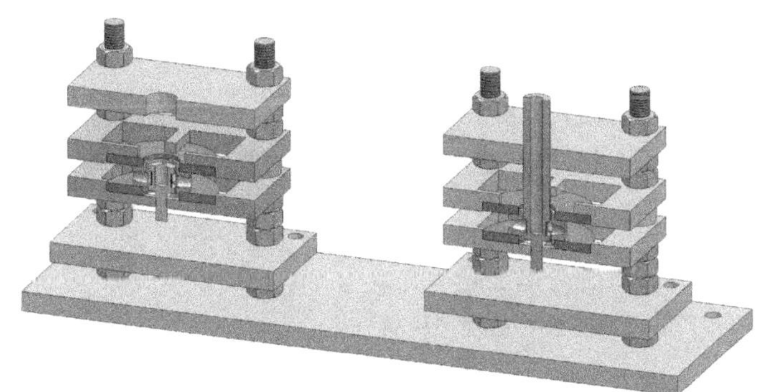

(b) Perspektivischer Schnitt

Abbildung 4.13: Konstruktionszeichnung der Spulenhalterung als 3D-Ansicht (a) und als perspektivischer Schnitt (b).

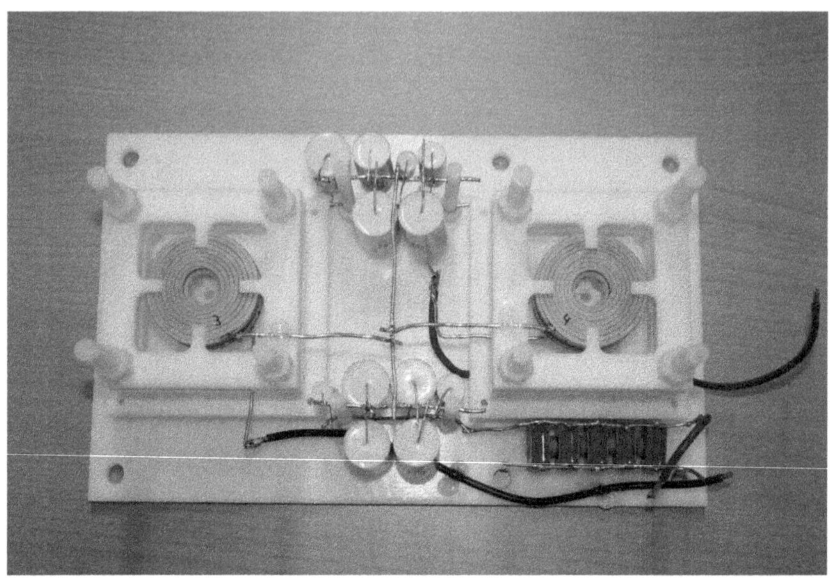

Abbildung 4.14: Spulenaufbau des Spektrometers. Die Spulen 1 und 3 des Sendeaufbaus
befinden sich links und die dazugehörigen Kondensatoren unten in der
Mitte. Der Kompensationsaufbau besteht aus den Spulen 2 und 4, die
sich rechts befinden. Die dazugehörigen Kondensatoren sind oben in
der Mitte angeordnet. Die blauen Kondensatoren (unten rechts) bilden
die Impedanzanpassung. Die roten Leitungen dienen zum Anschluss des
DC- bzw. AC-Signals und die schwarze Leitung zum Anschluss der Sig-
nalmasse.

ist, sodass die Spulenhalterung auf das erzeugte Magnetfeld keine Auswirkung hat
und daher bei der Magnetfeldberechnung nicht beachtet werden muss.

Die beiden Spulenaufbauten sind auf eine gemeinsame Bodenplatte montiert. Der Abstand der beiden Spulenaufbauten wurde so gewählt, dass die gegenseitige Kopplung
unter 80 dB liegt. Zwischen den Spulenaufbauten sind Halterungen für die Kondensatoren der jeweiligen Schwingkreise montiert. Die gesamte Spulenhalterung mit den
montierten Spulen und den Kondensatoren ist in Abbildung 4.14 gezeigt. Dort lassen
sich, neben den beiden Spulenaufbauten mit den jeweiligen Kondensatoren, auch die
Anschlüsse für den DC- und AC-Strom sowie die Kondensatoren für die erforderliche
Impedanzanpassung (siehe Abschnitt 4.3.8) erkennen.

Eine Verifikation der Homogenität des erzeugten Magnetfeldes ist aufgrund der geringen Größe des Messvolumens sehr schwierig. Hierfür wäre z. B. eine extrem kleine

und genaue Hallsonde nötig. Eine solche Sonde stand jedoch während dieser Arbeit nicht zur Verfügung, sodass eine Verifikation nicht durchgeführt werden konnte. Da die Spulen sehr geringe Fertigungstoleranzen aufweisen und die elektrischen Parameter, wie Gleichstromwiderstand und Induktivität, mit den simulierten Werten übereinstimmen, kann davon ausgegangen werden, dass auch die erzeugten Magnetfelder eine hohe Übereinstimmung mit der Simulation zeigen. Dies bestätigt auch die spätere Messung des mittleren Magnetfeldes H_0, welches in Abschnitt 6.2.1 während der Systemkalibrierung gemessen wird.

4.3.7.3 Leistung

Zur Dimensionierung der verschiedenen Systemkomponenten und zur Abschätzung, ob eventuell eine aktive Kühlung der Sendespulen nötig ist, wird die von den Sendespulen verbrauchte Leistung berechnet. Für die DC-Leistung gilt mit Gleichung (4.34)

$$P^{\mathrm{DC}} = I^2 \cdot R = \alpha^2 \cdot B^2 \cdot R, \tag{4.36}$$

wobei I der Gleichstrom, der durch die Sendespulen fließt, und R der Gleichstromwiderstand der Sendespulen sind. Für die AC-Leistung gilt analog

$$P^{\mathrm{AC}} = i_{\mathrm{eff}}^2 \cdot R = \frac{\hat{i}^2}{2} \cdot R = \frac{\alpha^2 \cdot B^2}{2} \cdot R. \tag{4.37}$$

Dabei ist $\hat{i}$ die Amplitude des AC-Stromes. Aus den Gleichungen (4.36) und (4.37) folgt, dass die DC-Leistung bei gleicher Amplitude des Stroms bzw. des erzeugten Magnetfeldes doppelt so groß ist wie die AC-Leistung.

Mit dem Gleichstromwiderstand R aus Tabelle 4.5 ergibt sich die maximale AC-Leistung pro Helmholtz-Spule als

$$P_{L_{\mathrm{B}},\mathrm{max}}^{\mathrm{AC}} \approx P_{L_{\mathrm{TX}},\mathrm{max}}^{\mathrm{AC}} = P_{L_{\mathrm{TX}},40\ \mathrm{mT}}^{\mathrm{AC}} \approx 20\ \mathrm{W} \tag{4.38}$$

und für den gesamten Spulenaufbau als

$$P_{\mathrm{max}}^{\mathrm{AC}} = P_{L_{\mathrm{TX}},\mathrm{max}}^{\mathrm{AC}} + P_{L_{\mathrm{B}},\mathrm{max}}^{\mathrm{AC}} \approx 40\ \mathrm{W}. \tag{4.39}$$

Da die Messzeit bei nur wenigen Sekunden liegt und zwischen zwei Messungen im Allgemeinen die Probe gewechselt wird, entsteht im Mittel nur wenig Wärme, die sich auf die vier Flachspulen aufteilt. Wird von einer Messzeit von fünf Sekunden und einer Probenwechselzeit von etwa einer Minute ausgegangen, wird pro Flachspule eine mittlere Leistung von unter 1 W abgegeben. Diese Leistung ist so gering, dass eine passive Luftkühlung ausreichend ist. Wird zusätzlich zum maximalen AC-Strom der maximale DC-Strom zugeschaltet, wird eine Leistung von

$$P = P_{\mathrm{max}}^{\mathrm{AC}} + P_{\mathrm{max}}^{\mathrm{DC}} = P_{\mathrm{max}}^{\mathrm{AC}} + 2P_{\mathrm{max}}^{\mathrm{AC}} = 3P_{\mathrm{max}}^{\mathrm{AC}} = 120\ \mathrm{W} \tag{4.40}$$

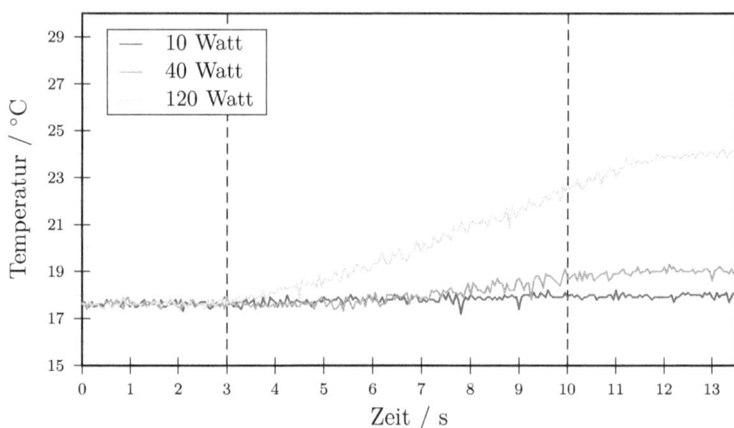

Abbildung 4.15: Erwärmung der Sendespulen bei drei verschiedenen Leistungen. Der Start und das Ende der Messung ist jeweils durch eine gestrichelte Linie gekennzeichnet.

verbraucht. Diese Leistung kann unter Umständen zu einer nicht zu vernachlässigenden Wärmeentwicklung während einer Messung führen. Um sicherzustellen, dass sich die Sendespulen nicht überhitzen, wurde ein PT-100 Temperatursensor [71] auf einer Spule angebracht. Mit diesem Sensor lässt sich die Temperatur während einer Messung überwachen und die Messung bei einer Grenztemperatur unterbrechen.

Die Temperaturverläufe von Messungen mit verschiedenen AC- und DC-Feldstärken und einer jeweiligen Messzeit von 5 s sind in Abbildung 4.15 dargestellt. Bei einer Leistung von 10 W lässt sich keine Temperaturerhöhung erkennen, bei 40 W nur eine sehr geringe von etwa 1,5 °C und bei 120 W eine von etwa 7 °C. Da die Spulen bei der Herstellung bei 100 °C ausgehärtet wurden und der Schmelzpunkt von POM bei über 170 °C liegt, stellt diese Temperaturerhöhung keine Gefahr dar.

4.3.8 Impedanzanpassung

Wie bereits in Abschnitt 4.3.2 beschrieben wurde, gibt der verwendete AC-Leistungsverstärker die maximale Leistung bei einem Lastwiderstand von $Z_L = 8\ \Omega$ ab. Die Sendespule hat allerdings nach Tabelle 4.5 eine Phase von $\varphi = 89°$. Würde die Spule direkt an den Verstärker angeschlossen werden, würde eine fast reine induktive Last angeschlossen werden. Dies hätte zur Folge, dass der Verstärker fast ausschließlich Blindleistung und kaum Wirkleistung abgeben müßte. Um dies zu verhindern,

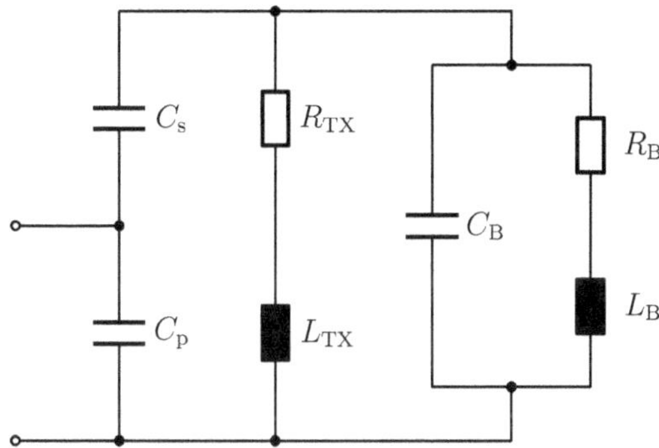

Abbildung 4.16: Schaltbild der anzupassenden Schaltung. Über die Kapazitäten C_s und C_p wird die Impedanz so angepasst, dass sie 8 Ω bei 25 kHz beträgt.

ist eine Impedanzanpassung der Spulenanordnung an den Verstärker nötig. Für die Impedanzanpassung ergibt sich die Forderung für den Lastwiderstand

$$R_{\mathrm{L},25\ \mathrm{kHz}} \overset{!}{=} 8\ \Omega \tag{4.41}$$

und für die Lastreaktanz

$$X_{\mathrm{L},25\ \mathrm{kHz}} \overset{!}{=} 0\ \Omega. \tag{4.42}$$

Für die Impedanzanpassung wird ein kapazitiver Spannungsteiler mit den Kapazitäten C_s und C_p verwendet [149]. Abbildung 4.16 zeigt das Ersatzschaltbild der anzupassenden Schaltung. Das AC-Sendefilter wird bei der Impedanzanpassung außer Acht gelassen, da es bereits für eine Eingangs- und Ausgangsimpedanz von 8 Ω ausgelegt ist. Es kann zwischen dem Leistungsverstärker und dem Spulenaufbau angeschlossen werden, ohne dass sich die Lastimpedanz verändert.

Zur Berechnung der Kapazitäten C_s und C_p wird das Ersatzschaltbild 4.16 zunächst zu Ersatzschaltbild 4.17a vereinfacht. Hierfür werden in einem ersten Schritt die Induktivitäten L_{TX} und L_{B} der beiden Spulen mit ihren jeweiligen Spulenwiderständen R_{TX} und R_{B} zu den komplexen Widerständen $Z_{L_{\mathrm{TX}}}$ und $Z_{L_{\mathrm{B}}}$ zusammengefasst. Ebenso wird die Kapazität C_{B} als komplexer Widerstand $Z_{C_{\mathrm{B}}}$ ausgedrückt. Es ergeben sich demnach die drei komplexen Widerstände

$$Z_{L_{\mathrm{TX}}} = R_{\mathrm{TX}} + \mathrm{j}X_{L_{\mathrm{TX}}} = R_{\mathrm{TX}} + \mathrm{j}\omega L_{\mathrm{TX}}, \tag{4.43}$$

$$Z_{L_{\mathrm{B}}} = R_{\mathrm{B}} + \mathrm{j}X_{L_{\mathrm{B}}} = R_{\mathrm{B}} + \mathrm{j}\omega L_{\mathrm{B}} \qquad \text{und} \tag{4.44}$$

$$Z_{C_{\mathrm{B}}} = \mathrm{j}X_{C_{\mathrm{B}}} = -\mathrm{j}\frac{1}{\omega C_{\mathrm{B}}}. \tag{4.45}$$

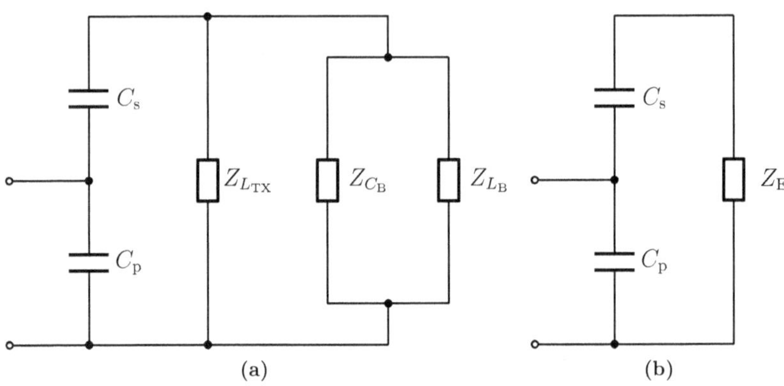

(a)   (b)

Abbildung 4.17: Ersatzschaltbilder der Impedanzanpassung. Die Induktivitäten und Widerstände werden im ersten Schritt (a) zu jeweils einem komplexen Widerstand zusammengefasst. Im zweiten Schritt (b) werden die drei komplexen Widerstände durch einen einzigen komplexen Widerstand ersetzt.

Anschließend können, wie es Ersatzschaltbild 4.17b zeigt, diese drei komplexen Widerstände zu einem einzigen komplexen Ersatzwiderstand

$$Z_{\mathrm{E}} \;=\; Z_{L_{\mathrm{TX}}}||Z_{C_{\mathrm{B}}}||Z_{L_{\mathrm{B}}} \tag{4.46}$$

$$=\; \frac{1}{\dfrac{1}{Z_{L_{\mathrm{TX}}}} + \dfrac{1}{Z_{C_{\mathrm{B}}}} + \dfrac{1}{Z_{L_{\mathrm{B}}}}} \tag{4.47}$$

zusammengefasst werden. Durch Einsetzen der Werte aus Abschnitt 4.3.6 und aus Tabelle 4.5 ergibt sich der Wert des komplexen Ersatzwiderstands zu

$$Z_{\mathrm{E}} = R_{\mathrm{E}} + j\,X_{\mathrm{E}} = 0{,}1591 + j\;16{,}3826\;\Omega. \tag{4.48}$$

Eine Serienschaltung von

$$Z_{C_{\mathrm{s}}} = -\mathrm{j}X_{C_{\mathrm{s}}} = -\mathrm{j}\frac{1}{\omega C_{\mathrm{s}}} \tag{4.49}$$

und Z_{E}, die parallel mit

$$Z_{C_{\mathrm{p}}} = -\mathrm{j}X_{C_{\mathrm{p}}} = -\mathrm{j}\frac{1}{\omega C_{\mathrm{p}}} \tag{4.50}$$

geschaltet wird, ergibt schließlich eine Lastimpedanz Z_L von

$$Z_\mathrm{L} = R_\mathrm{L} + \mathrm{j}X_\mathrm{L} \quad = \quad (Z_\mathrm{E} + Z_{C_\mathrm{s}}) \,||\, Z_{C_\mathrm{p}} \tag{4.51}$$

$$= \quad \frac{1}{\frac{1}{Z_\mathrm{E}+Z_{C_\mathrm{s}}} + \frac{1}{Z_{C_\mathrm{p}}}} \tag{4.52}$$

$$= \quad \frac{R_\mathrm{E} X_{C_\mathrm{p}}^2}{R_\mathrm{E}^2 + \left(X_{C_\mathrm{s}} + X_{C_\mathrm{p}}\right)^2} \tag{4.53}$$

$$+\mathrm{j}\frac{R_\mathrm{E}^2 X_{C_\mathrm{p}} + X_{C_\mathrm{s}}^2 X_{C_\mathrm{p}} + X_{C_\mathrm{s}} X_{C_\mathrm{p}}^2}{R_\mathrm{E}^2 + \left(X_{C_\mathrm{s}} + X_{C_\mathrm{p}}\right)^2}. \tag{4.54}$$

Durch Ausnutzung der Bedingungen (4.41) und (4.42) sowie Auflösen nach C_s bzw. C_p ergibt sich

$$X_{C_\mathrm{p}} \quad = \quad \sqrt{R_\mathrm{E} \cdot (R_\mathrm{L} - R_\mathrm{E})} - X_\mathrm{E} \approx -15{,}2656 \ \Omega \tag{4.55}$$

$$X_{C_\mathrm{s}} \quad = \quad -R_\mathrm{L}\sqrt{\frac{R_\mathrm{E}}{R_\mathrm{L} - R_\mathrm{E}}} \approx -1{,}13975 \ \Omega \tag{4.56}$$

und schließlich

$$C_\mathrm{p} \quad = \quad -\frac{1}{\omega X_{C_\mathrm{p}}} \approx 5{,}586 \ \mu\mathrm{F} \tag{4.57}$$

$$C_\mathrm{s} \quad = \quad -\frac{1}{\omega X_{C_\mathrm{s}}} \approx 417{,}0 \ \mathrm{nF}. \tag{4.58}$$

Wie bereits beim Bandpass- und Bandstopp-Filter müssen bei der Auswahl der Kondensatoren die maximalen Spannungen, die über den Kapazitäten anliegen, beachtet werden. Nach Gleichung (4.18) beträgt die maximale Spannung $\hat{u}_\mathrm{TX,max} \approx 365{,}5$ V über der Sendespule Z_{L_TX}. Die Spannung über den Kondensatoren kann mit der Spannungsteilerregel berechnet werden. Mit den komplexen Widerständen $|Z_{C_\mathrm{p}}| = |X_{C_\mathrm{p}}|$ und $|Z_{C_\mathrm{s}}| = |X_{C_\mathrm{s}}|$ ergibt sich

$$\hat{u}_{C_\mathrm{p},\mathrm{max}} = \frac{\hat{u}_\mathrm{TX,max}}{|Z_{C_\mathrm{s},25 \ \mathrm{kHz}}| + |Z_{C_\mathrm{p},25 \ \mathrm{kHz}}|}|Z_{C_\mathrm{p},25 \ \mathrm{kHz}}| \approx 340{,}1 \ \mathrm{V} \tag{4.59}$$

und

$$\hat{u}_{C_\mathrm{s},\mathrm{max}} = \frac{\hat{u}_\mathrm{TX,max}}{|Z_{C_\mathrm{s},25 \ \mathrm{kHz}}| + |Z_{C_\mathrm{p},25 \ \mathrm{kHz}}|}|Z_{C_\mathrm{s},25 \ \mathrm{kHz}}| \approx 25{,}3 \ \mathrm{V}. \tag{4.60}$$

Die Werte der beiden Kondensatoren sind in Tabelle 4.6 zusammengefasst. Die resultierende Übertragungsfunktion der gesamten Sendekette mit dem Spulenaufbau, der Impedanzanpassung und dem Bandpass-Filter ist in Abbildung 4.18 gezeigt.

Tabelle 4.6: Daten der verwendeten Kapazitäten für die Impedanzanpassung der Sendespule.

Kapazität	C	$\hat{u}_{\mathrm{max}}$
C_{p}	5,586 μF	340,1 V
C_{s}	417,0 nF	25,3 V

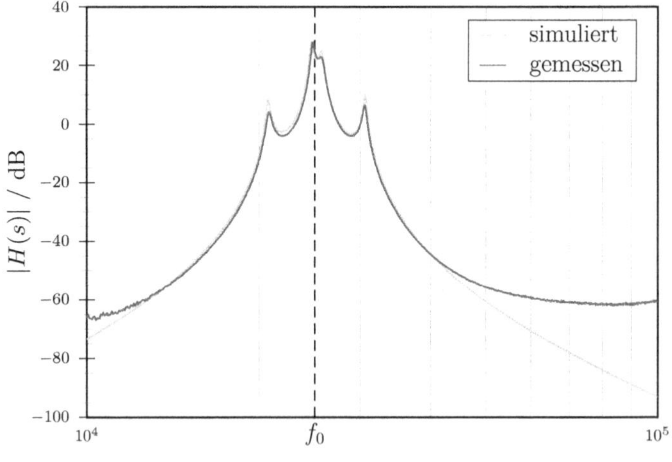

Abbildung 4.18: Simulierte und gemessene Übertragungsfunktion der gesamten Sendekette des Spektrometers. Durch den Schwingkreis wird eine Resonanzüberhöhung von mehr als 20 dB erzielt. Deutlich sind auch die beiden
Seitenbänder zu erkennen, die durch den Bandstopp-Filter dritter Ordnung in Verbindung mit dem Schwingkreis der Sendespule entstehen.

4.4 Empfangskette

Nachdem im vorherigen Abschnitt die Komponenten der Sendekette entwickelt wurden, werden nun in diesem Abschnitt die Komponenten der Empfangskette beschrieben. Die Empfangskette dient dazu, die Magnetisierung der Partikel zu messen. Im Vergleich zur Sendekette hat die Empfangskette deutlich weniger Komponenten. Sie besteht im Wesentlichen aus einer Empfangsspule, einer Kompensationseinheit, einem Empfangsverstärker und einem Analog-Digital-Konverter zur Signaldigitalisierung.

4.4.1 Empfangsspule

Durch das oszillierende Anregungsfeld erfahren die Partikel eine sich zeitlich ändernde Magnetisierung. Eine Änderung der Magnetisierung induziert wiederum eine Spannung in einer Spule. Mit dem faradayschen Induktionsgesetz [207] kann diese Spannung $u(t)$ durch

$$u(t) = -\mu_0 \int_V \frac{\boldsymbol{H}(\boldsymbol{r})}{i_0} \cdot \frac{\partial}{\partial t} \boldsymbol{M}(\boldsymbol{r},t)\, \mathrm{d}V \tag{4.61}$$

berechnet werden. Hierbei ist $\boldsymbol{M}(\boldsymbol{r},t)$ die Partikelmagnetisierung zum Zeitpunkt t am Ort $\boldsymbol{r}$, V das Messvolumen und $\boldsymbol{H}(\boldsymbol{r})$ das Magnetfeld, das die Empfangsspule erzeugt, wenn sie mit dem Strom i_0 durchflossen wird. Dabei wird

$$\boldsymbol{S}(\boldsymbol{r}) = \frac{\boldsymbol{H}(\boldsymbol{r})}{i_0} \tag{4.62}$$

auch als Spulensensitivität bezeichnet und kann durch das Reziprozitätsprinzip bestimmt werden.

Da das erzeugte Magnetfeld der Sendespule homogen ist, haben die Partikel an allen Ortspunkten dieselbe Magnetisierung $\boldsymbol{M}(t) = \boldsymbol{M}(\boldsymbol{0},t)$. Weiterhin ist vom erzeugten Magnetfeld $\boldsymbol{H}(\boldsymbol{r})$ nur die z-Komponente ungleich null und somit auch von der Partikelmagnetisierung $\boldsymbol{M}(t)$, sodass sie sich zu $M(t) = \boldsymbol{M}_z(t)$ vereinfachen lässt. Gleichung (4.61) lässt sich daher mit einer mittleren Empfangsspulensensitivität

$$S_0 = \frac{1}{V} \int_V \frac{\boldsymbol{H}(\boldsymbol{r})}{i_0}\, \mathrm{d}V \tag{4.63}$$

zu

$$\begin{aligned}
u(t) &= -\mu_0 S_0 V \cdot \frac{\partial}{\partial t} M(t) \tag{4.64}\\
&= -\mu_0 S_0 \cdot \frac{\partial}{\partial t} m(t) \tag{4.65}
\end{aligned}$$

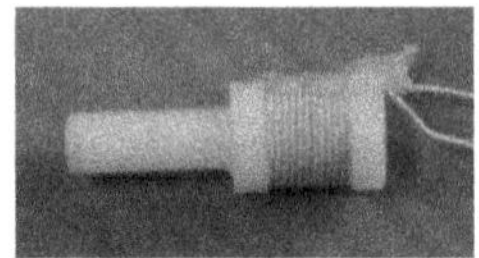

Abbildung 4.19: Empfangsspule des Spektrometers mit 12 Wicklungen.

vereinfachen. Im letzten Schritt wurde ausgenutzt, dass die Partikelmagnetisierung $M(t)$ für alle Partikel im Messvolumen gleich ist und somit für das magnetische Moment $m(t)$ der Partikel

$$m(t) = \int_V M(t)\,\mathrm{d}V = V \cdot M(t) \tag{4.66}$$

gilt. Die in der Empfangsspule induzierte Spannung $u(t)$ ist folglich proportional zur zeitlichen Änderung der Partikelmagnetisierung $M(t)$ bzw. des magnetischen Moments $m(t)$.

Bei der Empfangsspule ist nicht die Homogenität entscheidend, sondern die mittlere Sensitivität, damit eine möglichst hohe Spannung induziert wird. Daher wird für die Empfangsspule, im Gegensatz zur Sendespule, keine Helmholtz-Spule, sondern eine Zylinderspule verwendet.

Um die mittlere Sensitivität zu maximieren, ist der Durchmesser der Spule mit $D = 8$ mm so klein gewählt, dass gerade noch ein Reaktionsgefäß mit einer Nanopartikelprobe in das Messvolumen eingeführt werden kann. Bei der Empfangsspule ist es wichtig, dass die Eigenfrequenz der Spule oberhalb von 5 MHz liegt, damit die gewünschte Bandbreite des Magnetisierungsspektrums gemessen werden kann. Wie bei der Sendespule wird die Empfangsspule aus HF-Litze gewickelt. Da hier nur sehr geringe Ströme fließen, kann eine deutlich dünnere HF-Litze verwendet werden. So besteht die verwendete HF-Litze aus 500 Einzeldrähten, die jeweils einen Durchmesser von 20 μm haben. Bei einer Wicklungszahl von $N = 12$ Wicklungen ist die Eigenfrequenz noch oberhalb der gewünschten 5 MHz. Die auf einen Spulenhalter gewickelte Empfangsspule ist in Abbildung 4.19 dargestellt. Sie hat eine Länge von $l = 7$ mm. Die Spule ist konzentrisch und in der Höhe mittig in der Spulenhalterung aus Abbildung 4.13 montiert.

Mit dem Simulationsprogramm *ScannerConf*, welches bereits für die Berechnung des Magnetfeldes der Sendespule genutzt wurde, kann die Spulensensitivität simuliert werden. Hierbei muss, analog zur Sendespule, ebenfalls nur eine Schicht des Messvolumens betrachtet werden. Das berechnete Sensitivitätsprofil der Empfangsspule ist in Abbildung 4.20 dargestellt. Für die mittlere Empfangsspulensensitivität ergibt sich mit diesem Profil ein Wert von

$$S_0 \approx 1366 \text{ m}^{-1}. \tag{4.67}$$

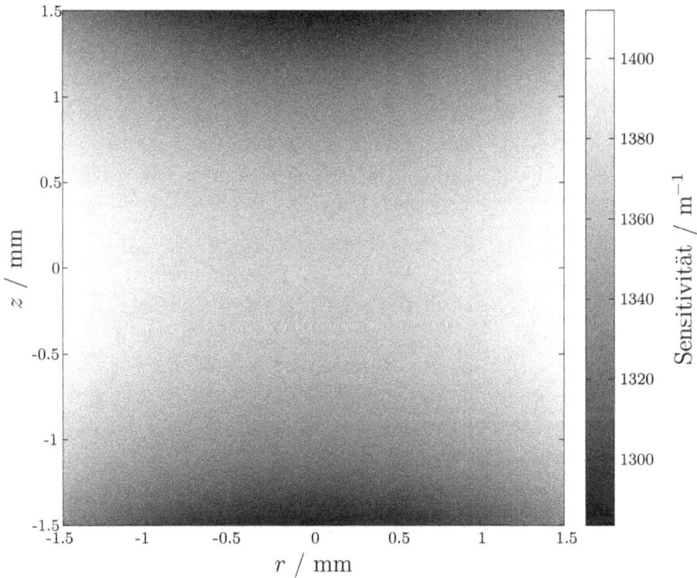

Abbildung 4.20: Sensitivitätsprofil der Empfangsspule.

Zur Abschätzung der induzierten Spannung wird angenommen, dass eine Probe von 10 μl Resovist$^{®}$ bei der maximalen Feldstärke von 40 mT/μ_0 gemessen wird. Als Näherung kann Resovist$^{®}$ als SPIOs mit einem Eisenkerndurchmesser von $D^{\mathrm{K}} = 30$ nm angenommen werden [3]. Die Konzentration von Resovist$^{®}$ beträgt $c = 0{,}5$ mol/l [67], wobei allerdings nur etwa 3 % der Partikel zum Signal beitragen [125]. Mit Gleichung (3.31) kann die Magnetisierung der Partikel berechnet werden und mit Gleichung (4.64) schließlich die induzierte Spannung, woraus sich eine maximale Amplitude von

$$\hat{u}_{\mathrm{max}} \approx 6 \text{ mV} \tag{4.68}$$

ergibt.

4.4.2 Kompensationsaufbau

Die im vorherigen Abschnitt konstruierte Empfangsspule empfängt allerdings nicht nur die durch die Partikelmagnetisierung induzierte Spannung, sondern auch eine von der Sendespule direkt eingekoppelte Spannung. Das Signal in der Empfangsspule besteht folglich aus dem zu messenden Partikelsignal und dem direkt eingekoppelten Anregungssignal. Simulationen mit der Software *ScannerConf* zeigen, dass das eingekoppelte Anregungssignal um etwa 60 dB größer ist als das eigentliche Messsignal. Um das Spulensignal zu digitalisieren und das Partikelsignal nutzen zu können, wäre eine Datenerfassungskarte mit einer extrem hohen Bitauflösung nötig. Datenerfassungskarten mit einer ausreichenden Bitauflösung und der gewünschten Abtastrate von mindestens 5 MHz sind allerdings nicht erhältlich. Eine Digitalisierung des Empfangssignals ist daher nicht unmittelbar möglich, sodass das direkt eingekoppelte Signal zunächst aus dem Empfangssignal entfernt werden muss.

Eine Möglichkeit hierfür ist, das eingekoppelte Anregungssignal vor der Digitalisierung mit einem analogen Filter aus dem Empfangssignal herauszufiltern. Wie bereits in Abschnitt 2.4.2 beschrieben wurde, enthält das Anregungssignal nur eine einzige Frequenz. Mittels eines Bandstopp-Filters kann diese Frequenz unterdrückt werden, sodass nur noch das Partikelsignal vorhanden ist. Allerdings wird auch die Grundfrequenz des Partikelsignals herausgefiltert, sodass nicht das komplette Spektrum des Partikelsignals zur Messauswertung zur Verfügung steht. Dieses Verfahren wird derzeit in allen MPI-Systemen verwendet.

In dieser Arbeit wird eine Möglichkeit genutzt, mit der auch die Grundfrequenz des Partikelsignals gemessen werden kann, sodass das komplette Spektrum zur Auswertung verfügbar ist. Daraus ergeben sich mehr Möglichkeiten bei der Partikelanalyse, wie das Erstellen von Hysteresekurven der Partikel. Ohne Grundfrequenz ist dies nicht möglich.

Um das Anregungssignal aus dem Empfangssignal zu entfernen, wird bei dieser Möglichkeit kein Bandstopp-Filter, sondern ein Kompensationsaufbau genutzt. Der Kompensationsaufbau soll dasselbe Anregungssignal messen wie der eigentliche Messaufbau, jedoch kein Partikelsignal. Durch eine gegensinnige Serienschaltung beider Aufbauten wird bewirkt, dass sich die beiden Anregungssignale aufheben und nur noch das Partikelsignal übrig bleibt. Das Partikelsignal wird dabei nicht verändert, sodass das komplette Spektrum gemessen werden kann.

Um eine möglichst hohe Kompensation zu erzielen, wird ein Kompensationsaufbau genutzt, der zum eigentlichen Messaufbau identisch ist. Er besteht aus einer Sendespule L_B und einer Empfangsspule L_{CU}. Ein Ersatzschaltbild, welches die Kompensation veranschaulicht, ist in Abbildung 4.21 gezeigt. Durch unterschiedliche Stromflussrichtungen in den Sendespulen L_{TX} und L_B haben die eingekoppelten Signale

$$u_{RX} = u_{TX} + u_{SPIO} \qquad (4.69)$$

und

$$u_{CU} = u_{TX} \qquad (4.70)$$

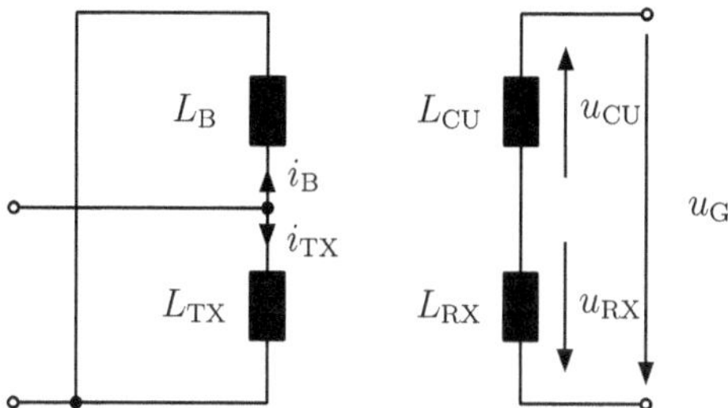

Abbildung 4.21: Ersatzschaltbild des Kompensationsaufbaus. Die beiden Sendespulen L_B und L_{TX} werden vom selben Strom, jedoch in umgekehrter Richtung durchflossen. Dadurch wird in der Empfangsspule L_{RX} und der Kompensationsspule L_{CU} dieselbe Spannung, jedoch in gegensinniger Richtung induziert, sodass sich in der Summe diese Spannungen aufheben. In der Empfangsspule wird zusätzlich das Partikelsignal u_{SPIO} induziert, welches schließlich als Gesamtspannung über beide Spulen anliegt.

in den Empfangsspulen L_{RX} bzw. L_{CU} ebenfalls unterschiedliche Richtungen, sodass sie sich kompensieren. Da sich im Kompensationsaufbau keine Partikel befinden, wird nur in der Empfangsspule L_{RX} das Partikelsignal induziert. Die Gesamtspannung

$$
\begin{aligned}
u_G &= u_{RX} - u_{CU} & (4.71)\\
&= u_{TX} + u_{SPIO} - u_{TX} & (4.72)\\
&= u_{SPIO} & (4.73)
\end{aligned}
$$

über beide Spulen besteht somit nur aus dem Partikelsignal u_{SPIO}.

Für die Sendespule des Kompensationsaufbaus wird ausgenutzt, dass bereits eine zusätzliche Spule für das DC-Schutzfilter aus Abschnitt 4.3.6 nötig ist. Da diese identisch zur ersten Sendespule konstruiert wurde, wird sie als zweite Sendespule für den Kompensationsaufbau genutzt. Als zweite Empfangsspule des Kompensationsaufbaus wird eine zusätzliche Spule verwendet, die zur Empfangsspule aus Abschnitt 4.4.1 identisch ist. Sie ist konzentrisch zur zweiten Sendespule montiert. Zur Justierung der Kompensation ist die Höhe der zweiten Empfangsspule über ein Gewinde einstellbar.

Mit diesem Kompensationsaufbau wird eine Dämpfung des Anregungssignals von etwa 70 dB erzielt. Die Kompensation ist also größer als der Unterschied zwischen dem eingekoppelten Anregungssignal und dem Partikelsignal, sodass die Grundfrequenz des Partikelsignals genutzt werden kann.

4.4.3 Empfangsverstärker

Wie in Abschnitt 4.4.1 gezeigt wurde, hat das Empfangssignal eine maximale Amplitude von etwa 6 mV. Für eine Digitalisierung des Signals ist eine Anpassung des Signalpegels an die verwendete Datenerfassungskarte nötig. Die verwendete Datenerfassungskarte hat eine maximale Eingangsamplitude von 1,1 V [82]. Das Partikelsignal ist also um den Faktor 180 bzw. um 45 dB kleiner als die maximale Eingangsamplitude der Datenerfassungskarte. Bei einem Verstärkungsfaktor von 150 bzw. um 43,5 dB ist sichergestellt, dass das Empfangssignal nicht die Begrenzung der Datenerfassungskarte erreicht und dadurch verzerrt wird.

Dieser Verstärkungsfaktor ist jedoch nur dann gültig, wenn die Verstärkung über den gesamten Frequenzbereich gleich ist. Wird allerdings beachtet, dass im Spektrum des Partikelsignals, wie es in Abbildung 2.1 gezeigt ist, die Amplitude mit der Frequenz fällt, kann die Verstärkung daraufhin optimiert werden. Hierzu werden niedrige Frequenzen weniger verstärkt als hohe. Die Verstärkung muss also mit der Frequenz ansteigen, wodurch der Verstärker die Charakteristik eines Hochpass-Filters bekommt. Um das Nyquist-Shannon-Abtasttheorem einzuhalten [122], ist es weiterhin nötig, dass die Verstärkung ab der halben Abtastfrequenz verschwindet und so der Verstärker im oberen Frequenzbereich als Tiefpass-Filter wirkt. Insgesamt erhält der Verstärker hierdurch eine Bandpass-Charakteristik. Eine Abschätzung des Verstärkungsfaktors ist nun nicht mehr so einfach möglich, da jetzt die Verzerrung im Spektrum des Partikelsignals beachtet werden muss. Mittels einer Simulation wurde ein Verstärkungsfaktor von etwa 250 bzw. 48 dB für Frequenzen im Bereich von 200 kHz bis 2,5 MHz bestimmt. In den Frequenzbereichen darunter und darüber soll die Verstärkung fallen.

Da es keinen kommerziell erhältlichen Verstärker gibt, der diesen Anforderungen gerecht wird, wurde in dieser Arbeit ein eigener analoger Verstärker entwickelt. Dieser Verstärker ist jedoch keine vollständige Eigenentwicklung, sondern eine Weiterentwicklung und Optimierung eines bestehenden Verstärkers [197, 198, 200] von Philips Technologie GmbH, der dem Institut für Medizintechnik im Rahmen einer Forschungskooperation zur Verfügung gestellt wurde. Die Grundzüge des Verstärkers werden im folgenden Abschnitt erläutert.

Um eine möglichst hohe Sensitivität des Spektrometers zu erzielen, soll der Verstärker nicht nur das oben beschriebene Übertragungsverhalten aufweisen, sondern auch möglichst rauscharm sein. Um allen Anforderungen gerecht zu werden, wurde der Verstärker aus drei aktiven Verstärkerstufen aufgebaut. Das Ersatzschaltbild des Verstärkers ist in Abbildung 4.22 dargestellt.

In der ersten Stufe werden Sperrschicht-Feldeffekttransistoren (JFET) verwendet, da diese besonders rauscharm sind [166]. Der verwendete N-Kanal JFET (BF862, NXP Semiconductors B.V. [75]) hat eine Rauschleistungsdichte von 0,8 nV/$\sqrt{\text{Hz}}$. Durch

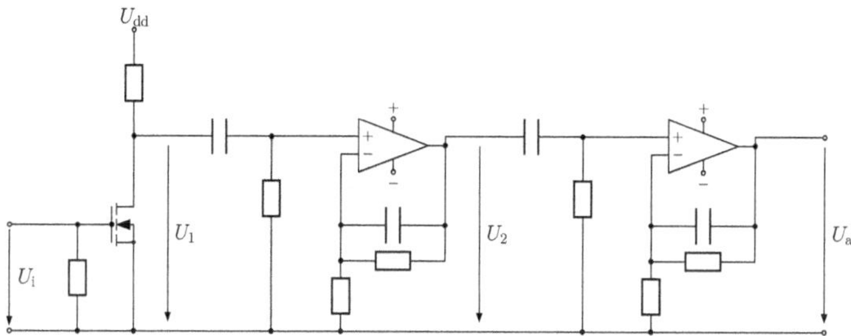

Abbildung 4.22: Ersatzschaltbild des entwickelten Empfangsverstärkers. Das Eingangssignal U_i wird in einer ersten JFET-Stufe zu U_1 verstärkt. Zur Vereinfachung ist nur einer der zehn parallelen JFETs gezeigt. Der Arbeitspunkt der JFETs kann über die Versorgungsspannung U_{dd} eingestellt werden. Die zweite Stufe filtert das Signal U_1 mit einem Hochpass-Filter und verstärkt es anschließend durch eine Parallelschaltung von vier OPs zu dem Signal U_2. Hier wurde zur Vereinfachung ebenfalls nur ein OP dargestellt. Die dritte und letzte Stufe besteht lediglich aus einem Hochpass-Filter und einem OP, der das Signal U_2 zum Ausgangssignal U_a verstärkt.

eine Parallelschaltung von 10 JFETs reduziert sie sich auf etwa 250 pV/$\sqrt{\text{Hz}}$. Um einen hohen Eingangs- und Ausgangswiderstand zu erhalten, wird eine Sourceschaltung genutzt [211]. Der Arbeitspunkt der JFETs kann über die Versorgungsspannung U_{dd} eingestellt werden. Dieser ist mit einer Gatespannung von $U_{GS} \approx 0$ V und einer Drainspannung $U_{DS} \approx 4$ V so gewählt, dass eine möglichst hohe, allerdings noch lineare Verstärkung von

$$V_1 = \frac{U_1}{U_i} \approx 19 \text{ dB} \tag{4.74}$$

erzielt wird.

Nach der Verstärkung durch die erste Stufe ist ein Einsatz von JFETs in der zweiten Stufe nicht nötig, bzw. das Eingangssignal ist bereits so groß, dass keine lineare Verstärkung erzielt wird. Aus diesem Grund werden in der zweiten Stufe Operationsverstärker (OP) eingesetzt. Gewählt wurde der OPA842 von Texas Instruments Inc. [88]. Ihn zeichnen eine geringe Verzerrung von -100 dBc, eine niedrige Rauschleistungsdichte von 2,6 nV/$\sqrt{\text{Hz}}$ und ein Verstärkungsbandbreitenprodukt von 200 MHz aus. Durch eine Parallelschaltung von vier OPs wird die Rauschleistungsdichte auf einen Wert von 1,3 nV/$\sqrt{\text{Hz}}$ reduziert. Um das gewünschte ansteigende Übertragungsverhalten bei niedrigen Frequenzen zu erzielen, ist den OPs ein passiver Hochpass-Filter erster Ordnung mit einer Grenzfrequenz von etwa 100 kHz vorgeschaltet. Damit die Verstärkung bei hohen Frequenzen wieder abnimmt, werden die OPs in einer aktiven Tiefpass-Schaltung erster Ordnung betrieben [211]. Die Verstärkung der zweiten Stufe beträgt bei 1 MHz

$$V_2 = \frac{U_2}{U_\mathrm{i}} \approx 18 \text{ dB}. \tag{4.75}$$

Die dritte Stufe ist zu der zweiten Stufe weitgehend identisch. Hier ist allerdings eine Reduzierung der Rauschleistungsdichte durch eine Parallelschaltung von mehreren OPs nicht nötig, sodass die dritte Stufe nur aus einem einzigen OPA842 besteht. Dies hat den Vorteil, dass eine einfache Anpassung der Verstärkung möglich ist, da nur ein einziger Widerstand geändert werden muss. Die Verstärkung der letzten Stufe bei 1 MHz ist für das Spektrometer als

$$V_3 = \frac{U_\mathrm{a}}{U_2} \approx 12 \text{ dB} \tag{4.76}$$

gewählt.

Insgesamt wird mit diesen drei Stufen eine Verstärkung von etwa

$$V_\mathrm{Ges} = \frac{U_\mathrm{a}}{U_\mathrm{i}} = V_1 \cdot V_2 \cdot V_3 \approx 48{,}9 \text{ dB} \tag{4.77}$$

bei einer Rauschleistungsdichte von

$$P_\mathrm{R} = \frac{\left(\left(250 \text{ pV}/\sqrt{\text{Hz}} \cdot V_1 + 1{,}3 \text{ nV}/\sqrt{\text{Hz}}\right) \cdot V_2 + 2{,}6 \text{ nV}/\sqrt{\text{Hz}}\right) \cdot V_3}{V_\mathrm{Ges}} \tag{4.78}$$

$$\approx 440 \text{ pV}/\sqrt{\text{Hz}} \tag{4.79}$$

erzielt. Die simulierten Übertragungsfunktionen der einzelnen Stufen sowie der Kombination der Stufen sind in Abbildung 4.23 gezeigt. Das gewünschte Verhalten als Bandpass lässt sich gut erkennen.

Für den Verstärker wurde eine zweilagige Platine entworfen. Diese wurde extern gefertigt und mit den Bauteilen bestückt. Der fertige Verstärker ist in Abbildung 4.24 dargestellt.

4.4.4 Signalerfassung

Nachdem das Partikelsignal durch den Vorverstärker verstärkt wurde, kann dieses durch eine Datenerfassungskarte digitalisiert werden. Die Datenerfassungskarte bildet somit das letzte Element in der Empfangskette.

Zur Datenerfassung wird dieselbe Datenakquisitionskarte verwendet, wie sie bereits zur AC-Signalgenerierung benutzt wird. Sie besitzt neben dem bereits erwähnten

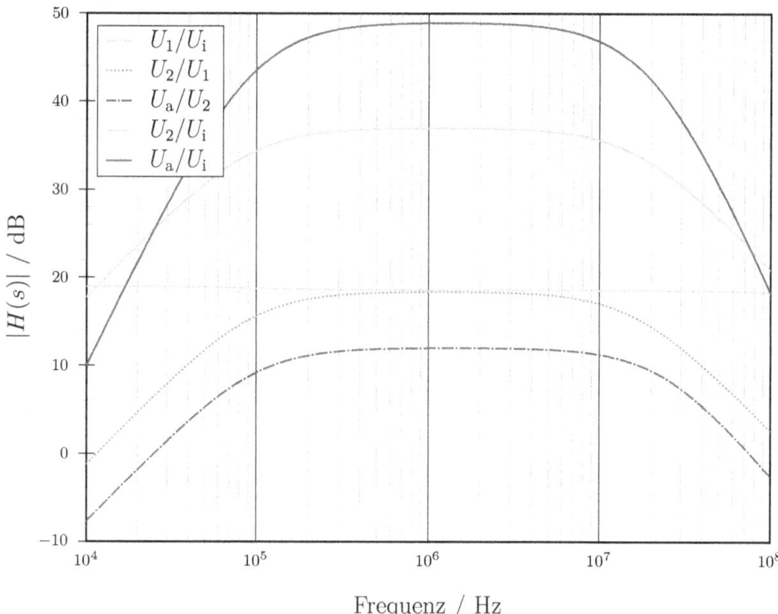

Abbildung 4.23: Übertragungsfunktion des entwickelten Empfangsverstärkers. Es sind sowohl die Übertragungsfunktionen der einzelnen drei Stufen als auch die jeweiligen Gesamtverstärkungen U_2/U_i und $U_\mathrm{a}/U_\mathrm{i}$ dargestellt.

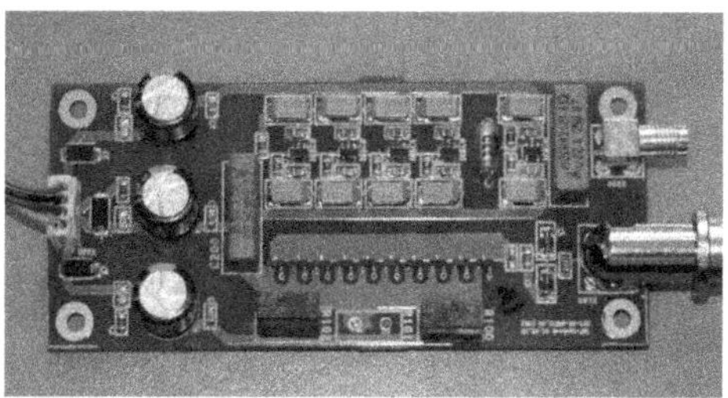

Abbildung 4.24: Bestückte Platine des Empfangsverstärkers. Unten in der Mitte befinden sich die zehn JFETs der ersten Stufe, oben in der Mitte die vier OPs der zweiten Stufe und oben rechts der OP der dritten Stufe. Weiterhin lassen sich rechts unten der Signaleingang und rechts oben der Signalausgang erkennen. Die Spannungsversorgung befindet sich links.

Digital-Analog-Wandler auch zwei Analog-Digital-Wandler (ADC) von Analog Devices Inc. (AD6645 [65]). Beide AD6645 haben eine Auflösung von 14 Bit und werden, wie der DAC, mit 20 MHz betrieben. Da das Empfangssignal nur eine maximale Bandbreite von 2,5 MHz hat, kann die Abtastfrequenz reduziert werden, ohne dass das Nyquist-Shannon-Abtasttheorem verletzt wird. Dies geschieht softwareseitig durch ein Downsampling auf 5 MHz (siehe Abschnitt 5.1.4.4). Gleichzeitig erhöht sich dadurch auch die Auflösung von 14 Bit auf 16 Bit.

Der erste ADC wird dazu verwendet, das durch den Empfangsverstärker aufbereitete Partikelsignal zu digitalisieren. Der zweite ADC wird dazu verwendet, das Referenzsignal für den Regelkreis aus Abschnitt 4.3.4 zu digitalisieren.

Ein Vorteil bei der Signalerfassung ist, dass das AC-Sendesignal und das Referenzsignal auf ein und derselben Datenakquisitionskarte generiert bzw. erfasst werden. Dies ermöglicht einen internen Regelkreis auf der Datenakquisitionskarte ohne eine Belastung der CPU. Dieser Regelkreis wird in Abschnitt 5.1.4.3 beschrieben. Die Weiterverarbeitung der digitalisierten Partikelsignale wird in Abschnitt 5.1.4.4 erläutert.

4.5 1D-MPI-Scanner

In diesem Abschnitt wird gezeigt, wie ähnlich die Hardwareaufbauten eines MPS und eines MPI-Scanners sind. Hierfür wird der MPS-Aufbau so verändert, dass ein 1D-MPI-Scanner entsteht.

Beim MPS wird ein oszillierendes Anregungsfeld und ein statisches Offsetfeld genutzt. Beide Felder sind jeweils homogen, sodass alle Partikel innerhalb des Messbereichs dieselbe Magnetisierung erhalten. Eine Ortscodierung ist jedoch nicht möglich. Es kann lediglich eine Aussage getroffen werden, ob Partikel im Messbereich vorhanden oder nicht vorhanden sind. Der Hardwareaufbau des MPS kann daher auch als ein 0D-MPI-Scanner angesehen werden.

Für einen 1D-MPI-Scanner wird ebenfalls ein oszillierendes Anregungsfeld benötig. Allerdings ist nicht ein homogenes Offsetfeld, sondern ein Gradientenfeld nötig. Wie in Abschnitt 2.3 beschrieben, kann ein Gradientenfeld durch eine Maxwell-Spulen-Anordnung erzeugt werden. Für die Erzeugung des Offsetfeldes des MPS wird eine Helmholtz-Spulen-Anordnung genutzt. Durch Drehen einer Spule kann die Helmholtz-Spulen-Anordnung in eine Maxwell-Spulen-Anordnung überführt werden. Das homogene Offsetfeld des MPS wird dadurch zu einem Gradientenfeld. Allerdings gilt das Gleiche auch für das Anregungsfeld, welches jedoch homogen bleiben muss. Um das homogene Anregungsfeld zu erhalten, wird die Sendespule, die aus zwei Flachspulen besteht, nicht mehr als eine Spule betrachtet, sondern als zwei einzelne Spulen $L_{\mathrm{TX},1}$ und $L_{\mathrm{TX},2}$. Der AC-Strom wird nun in der Mitte der beiden Spulen eingekop-

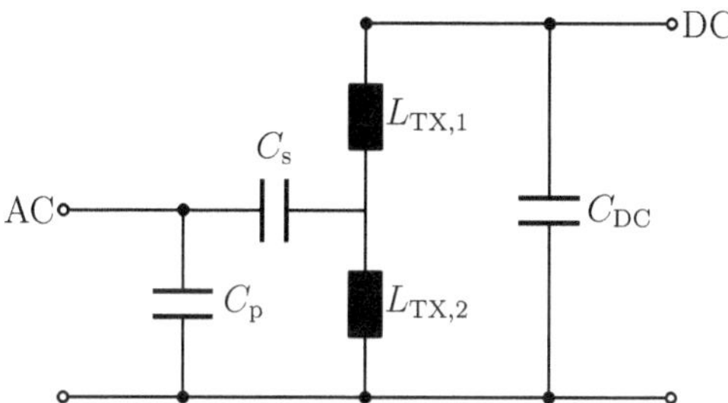

Abbildung 4.25: Ersatzschaltbild eines möglichen 1D-MPI-Scanners. Im Vergleich zum MPS wurde die Sendespule in zwei Spulen $L_{\mathrm{TX},1}$ und $L_{\mathrm{TX},2}$ aufgeteilt, wodurch nun auf einer Spule der AC- und DC-Strom in dieselbe Richtung und auf der anderen Spule beide Ströme in die entgegengesetzte Richtung fließen.

pelt. Dadurch wird die Stromrichtung einer Spule erneut gedreht und so das Anregungsfeld wieder homogen. Durch die Spule $L_{\mathrm{TX},1}$ fließen der AC- und der DC-Strom folglich in dieselbe Richtung und durch die Spule $L_{\mathrm{TX},2}$ in gegensinnige Richtung.

Damit der AC-Strom nicht durch die DC-Quelle fließt, wird ein Kondensator zwischen DC-Quelle und Masse angeschlossen, sodass der AC-Strom durch diesen fließt. Weitere Änderungen des Aufbaus sind prinzipiell nicht nötig. Das Ersatzschaltbild eines solchen 1D-MPI-Scanners ist in Abbildung 4.25 skizziert.

Die Magnetfelder des so entstehenden 1D-MPI-Scanners werden erneut mit dem Simulationsprogramm *ScannerConf* berechnet. Hierzu wird der gleiche DC-Strom von $I = 22{,}3$ A verwendet, der im MPS ein homogenes Offsetfeld von $40\ \mathrm{mT}/\mu_0$ erzeugt. Das erzeugte Gradientenfeld des 1D-MPI-Scanners ist in Abbildung 4.26 dargestellt. Um den gesamten Bereich abzudecken, in dem sich der FFP bewegt, wurde die Größe des FOV als $10{\times}10\ \mathrm{mm}^2$ gewählt. In der Mitte des Aufbaus wird eine Gradientenstärke von $G \approx 3{,}25\ \mathrm{T}/\mu_0/\mathrm{m}$ erreicht, die der Stärke von aktuellen MPI-Scannern [59, 224] entspricht. Bei einer Anregungsfeldstärke von $10\ \mathrm{mT}/\mu_0$ bewegt sich der FFP auf einer Linie mit einer Länge von etwa 6 mm. Diese Linie ist zur Veranschaulichung ebenfalls in Abbildung 4.26 eingezeichnet.

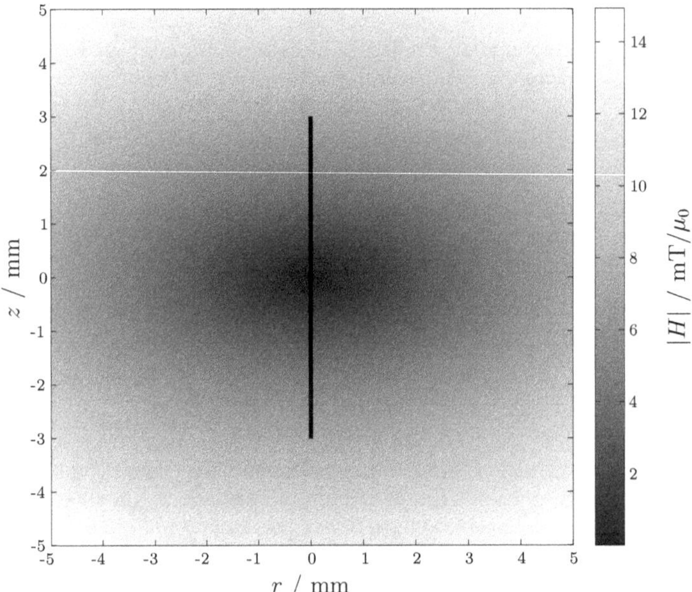

Abbildung 4.26: Gradientenfeld des möglichen 1D-MPI-Scanners bei einer Stromstärke von $I = 22{,}3$ A. Die Trajektorie, auf der sich der FFP bewegt, ist durch eine Linie gekennzeichnet.

5

Softwareentwicklung

Nachdem im vorherigen Kapitel die Hardware des Spektrometers beschrieben wurde, wird in diesem Kapitel die Software dargestellt, die den Betrieb des Spektrometers ermöglicht. Diese Software lässt sich in zwei Teile gliedern.

Der erste Teil, die Systemsoftware, umfasst alle Softwaremodule, die für die Ansteuerung der Hardware des Spektrometers nötig sind. Mit ihr können die DC-Quelle angesteuert und die Sende- und Empfangssignale mit der Datenerfassungskarte erzeugt bzw. aufgenommen werden. Die Systemsoftware ist als Programmbibliothek realisiert, das heißt, sie bildet kein eigenständig lauffähiges Programm.

Den zweiten Softwareteil bildet die Anwendungssoftware. Sie schafft über eine grafische Benutzeroberfläche eine Schnittstelle zwischen dem Spektrometer und dem Benutzer. Zur Steuerung der Hardwarekomponenten des Spektrometers nutzt die Anwendungssoftware die Programmbibliothek der Systemsoftware. Weiterhin führt die Anwendungssoftware nach einer Messung eine Messdatenauswertung durch und stellt die Ergebnisse dem Benutzer grafisch zur Verfügung.

5.1 Systemsoftware

Die Systemsoftware dient der Steuerung der verschiedenen Hardwarekomponenten des Spektrometers, insbesondere der Datenerfassungskarte. So wird mit ihr das AC-Signal für das Anregungsfeld erzeugt und über einen Regelkreis geregelt sowie das

Partikelsignal akquiriert. Weiterhin wird mit der Systemsoftware auch die DC-Quelle angesteuert.

Viele Teile der Systemsoftware werden nicht auf der CPU des Messrechners ausgeführt, sondern auf dedizierter Hardware der Datenerfassungskarte, wie einem Digitalen-Signal-Prozessor (DSP) oder einem Field-Programmable-Gate-Array (FPGA). Daher wird bei der Systemsoftware nicht nur eine höhere Programmiersprache wie C++ [210] eingesetzt, sondern es wird eine hardwarenahe Programmierung mittels der Programmiersprachen C [146] für den DSP und VHDL[1] [169] für das FPGA durchgeführt. Zur Nutzung durch die Anwendungssoftware wird eine C++-Schnittstellenbibliothek erstellt.

Im Rahmen einer strukturierten Softwareentwicklung [208] werden zu Beginn dieses Abschnitts zunächst die Anforderungen an die Systemsoftware festgelegt. Daran anschließend wird eine Systemübersicht gegeben, in der insbesondere die Struktur der Datenerfassungskarte mit ihrem DSP und FPGA erläutert wird. Im letzten Teil dieses Abschnitts wird schließlich die Implementierung der verschiedenen Funktionsmodule zur Signalgenerierung, Signalregelung und Signalakquisition vorgestellt.

5.1.1 Anforderungsanalyse

Die Anforderungen an die Systemsoftware ergeben sich im Wesentlichen aus den Gegebenheiten der Hardware, die in Kapitel 4 entwickelt wurde. Die wichtigsten Anforderungen werden im Folgenden kurz zusammengefasst.

Zur Generierung des DC-Signals soll die Wahl eines DC-Stroms möglich sein, der automatisch durch die DC-Quelle geregelt wird.

Das AC-Signal soll durch die Datenerfassungskarte synthetisiert werden. Die Frequenz und die Signalform des AC-Signals sollen zwecks Fehlersuche und Fehleranalyse möglichst frei wählbar sein, auch wenn im späteren Betrieb nur eine Sinusschwingung mit einer Frequenz von 25 kHz genutzt wird. Zur Kontrolle des erzeugten AC-Signals soll ein Regler implementiert werden. Dabei ist zur Vereinfachung nur eine Regelung von Sinusschwingungen und nicht von beliebigen Signalformen nötig.

Um die gewünschte Bandbreite des Frequenzspektrums von 2,5 MHz zu erreichen, muss bei der Signalerfassung mindestens eine Abtastfrequenz von 5 MHz verwendet werden. Ein Ziel bei der Datenerfassung ist es, dass die Daten soweit vorverarbeitet werden, dass die anfallenden Messdaten in Echtzeit in den Hauptspeicher des Messrechners übertragen werden können. Eine Fourier-Transformation der Messdaten in Echtzeit durch die Systemsoftware ist nicht nötig. Diese kann jeweils im Anschluss an eine Messung durch die Anwendungssoftware erfolgen.

---

[1]VHDL - Very High Speed Integrated Circuit Hardware Description Language

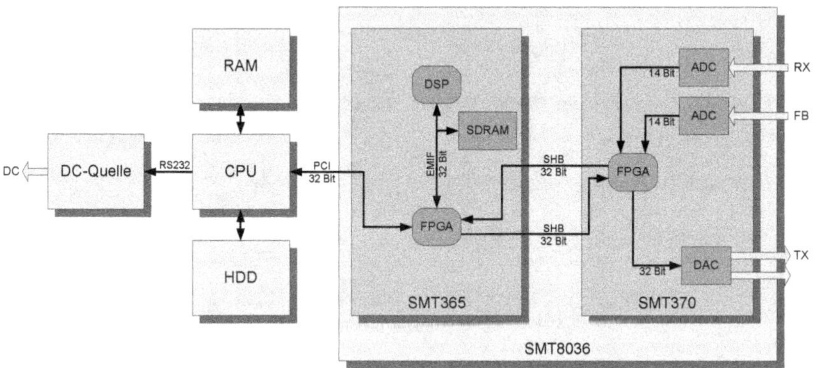

Abbildung 5.1: Physikalische Struktur des Datenakquisitionssystems.

Die Implementierung der Systemsoftware soll als Treiberbibliothek mit C++-Schnitt-
stelle erfolgen, sodass sie von beliebigen anderen Programmen, wie der späteren Anwendungssoftware, genutzt werden kann.

Eine weitere Anforderung an die Systemsoftware ist die Wiederverwendbarkeit und
Wartbarkeit. In dem am Institut für Medizintechnik parallel entstehenden einseitigen MPI-Scanner [59] werden die gleichen Datenerfassungskarten eingesetzt wie im
Spektrometer. Das Design der Systemsoftware soll daher so gestaltet werden, dass
die Nutzung für das MPI-System ebenfalls möglich ist. Bei der Erweiterung der Systemsoftware auf ein 3D-MPI-System ist zu beachten, dass sich die anfallende Datenmenge durch die drei Raumrichtungen verdreifacht. Die Vorverarbeitung der Daten
soll so gestaltet werden, dass diese höhere Datenmenge immer noch in Echtzeit in
den Hauptspeicher transferiert werden kann.

5.1.2 Analyse der Systemarchitektur

Um in der Implementierung der Systemsoftware alle Anforderungen aus dem vorherigen Abschnitt erfüllen zu können, wird in diesem Abschnitt die Systemarchitektur
analysiert. Bei dieser Analyse wird in erster Linie die Struktur der Datenerfassungskarte untersucht. Dabei werden sowohl die physikalische Struktur als auch die logische
Struktur erläutert. Ein Blockschaltbild der physikalischen Struktur des Datenakquisitionssystems ist in Abbildung 5.1 zu sehen. Die logische Struktur, die sich zum Teil
stark von der physikalischen Struktur unterscheidet, ist in Abbildung 5.2 dargestellt.

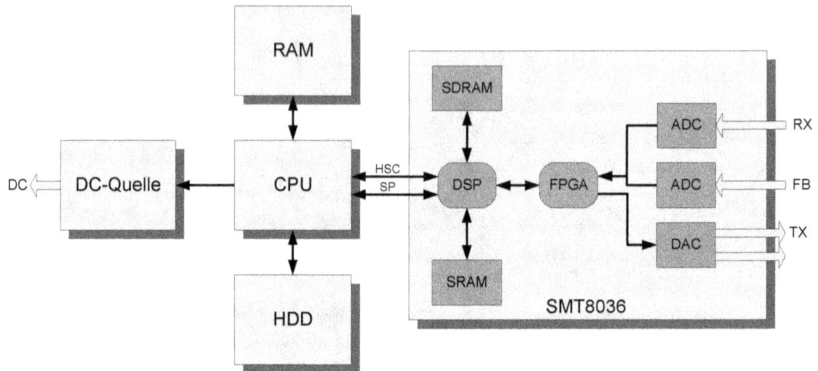

Abbildung 5.2: Logische Systemstruktur des Datenakquisitionssystems.

5.1.2.1 Computersystem

Wie bei den meisten Computersystemen bildet auch bei dem verwendeten Datenakquisitionssystem der Hauptprozessor (CPU) mit dem Hauptspeicher (RAM) und der Festplatte (HDD) den Mittelpunkt sowohl der physikalischen als auch der logischen Struktur. An den Hautprozessor sind die anderen Komponenten, wie die DC-Quelle und die Datenerfassungskarte, über verschiedene Schnittstellen angeschlossen.

5.1.2.2 DC-Quelle

Die DC-Quelle kann über eine serielle RS-232-Schnittstelle [144] angesteuert werden. Da die DC-Quelle den Ausgangsstrom selbstständig regelt, muss die gewünschte Stromstärke nur zu Beginn einer Messung gesetzt werden und nach der Messung wieder deaktiviert werden. Ein Zugriff auf die DC-Quelle während einer Messung ist nicht nötig. Da die Ansteuerung der RS-232-Schnittstelle über Standardbibliotheken des Betriebssystems erfolgen kann [137], bedarf die DC-Quelle daher keiner weiteren Beachtung in der Systemanalyse.

5.1.2.3 Datenerfassungskarte

Zur Datenakquisition wird eine SMT8036-Datenerfassungskarte von Sundance Multiprocessor Technology Ltd. eingesetzt [83]. Die SMT8036-Datenerfassungskarte ist ein modular aufgebautes System, das aus einer Trägerkarte mit zwei Erweiterungsmodulen besteht.

SMT310Q Basis des Systems ist eine SMT310Q-Trägerkarte [81], die über den PCI-Bus[2] [205] eine Verbindung mit der CPU bildet. Eine Kommunikation mit der CPU über den PCI-Bus kann die Trägerkarte jedoch nicht selbstständig herstellen. Hierfür ist eine Erweiterung der Trägerkarte mit einem Zusatzmodul nötig. Der PCI-Bus erfüllt die Anforderungen der Version 2.0 und hat somit eine theoretische maximale Datenrate von 133 MByte/s. Diese Datenrate wird allerdings in der Praxis nicht erreicht. Systemtests haben gezeigt, dass mit der Trägerkarte in dem verwendeten Computersystem eine Datenrate von etwa 90 MByte/s erreicht wird. Da die Systemsoftware so gestaltet werden soll, dass sie für ein 3D-MPI-System wieder verwendet werden kann, muss beachtet werden, dass dann zeitgleich drei Trägersysteme in einem PC eingesetzt werden. Da sich diese den PCI-Bus teilen, hat dies zur Folge, dass für jede Karte nur ein Drittel der maximalen Datenrate, also 30 MByte/s, zur Verfügung steht.

Die Trägerkarte kann mit bis zu vier verschiedenen Erweiterungsmodulen bestückt werden. Dies gibt dem System eine hohe Flexibilität, da je nach Anforderung verschiedene Module verwendet werden können. So gibt es z. B. Module zur Signalgenerierung, zur Signalerfassung, zur Speicherung von Messdaten, zur Berechnung oder zur Netzwerkanbindung. In dieser Arbeit wird die SMT8036-Konfiguration verwendet. Bei ihr ist die Trägerkarte mit einem SMT365-Berechnungsmodul und einem SMT370-Datenakquisitionsmodul bestückt.

SMT365 Das erste Erweiterungsmodul des SMT8036-Systems ist ein SMT365-Modul [84]. Es ist mit einem DSP und einem FPGA bestückt. Der DSP ermöglicht eine Kommunikation mit der CPU durch den PCI-Bus des Trägermoduls, weshalb es als primäres Modul bezeichnet wird.

Bei dem DSP handelt es sich um einen TMS320C6416 von Texas Instruments Inc. [86] mit Festkommaarithmetik, der mit einer Frequenz von 600 MHz betrieben wird. Durch die Festkommaarithmetik können Operationen mit ganzzahligen Werten (z. B. Integer) innerhalb eines Taktes durchführt werden. Operationen mit Fließkommazahlen (z. B. Float) hingegen müssen durch den DSP in mehreren Takten aufwendig emuliert werden, wodurch diese deutlich langsamer sind. Um die volle Leistungsfähigkeit des DSPs nutzen zu können und nicht in Berechnungsengpässe zu geraten, muss dies bei der Implementierung beachtet werden. Die Programmierung des DSPs erfolgt mittels C-Code. Dies ermöglicht auch die Implementierung von komplexen Algorithmen oder Berechnungen.

Das FPGA ist vom Typ Virtex-II-XC2V2000 von Xilinx Inc. [91] und arbeitet mit einer Frequenz von 100 MHz. Ein FPGA ist ein Integrierter Schaltkreis (IC), mit dem logische Operationen frei programmiert werden können. FPGAs haben den Vorteil,

---

[2]PCI - Peripheral Component Interconnect

dass alle implementierten Operationen zeitgleich mit jedem Takt ausgeführt werden. Bei einer CPU wird hingegen in der Regel nur eine Operation pro Takt durchgeführt. Hierdurch können mit einem FPGA aufwendige Berechnungen parallelisiert werden. Durch die definierte Berechnung mit einem festen Takt lässt sich weiterhin eine exakte Vorhersage machen, welche Zeit ein Algorithmus benötigt. Dadurch eignen sich FPGAs insbesondere für Berechnungen bei hohen Datenraten oder in Echtzeitsystemen, da die Ausführung eines Algorithmus in einer bestimmten Zeit garantiert werden kann. Ein Nachteil von FPGAs ist, dass die Programmierung im Vergleich zu der eines DSPs oder einer CPU deutlich aufwendiger ist. Für FPGAs werden spezielle hardwarenahe Programmiersprachen, wie VHDL oder Verilog, eingesetzt. Sie bieten einen deutlich geringeren Funktionsumfang als Hochsprachen, wie C oder C++.

Verbunden sind der DSP und das FPGA über einen EMIF-Bus[3] [87], der durch den DSP gesteuert wird. Das FPGA ist über die SMT310Q-Trägerkarte mit dem PCI-Bus verbunden. Eine direkte Kommunikation zwischen FPGA und CPU ist allerdings nicht möglich. Sie ist nur zwischen DSP und CPU möglich. Dies bedeutet, dass alle Daten, die zwischen dem DSP und der CPU ausgetauscht werden, über den EMIF-Bus, durch das FPGA und schließlich über den PCI-Bus zur CPU gesendet werden.

Logisch gibt es zwei Möglichkeiten, wie der DSP mit der CPU kommunizieren kann. Die erste Möglichkeit ist ein serielles Protokoll (SP), welches eine umfangreiche Funktionsbibliothek für C bietet [63], sodass eine einfache Kommunikation möglich ist. Dieses Protokoll ist allerdings auf eine Bandbreite von etwa 1 MByte/s beschränkt, wodurch es nicht geeignet ist, Messdaten mit einer hohen Datenrate zu übertragen. Es ist vielmehr für die Übertragung von Steuersignalen gedacht, wie z. B. das Setzen der Frequenz oder der Amplitude. Weitaus schneller ist die zweite Möglichkeit zur Kommunikation zwischen dem DSP und der CPU, die auf einem HSC-Bus[4] beruht [80]. Der HSC-Bus nutzt den PCI-Bus auf einer niedrigen Kommunikationsschicht, was eine hohe Datenrate ermöglicht, jedoch auch die Programmierung erschwert. Diese Möglichkeit wird daher nur eingesetzt, wenn hohe Datenraten nötig sind.

Zur schnellen Anbindung anderer Module, die auf die SMT310Q-Trägerkarte gesteckt werden, sind an das FPGA zwei SHB-Ports[5] [79] mit einer Bandbreite von jeweils etwa 200 MByte/s angeschlossen. Über diese beiden Ports wird auch das Modul zur Datenakquisition angeschlossen. Der eine Port wird dabei für das Übertragen der Sendedaten und der andere Port für das Übertragen der Empfangsdaten genutzt. Durch diese Konfiguration ist es möglich, dass auch bei der maximalen Abtastfrequenz der ADCs und der DACs die anfallende Datenmenge ohne Verluste transferiert werden kann.

---

[3]EMIF - External Memory Interface
[4]HSC - High Speed Channel
[5]SHB - Sundance Highspeed Bus

Neben dem DSP und dem FPGA besitzt das SMT365 noch einen 8 MByte großen SDRAM[6] [108], der ebenfalls über den EMIF-Bus angebunden ist. Da der DSP den EMIF-Bus steuert, ist es nicht möglich, dass eine direkte Verbindung zwischen FPGA und SDRAM aufgebaut wird. Daten, die vom FPGA in den SDRAM geschrieben werden sollen, müssen zuerst vom DSP aus dem FPGA ausgelesen und anschließend in den SDRAM geschrieben werden. Dies verringert die mögliche Bandbreite, da alle Daten den EMIF-Bus zweimal passieren und dadurch doppelt belasten. Analog verhält es sich, wenn Daten vom SDRAM zur CPU transferiert werden sollen. Sie müssen zuerst durch den DSP ausgelesen werden, um danach vom DSP an die CPU gesendet zu werden. Wenn Daten, die vom FPGA kommen, in dem SDRAM zwischengespeichert werden, belasten sie somit den EMIF-Bus insgesamt viermal. Dies verringert die maximale Bandbreite so stark, dass ein Zwischenspeichern im SDRAM von Messdaten, die vom FPGA kommen und zur CPU gesendet werden, nicht möglich ist.

Der DSP hat allerdings auch einen 1 MByte großen internen SRAM[7] [108]. Wenn dieser zur Zwischenspeicherung genutzt wird, müssen die Daten nur vom FPGA zum DSP und vom DSP zur CPU gesendet werden, sodass sie den EMIF-Bus nur zweimal passieren müssen. Weiterhin hat der interne SRAM auch eine geringere Zugriffzeit als der externe SDRAM. Für das Zwischenspeichern von Daten ist der interne SRAM daher deutlich besser geeignet.

SMT370   Zur Signalgenerierung und zur Datenerfassung ist die SMT310Q-Trägerkarte mit einem SMT370-Datenakquisitionsmodul [82] bestückt. Dieses besitzt, wie bereits in Abschnitt 4.3.1 erwähnt, einen AD9777 Digital-Analog-Wandler (DAC) von Analog Devices Inc. Bei dem AD9777 handelt es sich um einen zweikanaligen DAC, das heißt, dass er zwei analoge Signale simultan generieren kann. Jeder Kanal hat eine Auflösung von 16 Bit, sodass der DAC insgesamt eine Datenbusbreite von 32 Bit hat. Der erste Kanal wird zur Erzeugung des AC-Sendesignals (TX) genutzt, das dann durch den AC-Leistungsverstärker verstärk wird. Der zweite Kanal wird für das MPS nicht benötigt. Er kann aber, z. B. bei einer Erweiterung auf ein 3D-MPI-System, verwendet werden.

Wie in Abschnitt 4.4.4 erwähnt, dienen zur Datenerfassung zwei einkanalige AD6645 Analog-Digital-Wandler (ADC) von Analog Devices Inc. Beide haben jeweils eine Datenbusbreite von 14 Bit. Im Gegensatz zur Sendeseite wird hier nicht nur ein Kanal eingesetzt, sondern beide. Der erste Kanal dient zur Erfassung des zu messenden Partikelsignals (RX) und der zweite Kanal wird zur Erfassung des Referenzsignals (FB) eingesetzt, um den Strom der Sendespule zu regeln.

---

[6]SDRAM - Synchronous Dynamic Random Access Memory
[7]SRAM - Static Random Access Memory

Angeschlossen sind die DACs und der ADC auf dem SMT370 an ein FPGA. Dieses
FPGA ist für den Nutzer jedoch, im Gegensatz zum FPGA des SMT365, nicht zu-
gänglich. Es dient lediglich dem Anschluss an ein weiteres Modul. In der logischen
Betrachtung der Systemstruktur fällt das FPGA weg, da es lediglich der Datenverbin-
dung dient und keine weitere Funktion hat. Bei dem SMT8036-System ist das FPGA
über zwei SHB-Ports an das SMT365 angeschlossen. Wie bereits beim SMT365 erläutert, wird der eine Port für die Daten der DACs und der andere Port für die
Daten der ADCs genutzt. Um die Daten der ADCs übertragen zu können, kombiniert das FPGA ihre beiden 14-Bit-Daten zu einem 32-Bit-Datum. Hierzu werden
zuerst die 14-Bit-Daten mit Nullen zu 16-Bit-Daten ergänzt und anschließend zu einem 32-Bit-Datum kombiniert. Nach der Übertragung zum SMT365-Modul kann das
32-Bit-Datum wieder in zwei 14-Bit-Daten zerlegt werden.

5.1.3 Definition der Programmierschnittstellen

Bevor die Implementierung der Systemsoftware erfolgt, werden in diesem Abschnitt
die Schnittstellen zur Verwendung der Systemsoftware definiert. Da die Implementierung objektorientiert erfolgt [192], werden zwei C++-Klassen als Schnittstellen definiert. Die erste dient zur Ansteuerung der DC-Quelle und die zweite zur Datenakquisition mit dem SMT8036-System.

5.1.3.1 DC-Quellen-Ansteuerung

Zur Ansteuerung der DC-Quelle werden nur wenige Funktionen benötigt. Die Defi-
nition der C++-Klasse ist in Quellcode 5.1 angegeben.

Neben einem Konstruktor und Destruktor zum Erstellen bzw. Löschen der Klasse
besitzt die Klasse eine Funktion `init` zur Initialisierung der DC-Quelle. Da an einer
seriellen Schnittstelle (Comport) mehrere DC-Quellen angeschlossen werden können,
muss zur Initialisierung neben dem Comport auch die Id der DC-Quelle angegeben
werden. Zum Deaktivieren der DC-Quelle und Schließen des Comports dient die
Funktion `shutdown`.

Zum Betrieb der DC-Quelle sind die Funktionen `setCurrent` und `setVoltage` entscheidend. Sie dienen zum Setzen des maximalen Ausgangsstroms bzw. der maximalen Ausgangsspannung. Wenn die DC-Quelle in der Strombegrenzung arbeiten soll,
kann die maximale Ausgangsspannung auf ihren maximalen Wert von 7,5 V gesetzt
werden. Die Wahl eines geringeren Wertes stellt im Fehlerfall allerdings sicher, dass
die Ausgangsleistung der DC-Quelle nicht zu groß wird.

Quellcode 5.1: C++-Schnittstelle zur Ansteuerung der DC-Quelle.

```cpp
class DCSource
{
public:
  DCSource();
  ~DCSource();

  void init(int comport, int id = 1);
  void shutdown();

  void setCurrent(double current);
  void setVoltage(double voltage);

  double getCurrent();
  double getVoltage();
};
```

Die Funktionen `getCurrent` und `getVoltage` liefern den aktuellen Ausgangsstrom bzw. die aktuelle Ausgangsspannung zurück. Sie können zur Überwachung der DC-Quelle eingesetzt werden.

5.1.3.2 Datenakquisition mit dem SMT8036-System

Die Funktionen, die zur Datenakquisition nötig sind, sind deutlich umfangreicher als diejenigen zur Ansteuerung der DC-Quelle. Die wesentlichen Funktionen sind in Quellcode 5.2 zusammengefasst. Neben den aufgeführten Funktionen existieren noch weitere Funktionen, die eine komfortable Fehleranalyse ermöglichen.

Zum Erstellen und Löschen besitzt die Klasse einen Konstruktor und Destruktor und zum Initialisieren die Funktion `init`. Um mehrere SMT8036-Systeme in einem PC betreiben zu können, muss die Id des jeweiligen Systems übergeben werden.

Zur Wahl der Signalform dienen drei Funktionen. Die grundsätzliche Signalform kann durch `setWaveform` gewählt werden. Derzeit sind die drei Signalformen Sinus, Dreieck und Rechteck implementiert. Ein Wählen der Frequenz ermöglicht die Funktion `setFrequency`. In MPI-Systemen werden jedoch oft Frequenzen, wie z. B. $2{,}5$ MHz $/\,99 = 25\,252{,}\overline{25}$ Hz, zur Erzeugung der Lissajous-Figuren genutzt. Solche Frequenzen können allerdings mit der Funktion `setFrequency` nicht exakt angegeben werden. Um auch solche Frequenzen exakt angeben zu können, gibt es zusätzlich die Funktion `setPeriodLength`. Bei ihr wird angegeben, aus wie vielen Samples eine Periode besteht. Um z. B. eine Frequenz von $25\,252{,}\overline{25}$ Hz zu erreichen, muss bei der

Quellcode 5.2: C++-Schnittstelle zur Datenakquisition mit dem SMT8036-System.

```cpp
class SMT8036
{
public:
  enum waveformType {SINE, TRIANGLE, RECTANGLE};

  SMT8036();
  ~SMT8036();

  int init(int boardID = 0);

  /* functions for setting the waveform */
  void setWaveform(waveformType type = SINE);
  void setFrequency(double frequency);
  void setPeriodLength(int samples);

  /* functions for setting the amplitude */
  void setAmplitude(double amplitude, double phase);
  double setCurrent(double current, double phase,
                    double coilZ, double seriesR);

  /* functions for feedback control */
  void enableFeedbackLoop(double kp, double ki);
  void disableFeedbackLoop();

  /* functions for capturing */
  void setRxSelect(bool chANotChB);
  void doCapture(int periods, int repetitions,
                 double *data, double *ref = NULL,
                 int *progress = NULL);
};
```

verwendeten Samplefrequenz von 20 MHz (siehe Abschnitt 4.3.1) eine Periodenlänge von 782 Samples angegeben werden.

Die Amplitude des Sendesignals wird über die beiden Funktionen `setAmplitude` und `setCurrent` gesteuert. Um ohne Regelung eine Amplitude zu setzen, dient `setAmplitude`. Der Funktion wird die Ausgangsamplitude im Bereich zwischen null und eins und die Phase in Rad übergeben. Wenn hingegen die Regelung genutzt wird, kann mit der Funktion `setCurrent` der gewünschte Spulenstrom in Ampere und dessen Phase in Rad angegeben werden. Die Berechnung des Stroms erfolgt dabei nach Gleichung (4.20), sodass, zusätzlich zum gewünschten Strom, der Spulenwiderstand und der Vorwiderstand des Regelkreises benötigt werden. Der Regelkreis kann durch die Funktion `enableFeedbackLoop` aktiviert und durch die Funktion `disableFeedbackLoop` deaktiviert werden. Beim Aktivieren des Regelkreises ist die Angabe der Parameter des PI-Reglers (siehe Abschnitt 5.1.4.3) für den proportionalen und den integrierenden Anteil nötig.

Die letzten beiden Funktionen `setRxSelect` und `doCapture` dienen der Datenerfassung. Durch `setRxSelect` lässt sich der ADC-Kanal auswählen, der erfasst werden soll. So kann nicht nur das Partikelsignal aufgenommen werden, sondern auch das Referenzsignal. Dies ist insbesondere während der Hardwareentwicklung oder zur Analyse des Referenzsignals hilfreich. Die eigentliche Datenerfassung erfolgt durch `doCapture`. Über die Parameter `periods` und `repetitions` wird die Länge der aufzunehmenden Daten spezifiziert. Wie viele Perioden der Anregungsfrequenz aufgenommen werden, gibt `periods` an. Die Aufnahme von mehreren Perioden ist hilfreich, da bei einer Periode im Spektrum nur die Harmonischen der Anregungsfrequenz zur Verfügung stehen würden, jedoch keine anderen Werte. Werden mehrere Perioden aufgenommen, ist im Spektrum pro zusätzlicher Periode ein weiterer Wert zwischen zwei Harmonischen verfügbar (siehe Abschnitt 5.2.4). In dieser Arbeit werden meist zehn Perioden genutzt, sodass zwischen zwei Harmonischen neun weitere Messwerte vorhanden sind. Weiterhin wird Rauschen durch die Aufnahme mehrerer Perioden reduziert. So wird das Rauschen bei der Aufnahme von P Perioden um den Faktor $\sqrt{P}$ verringert [170]. Mit `repetitions` wird die Anzahl der Messwiederholungen festgelegt. Die Anzahl der Messwiederholungen gibt an, wie oft die gewünschte Anzahl an Perioden aufgenommen wird. Durch eine Erhöhung der Wiederholungen wird, wie bei der Aufnahme mehrerer Perioden, das Rauschen des Messsignals reduziert. Auch hier gilt, dass das Rauschen bei R Wiederholungen um den Faktor $\sqrt{R}$ verringert wird. Insgesamt wird das Rauschen bei der Aufnahme von P Perioden und R Wiederholungen um den Faktor $\sqrt{P \cdot R}$ verringert. Zur Reduzierung der Datenmenge werden die einzelnen Wiederholungen nicht gespeichert, sondern gleich bei der Datenerfassung aufaddiert. Das heißt, dass sich die Datenmenge bei einer höheren Anzahl an Wiederholungen nicht erhöht. Die Messdaten werden nach der Messung in der Variablen `data` gespeichert. Die Länge der Daten ergibt sich dabei aus der Frequenz bzw. Periodenlänge und der Anzahl der Perioden. Optional können bei der

Datenerfassung zusätzlich die Variablen `ref` und `progress` angegeben werden. In `ref` wird die Amplitude und Phase des AC-Referenzsignals gespeichert, das während des Messvorgangs am ADC anliegt. Hiermit kann der Verlauf des Sendesignals verfolgt werden, um so die Regelung zu überprüfen. Die Variable `progress` wird mit jeder aufgenommener Periode erhöht und kann daher zum Anzeigen des Messfortschritts genutzt werden (siehe Abschnitt 5.2.3).

5.1.4 Implementierung der Funktionsmodule

Nach der Spezifizierung der Schnittstellen der Systemsoftware erfolgt nun die Beschreibung der Implementierung der Funktionsmodule. Da die Ansteuerung der DC-Quelle nur wenige Befehle benötigt, die direkt über die RS-232-Schnittstelle gesendet werden können, erfolgt die Implementierung in einem einzigen Modul. Der Hersteller des SMT8036-Systems liefert leider keine ausreichende Firmware, sodass diese eigenständig entwickelt werden muss. Die Ansteuerung des SMT8036-Systems ist daher komplexer, weshalb die Implementierung in drei Module aufgeteilt wird. So wird ein Modul zur Erzeugung des AC-Signals, eins für den AC-Regelkreis und eins zur Messdatenerfassung erstellt. Insgesamt werden folglich vier Funktionsmodule benötigt, die im Folgenden genauer beschrieben werden.

5.1.4.1 DC-Quellen-Ansteuerung

Zur Erzeugung eines statischen Offsetfeldes ist ein konstanter Strom nötig. Da die DC-Quelle einen internen Regelkreis besitzt und damit den Ausgangsstrom eigenständig regelt, kann die gewünschte Stromstärke direkt gewählt werden. Über die serielle Schnittstelle der DC-Quelle können mit einfachen Befehlen [144] die Ausgangsspannung und der Ausgangsstrom gesetzt werden. Weiterhin können über die serielle Schnittstelle auch die augenblickliche Ausgangsspannung und der Ausgangsstrom ausgelesen werden. Die Funktionen der Schnittstellendefinition aus Abschnitt 5.1.3.1 können also mit den Befehlen der DC-Quelle direkt umgesetzt werden.

Im Rahmen der objektorientierten Softwareentwicklung wurde zur Kommunikation über die serielle Schnittstelle eine zusätzliche Klasse `ComPort` entwickelt, die Funktionen zum Senden und Empfangen von Daten zur Verfügung stellt. Die Klasse `ComPort` baut direkt auf den Programmierschnittstellen des Betriebssystems auf, im Falle dieser Arbeit Microsoft Windows [137]. Sie ist so implementiert, dass sie auch für Kommunikationen über die serielle Schnittstelle mit anderen Geräten, wie z. B. einem Gaussmeter (siehe Abschnitt 6.2.1), verwendet werden kann.

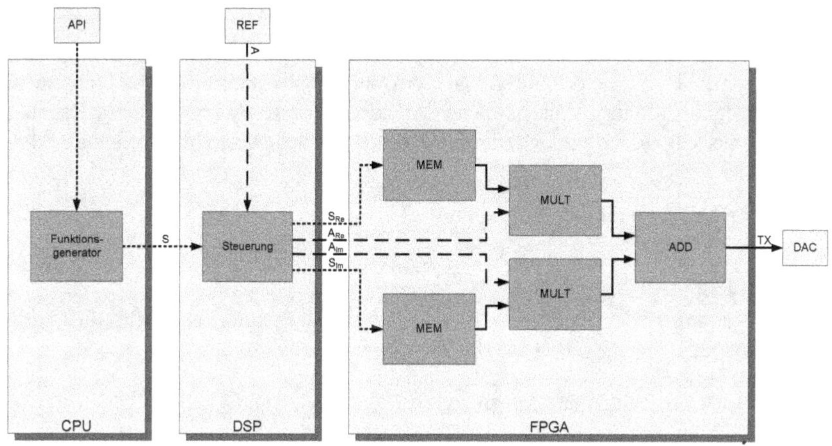

Abbildung 5.3: Blockschaltbild des Moduls zur AC-Signalgenerierung. Die verschiedenen Blöcke sind auf die CPU, den DSP und das FPGA verteilt. Über die Schnittstelle (API) können die Frequenz und die Signalform gewählt werden. Die Amplitude und die Phase werden durch das AC-Referenzmodul (REF) geregelt. Die Linienart der Datenpfeile gibt die Datenrate an. Gepunktet: niedrige Datenrate (einmal pro Messvorgang), gestrichelt: mittlere Datenrate (einmal pro Periode), durchgezogen: hohe Datenrate (einmal pro Sample).

5.1.4.2 SMT8036-AC-Signalgenerierung

Das erste Modul des SMT8036-Systems dient zur Generierung des AC-Signals. Wie in der Analyse der Systemstruktur in Abschnitt 5.1.2.3 beschrieben, besitzt die Datenerfassungskarte einen DSP und ein FPGA, auf denen eigener Quellcode ausgeführt werden kann. Daneben steht selbstverständlich auch die CPU des Messrechners zur Verfügung. In Abbildung 5.3 ist das Blockschaltbild des Funktionsmoduls gezeigt. Die Programmierung der CPU-Blöcke erfolgt dabei in C++, die der DSP-Blöcke in C und der FPGA-Blöcke in VHDL.

Um die Datenmenge auf dem PCI-Bus und dem EMIF-Bus zwischen DSP und FPGA zu reduzieren, ist es ein Ziel bei der Implementierung, dass das AC-Signal direkt durch das FPGA generiert wird. Allerdings ist die Berechnung eines Sinussignals durch ein FPGA sehr aufwendig. Da neben dem Sinussignal auch noch andere Signalformen wie z. B. Rechteck und Dreieck möglich sein sollen, ist die direkte Signalgenerierung auf dem FPGA extrem aufwendig. Um eine Generierung der Signale auf dem FPGA auf eine einfache Weise zu ermöglichen, wird ausgenutzt, dass alle Signale periodisch sind und sich nur die Amplitude und die Phase des jeweiligen Signals verändern. So ist es ausreichend, wenn eine Periode des Signals berechnet wird und diese jeweils mit der gewünschten Amplitude und Phase modifiziert wird. Da die primäre zu erzeugende Signalform eine Sinuswelle ist, wird zunächst erklärt, wie die Generierung eines Sinussignals abläuft. Anschließend wird dann erläutert, wie auch ein Rechteck- und ein Dreiecksignal erzeugt werden können und welche Einschränkungen es dabei gibt.

Das von der Zeit t abhängige Sinussignal

$$TX(t) = A \cdot \sin(2\pi f t + \varphi) \tag{5.1}$$

mit der Frequenz f, der Amplitude A und der Phase φ kann, mit Hilfe des Additionstheorems [101]

$$\sin(\alpha \pm \beta) = \sin(\alpha)\cos(\beta) \pm \cos(\alpha)\sin(\beta), \tag{5.2}$$

auch durch eine Überlagerung eines Sinussignals

$$S_{\mathrm{Im}}(t) = \sin(2\pi f t) \tag{5.3}$$

und eines Cosinussignals

$$S_{\mathrm{Re}}(t) = \cos(2\pi f t) \tag{5.4}$$

in

$$
\begin{aligned}
TX(t) &= A \cdot \sin(2\pi f t + \varphi) &\tag{5.5}\\
&= A \cdot \sin(\varphi) \cdot \cos(2\pi f t) + A \cdot \cos(\varphi) \cdot \sin(2\pi f t) &\tag{5.6}\\
&= A_{\mathrm{Re}} \cdot \cos(2\pi f t) + A_{\mathrm{Im}} \cdot \sin(2\pi f t) &\tag{5.7}\\
&= A_{\mathrm{Re}} \cdot S_{\mathrm{Re}}(t) + A_{\mathrm{Im}} \cdot S_{\mathrm{Im}}(t) &\tag{5.8}
\end{aligned}
$$

zerlegt werden. Diese Zerlegung ist auch als Fourier-Synthese bekannt [101]. Dabei wird die Amplitude

$$A_{\mathrm{Re}} = A \cdot \sin(\varphi) \tag{5.9}$$

als Realteil und die Amplitude

$$A_{\mathrm{Im}} = A \cdot \cos(\varphi) \tag{5.10}$$

als Imaginärteil des Signals bezeichnet. Die Zerlegung in Gleichung (5.8) hat den Vorteil, dass die sich zeitlich ändernden Funktionen $S_{\mathrm{Re}}(t)$ und $S_{\mathrm{Im}}(t)$ nicht von der Amplitude und Phase abhängen, sondern nur von Frequenz f. Das heißt, sie müssen für die Signalgenerierung nur einmal berechnet werden und können dann periodisch wiederholt werden.

Die Frequenz f wird zu Beginn der Signalgenerierung über die Programmierschnittstelle (API) aus Abschnitt 5.1.3.2 gewählt. Ein Funktionsgenerator erzeugt dann die beiden Signale S_{Re} und S_{Im} für alle Zeitpunkte einer Periode. Wie in Abschnitt 4.3.1 beschrieben, hat der DAC eine Samplerate von 20 MHz, sodass bei einer Frequenz von $f_0 = 25$ kHz eine Periode aus $N = 800$ Stützstellen, sogenannten Samples, besteht. Der Funktionsgenerator ist als C++-Klasse auf der CPU implementiert, was das einfache Hinzufügen von weiteren Signalformen ermöglicht. Die generierten Signale S_{Re} und S_{Im} werden über den PCI-Bus zum DSP gesendet, wo sie durch eine Steuerung über den EMIF-Bus an das FPGA weitergeleitet werden. Im FPGA werden beide Signale in jeweils einem Speicherblock (MEM) abgelegt. So sind im FPGA die Funktionen $S_{\mathrm{Re}}(t)$ und $S_{\mathrm{Im}}(t)$ verfügbar, ohne dass sie durch das FPGA berechnet werden müssen. Die Generierung der beiden Signale muss dabei nur dann durchgeführt werden, wenn die Frequenz verändert wird. Da die Frequenz während eines Messvorgangs konstant ist, ist auch keine erneute Berechnung der Signale nötig. Während einer Messung müssen keine Daten der Signale S_{Re} und S_{Im} zwischen CPU und DSP bzw. DSP und FPGA übertragen werden.

Die Amplituden A_{Re} und A_{Im} werden der Steuerung im DSP durch das AC-Regelkreis-Modul (REF) übergeben, welches im nächsten Abschnitt beschrieben wird. Die Steuerung sendet sie über den EMIF-Bus weiter an das FPGA. Die Aktualisierung der Amplituden erfolgt dabei maximal einmal pro Periode. Hierdurch entsteht nur eine sehr geringe Belastung des EMIF-Busses, die vernachlässigt werden kann.

Um das AC-Signal $TX(t)$ nach Gleichung (5.8) im FPGA zu generieren, werden drei weitere Blöcke benötigt. Wie oben beschrieben sind die Signale S_{Re} und S_{Im} in zwei Speicherblöcken des FPGAs gespeichert. Zur Signalerzeugung wird das jeweils benötigte Sample aus den beiden Speicherblöcken ausgelesen und mit den Amplitude A_{Re} bzw. A_{Im} in jeweils einem Block multipliziert (MULT). Die beiden Signale werden anschließend in einem weiteren Block addiert (ADD), wodurch das gewünschte Ausgangssignal $TX(t)$ generiert wird. Dieses wird schließlich über den SHB-Bus an den DAC gesendet und dort in ein analoges Signal umgewandelt.

Da das Sendesignal erst im FPGA synthetisiert wird, werden nur geringe Datenmengen zwischen der CPU, dem DSP und dem FPGA übertragen. Diese Belastung des PCI-Busses und des EMIF-Busses kann vernachlässigt werden, sodass die annähernd volle Bandbreite beider Busse für die Datenerfassung zur Verfügung steht.

Auf die bisher beschriebene Weise können Sinussignale mit einer beliebigen Amplitude und Phase erzeugt werden. In den Anforderungen wurde jedoch festgelegt, dass auch andere Signalformen möglich sein sollen. Die Zerlegung von Gleichung (5.5) in Gleichung (5.6) lässt sich allerdings nur dann durchführen, wenn das Additionstheorem gilt. Dies ist aber für beliebige Signalformen nicht der Fall. Die Zerlegung ist jedoch nur dazu nötig, um die Phase des zu erzeugenden Signals zu verändern. Wird sich bei der Erzeugung von beliebigen Signalen auf eine feste Phase $\varphi = 0$ beschränkt, kann das gewünschte Signal als S_{Re} übertragen werden und die Amplitude A über A_{Re} eingestellt werden. Die Amplitude A_{Im} wird dann auf null gesetzt. Auf diese

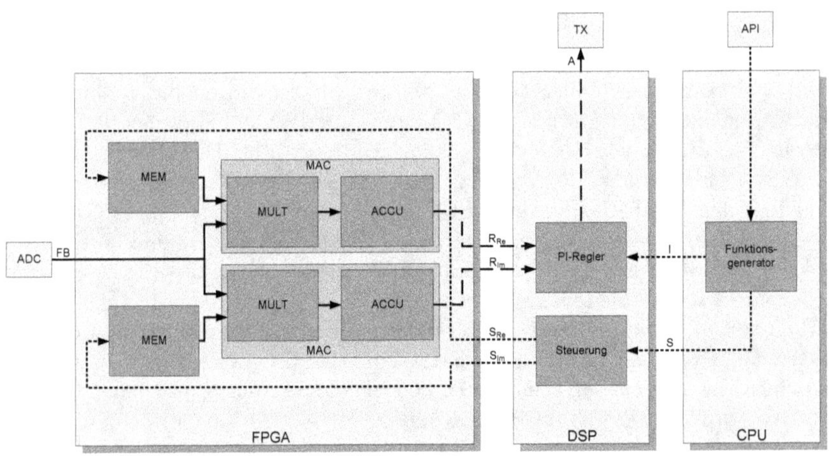

Abbildung 5.4: Blockschaltbild des AC-Regelkreismoduls. Die verschiedenen Blöcke sind auf das FPGA, den DSP und die CPU verteilt. Das Referenzsignal (FB) wird durch den ADC digitalisiert und durch das FPGA vorverarbeitet. Über die Schnittstelle (API) können die Amplitude und die Phase des AC-Signals gewählt werden. Der PI-Regler sendet die berechneten Stellgrößen der Amplitude und der Phase an das Modul zur AC-Signalgenerierung (TX). Die Linienart der Datenpfeile gibt erneut die Datenrate an. Gepunktet: niedrige Datenrate (einmal pro Messvorgang), gestrichelt: mittlere Datenrate (einmal pro Periode), durchgezogen: hohe Datenrate (einmal pro Sample).

Weise lassen sich somit beliebige periodische Signalformen mit konstanter Phase erzeugen. Da diese Signale nur zu Testzwecken verwendet werden, ist eine Regelung der Phase nicht notwendig.

5.1.4.3 SMT8036-AC-Regelkreis

Zur Regelung des AC-Signals dient das zweite Modul des SMT8036-Systems. Wie bereits bei der AC-Signalgenerierung werden auch für den AC-Regelkreis sowohl die CPU als auch der DSP und das FPGA verwendet. Das Blockschaltbild des AC-Regelkreismoduls ist in Abbildung 5.4 dargestellt. Im Vergleich zur AC-Signalgenerierung ist die Anordnung der Bauelemente, dem Signalfluss entsprechend, gespiegelt.

Wie bei der AC-Signalgenerierung ist es auch ein Ziel bei der Implementierung des AC-Regelkreises, den EMIF- und PCI-Bus zu entlasten. Da nur eine Regelung von Sinussignalen nötig ist, reicht es aus, wenn vom Referenzsignal die Amplitude und die Phase bei der Anregungsfrequenz bekannt sind. Um die Amplitude und die Phase zu bestimmen, kann eine Fourier-Analyse durchgeführt werden [101]. Dies ist das umgekehrte Prinzip, wie es bei der AC-Signalgenerierung genutzt wurde. Vorteil der Fourier-Analyse ist, dass diese, wie bereits die Fourier-Synthese, auf dem FPGA durchgeführt werden kann, wodurch der EMIF-Bus und der PCI-Bus entlastet werden.

Bei der Fourier-Analyse wird die Zerlegung eines Signals in seine Frequenzanteile durchgeführt. Der k-te Frequenzanteil R_k eines zeitdiskreten Signals FB_n mit N Samples kann durch

$$R_k = \sum_{n=0}^{N-1} FB_n \cdot e^{-\mathrm{j}2\pi \frac{kn}{N}} \tag{5.11}$$

berechnet werden. Da allerdings nur die Amplitude und Phase bei der Anregungsfrequenz benötigt werden, braucht nur der Frequenzanteil R_1 berechnet zu werden. Unter Verwendung von Gleichung (5.11) und der Eulerschen-Relation [101]

$$e^{\mathrm{j}\varphi} = \cos(\varphi) + \mathrm{j}\sin(\varphi) \tag{5.12}$$

kann dieser schließlich in

$$R = R_1 = \sum_{n=0}^{N-1} FB_n \cdot e^{-\mathrm{j}2\pi \frac{n}{N}} \tag{5.13}$$

$$= \sum_{n=0}^{N-1} FB_n \cdot \cos\left(2\pi \frac{n}{N}\right) - \mathrm{j} \sum_{n=0}^{N-1} FB_n \cdot \sin\left(2\pi \frac{n}{N}\right) \tag{5.14}$$

$$= \sum_{n=0}^{N-1} FB_n \cdot S_{\mathrm{Re,n}} - \mathrm{j} \sum_{t=0}^{N-1} FB_n \cdot S_{\mathrm{Im,n}} \tag{5.15}$$

zerlegt werden. Dabei gelten erneut Gleichung (5.3) für das Sinussignal S_{Im} und Gleichung (5.4) für das Cosinussignal S_{Re}. Der komplexe Frequenzanteil R kann in den Realteil

$$R_{\mathrm{Re}} = \sum_{n=0}^{N-1} FB_n \cdot S_{\mathrm{Re,n}} \tag{5.16}$$

und den Imaginärteil

$$R_{\mathrm{Im}} = - \sum_{n=0}^{N-1} FB_n \cdot S_{\mathrm{Im,n}} \tag{5.17}$$

aufgeteilt werden.

Um eine direkte Berechnung der Signale S_{Re} und S_{Im} im FPGA zu vermeiden, wird das gleiche Prinzip verwendet wie bereits bei der AC-Signalgenerierung. Die Signale werden durch einen Funktionsgenerator auf der CPU berechnet und nur im FPGA gespeichert. Für den Funktionsgenerator kann dieselbe C++-Klasse verwendet werden wie bei der AC-Signalgenerierung. Die generierten Signale werden ebenfalls über den

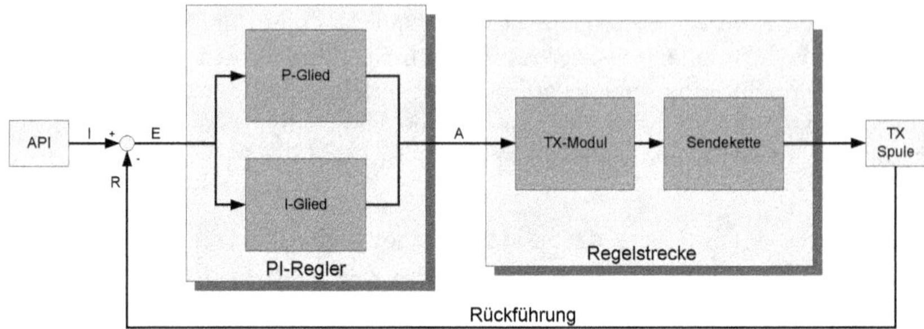

Abbildung 5.5: Blockschaltbild des Regelkreises. Aus der Stellgröße A und der Regelrückführungsgröße R wird die Regelabweichung E bestimmt. Der PI-Regler berechnet daraus die neue Stellgröße A. Die Regelstrecke, die aus dem Modul zur AC-Signalgenerierung und der Sendekette des Spektrometers besteht, erzeugt das Signal der Sendespule. Über den Referenzkanal wird dieses als Regelrückführungsgröße R zurückgeführt.

PCI-Bus an den DSP und von dort über den EMIF-Bus an das FPGA gesendet. Dort werden sie in jeweils einem Speicherblock (MEM) des FPGAs abgelegt. Aus diesen Speicherblöcken können dann die Samples einzeln ausgelesen werden.

Das Referenzsignal $FB(t)$ wird, wie in Abschnitt 4.4.4 erläutert wurde, durch einen ADC in das diskrete Signal FB_n digitalisiert und über den SHB-Bus an das FPGA übertragen. Bei der verwendeten Grundfrequenz von $f_0 = 25$ KHz und einer Abtastfrequenz von 20 MHz ergibt sich erneut eine Periodenlänge von $N = 800$ Samples.

Die Berechnung der Ausdrücke (5.16) und (5.17) erfolgt im FPGA durch jeweils einen Multiplikations-Akkumulator-Block (MAC). Dieser multipliziert mit jedem Sample das Referenzsignal FB_n mit dem Sinussignal S_{Im} bzw. dem Cosinussignal S_{Re} und addiert die Ergebnisse sukzessive zu dem Frequenzanteil R_{Im} bzw. R_{Re} zusammen. Der MAC-Block besteht also aus zwei einzelnen Blöcken, einem Multiplikations-Block (MULT) und einem Akkumulator-Block (ACCU). Für die Multiplikation wird der gleiche MULT-Block genutzt wie bereits für die Multiplikation des Ausgangssignals bei der AC-Signalgenerierung.

Dadurch, dass im ACCU-Block jeweils die Werte einer Periode aufaddiert werden, erfolgt die Ausgabe des MAC-Blocks nur einmal pro Periode. Die Frequenzanteile R_{Re} und R_{Im} werden über den EMIF-Bus vom FPGA zum DSP gesendet, wo sie zur Regelung des AC-Signals genutzt werden. Die Belastung des EMIF-Busses durch die Übertragung der Frequenzanteile kann dadurch, dass sie nur einmal pro Periode auftritt, vernachlässigt werden. Es steht somit weiterhin die annähernd volle Bandbreite beider Busse für die Signalerfassung zur Verfügung.

Das Blockschaltbild des Regelkreises ist in Abbildung 5.5 dargestellt. Zur Regelung der Amplitude und Phase des AC-Signals wird im DSP ein digitaler PI-Regler eingesetzt [159]. Er besteht aus einem proportionalen Anteil (P-Glied) und einem integralen Anteil (I-Glied). Gewählt wurde ein PI-Regler, da dieser, im Gegensatz zu einem reinen P-Regler, keine bleibende Regelabweichung aufweist, sodass der Sollwert exakt erreicht wird. Der Sollwert wird dabei schneller erreicht als bei einem reinen I-Regler. Noch schneller kann der Sollwert erreicht werden, wenn noch ein zusätzlicher differenzialer Anteil (D-Glied) hinzugefügt wird. Dadurch wird der Regler allerdings leicht instabil bzw. neigt zum Oszillieren. Ein PI-Regler hingegen ist im Allgemeinen recht stabil. Tests haben gezeigt, dass die Einregelzeit im Vergleich zur eigentlichen Messzeit bereits mit einem PI-Regler als ausreichend schnell betrachtet werden kann und somit kein D-Glied notwendig ist.

Dem PI-Regler wird über die Programmierschnittstelle die gewünschte Amplitude und Phase des AC-Stromes als komplexe Führungsgröße I übergeben. Als Rückführungsgröße R dienen die beiden gemessenen Frequenzanteile R_{Re} und R_{Im}. Um die Amplitude und die Phase des AC-Ausgangssignals zu ändern, sendet der Regler die komplexe Stellgröße A an das Modul zur AC-Signalgenerierung.

Die komplexen Größen können jeweils auch durch zweikomponentige Vektoren, bestehend aus Real- und Imaginärteil, ausgedrückt werden, sodass

$$I = \begin{pmatrix} \mathrm{Re}(I) \\ \mathrm{Im}(I) \end{pmatrix}, \tag{5.18}$$

$$R = \begin{pmatrix} \mathrm{Re}(R) \\ \mathrm{Im}(R) \end{pmatrix} = \begin{pmatrix} R_{\mathrm{Re}} \\ R_{\mathrm{Im}} \end{pmatrix} \text{ und} \tag{5.19}$$

$$A = \begin{pmatrix} \mathrm{Re}(A) \\ \mathrm{Im}(A) \end{pmatrix} \tag{5.20}$$

gilt. Dies hat den Vorteil, dass das Regelsystem nun als ein reelles System mit zwei Regelgrößen betrachtet werden kann [157, 158].

Zur Regelung berechnet der PI-Regler zunächst mit jeder Periode n aus der Führungsgröße I_n und der Rückführungsgröße R_n die Regelabweichung

$$E_n = I_n - R_n. \tag{5.21}$$

Aus dieser Regelabweichung berechnet der Regler die neue Stellgröße

$$A_n = \underbrace{\underline{K}_{\mathrm{p}} \cdot E_n}_{\mathrm{P-Glied}} + \underbrace{\underline{K}_{\mathrm{i}} \cdot T_{\mathrm{A}} \cdot \sum_{i=0}^{n} E_i}_{\mathrm{I-Glied}} \tag{5.22}$$

mit der Abtastzeit T_{A} und den Regelmatrizen $\underline{K}_{\mathrm{p}}$ für das P-Glied und $\underline{K}_{\mathrm{i}}$ für das I-Glied. Die neue Stellgröße A_n wird an das Modul zur AC-Signalgenerierung übergeben, woraufhin eine Anpassung des Sendesignals stattfindet.

Die beiden Regelmatrizen $\underline{\boldsymbol{K}}_\mathrm{p}$ und $\underline{\boldsymbol{K}}_\mathrm{i}$ können nach Lunze [158] mit der statischen Verstärkung $\underline{\boldsymbol{K}}_\mathrm{s}$ des Regelkreises durch

$$\underline{\boldsymbol{K}}_\mathrm{p} = k_\mathrm{p} \cdot \underline{\boldsymbol{K}}_\mathrm{s}^{-1} \tag{5.23}$$

und

$$\underline{\boldsymbol{K}}_\mathrm{i} = k_\mathrm{i} \cdot \underline{\boldsymbol{K}}_\mathrm{s}^{-1} \tag{5.24}$$

bestimmt werden.

Die beiden Parameter k_p und k_i werden als Tuningfaktoren des P-Glieds bzw. I-Glieds bezeichnet. Sie hängen im Wesentlichen von der Einschwingzeit des Spulenaufbaus ab. Für das aktuelle System wurden sie empirisch als

$$k_\mathrm{p} = 0{,}9 \tag{5.25}$$

und

$$k_\mathrm{i} = 0{,}8 \tag{5.26}$$

gewählt.

Die Bestimmung der statischen Verstärkung $\underline{\boldsymbol{K}}_\mathrm{s}$ wird vor jeder Messung neu durchgeführt (siehe Abschnitt 5.2.3). Dies ist erforderlich, da sich die Verstärkung z. B. durch eine andere Einstellung des Leistungsverstärkers schnell ändern kann. Hierfür wird das statische Regelsystem

$$\boldsymbol{R} = \begin{pmatrix} R_\mathrm{Re} \\ R_\mathrm{Im} \end{pmatrix} = \underline{\boldsymbol{K}}_s \cdot \boldsymbol{A} = \begin{pmatrix} k_\mathrm{s11} & k_\mathrm{s12} \\ k_\mathrm{s21} & k_\mathrm{s22} \end{pmatrix} \cdot \begin{pmatrix} A_\mathrm{Re} \\ A_\mathrm{Im} \end{pmatrix} \tag{5.27}$$

betrachtet. Wird dieses mit der Stellgröße $\overline{\boldsymbol{A}}_\mathrm{Re} = (\overline{A},0)^\mathrm{T}$ angeregt und nach der Einregelzeit die Messwerte $\overline{\boldsymbol{R}}_\mathrm{Re} = (\overline{R}_1,\overline{R}_2)^\mathrm{T}$ aufgenommen, ergeben sich die statischen Verstärkungsfaktoren k_s11 und k_s21 als

$$k_\mathrm{s11} = \frac{\overline{R}_1}{\overline{A}} \tag{5.28}$$

und

$$k_\mathrm{s21} = \frac{\overline{R}_2}{\overline{A}}. \tag{5.29}$$

Die beiden Verstärkungsfaktoren k_s12 und k_s22 können analog durch Anregung des statischen Systems mit der Stellgröße $\overline{\boldsymbol{A}}_\mathrm{Im} = (0,\overline{A})^\mathrm{T}$ und Aufnahme der Messwerte $\overline{\boldsymbol{R}}_\mathrm{Im} = (\overline{R}_3,\overline{R}_4)^\mathrm{T}$ durch

$$k_\mathrm{s12} = \frac{\overline{R}_3}{\overline{A}} \tag{5.30}$$

und

$$k_\mathrm{s22} = \frac{\overline{R}_4}{\overline{A}} \tag{5.31}$$

bestimmt werden.

Nach Gleichung (5.7) entspricht die Anregung mit $\overline{\boldsymbol{A}}_{\mathrm{Re}}$ einem Cosinussignal und die Anregung mit $\overline{\boldsymbol{A}}_{\mathrm{Im}}$ einem Sinussignal. Das heißt, die Anregung mit $\overline{\boldsymbol{A}}_{\mathrm{Im}}$ ist lediglich zur Anregung mit $\overline{\boldsymbol{A}}_{\mathrm{Re}}$ um $-90°$ phasenverschoben. Somit ist das Empfangssignal $\overline{\boldsymbol{A}}_{\mathrm{Im}}$ ebenfalls zum Empfangssignal $\overline{\boldsymbol{A}}_{\mathrm{Re}}$ um $-90°$ phasenverschoben und es gilt daher

$$\overline{\boldsymbol{R}}_{\mathrm{Im}} = \begin{pmatrix} \overline{R}_3 \\ \overline{R}_4 \end{pmatrix} = \begin{pmatrix} \overline{R}_2 \\ -\overline{R}_1 \end{pmatrix}. \tag{5.32}$$

Die Verstärkungsfaktoren $k_{\mathrm{s}12}$ und $k_{\mathrm{s}22}$ können daher auch aus

$$k_{\mathrm{s}12} = k_{\mathrm{s}21} \tag{5.33}$$

und

$$k_{\mathrm{s}22} = -k_{\mathrm{s}11} \tag{5.34}$$

berechnet werden. Folglich ist bereits die komplette statische Verstärkungsmatrix $\underline{\boldsymbol{K}}_{\mathrm{s}}$ durch eine Messung bestimmt.

5.1.4.4 SMT8036-Signalerfassung

Das letzte Modul des SMT8036-Systems ist das Signalerfassungsmodul. Wie bereits bei den beiden vorherigen Modulen werden auch beim Signalerfassungsmodul die einzelnen Funktionsblöcke auf das FPGA, den DSP und die CPU verteilt. Das Blockdiagramm des Signalerfassungsmoduls ist in Abbildung 5.6 dargestellt. Die Richtung des Signalpfads vom Signalerfassungsmodul ist zum AC-Regelkreismodul identisch. Somit ist auch die Reihenfolge der Bauelemente im Blockdiagramm gleich.

Das Signalerfassungsmodul ist, im Gegensatz zum AC-Regelkreismodul, nicht nur an einen ADC angeschlossen, sondern an beide. So werden über den SHB-Bus sowohl die Daten des Empfangskanals als auch die Daten des Referenzsignals zum FPGA übertragen. Es ist allerdings nicht möglich, dass beide Signale zeitgleich zum DSP weitergeleitet werden, da dies die zur Verfügung stehende Bandbreite des EMIF-Busses überschreiten würde. So wird in einem ersten Block (SELECT) selektiert, welches Signal übertragen werden soll. Die Auswahl des Referenzsignals ist sehr wichtig, um während der Hardwareentwicklung eine Untersuchung des Sendesignals und des Regelkreises durchführen zu können. Im normalen Betrieb wird allerdings der Empfangskanal selektiert, um das Messsignal zu erfassen.

Da zur Partikelanalyse das komplette Frequenzspektrum des Messsignals benötigt wird, kann beim Signalerfassungsmodul nur eine sehr eingeschränkte Vorverarbeitung der Daten erfolgen. Um die gewünschte Bandbreite von 2,5 MHz im Spektrum auswerten zu können, ist eine Abtastrate von mindestens 5 MHz notwendig.

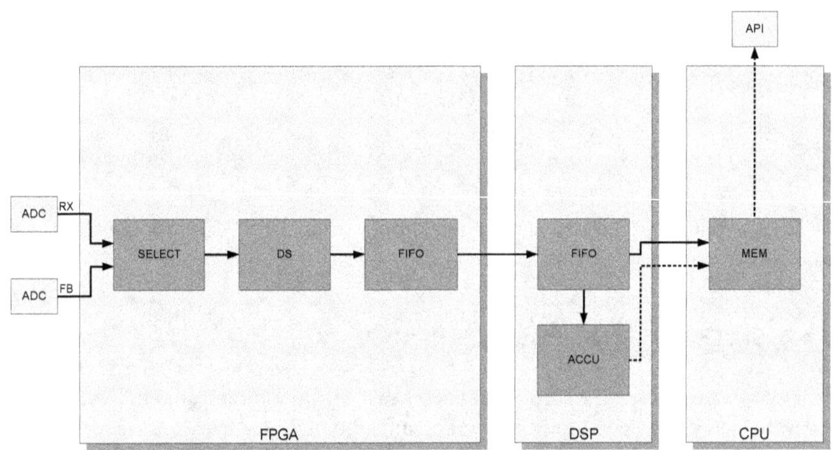

Abbildung 5.6: Blockschaltbild des Moduls zur Signalerfassung. Die verschiedenen Blöcke sind auf das FPGA, den DSP und die CPU verteilt. Das Empfangssignal (RX) und das Referenzsignal (FB) werden durch jeweils einen ADC digitalisiert. Im FPGA wird das gewünschte Signal selektiert und über einen Zwischenspeicher (FIFO) im FPGA und im DSP in den Speicher (MEM) der CPU gesendet. Dort wird es dem Anwender über die Programmschnittstelle (API) übergeben. Die Linienart der Datenpfeile gibt die Datenrate an. Gepunktet: niedrige Datenrate (einmal pro Messvorgang), durchgezogen: hohe Datenrate (einmal pro Sample).

Die durch die ADCs digitalisierten Daten haben eine Auflösung von 14 Bit. Die Datengröße im Speicher muss jedoch immer ein ganzzahliges Vielfaches von 8 Bit bzw. 1 Byte sein. Die 14 Bit des Empfangssignals werden also auf 16 Bit erweitert. Dies kann durch Auffüllen der ersten Bits mit Nullen erfolgen. Alternativ kann die Datengröße auch auf 16 Bit vergrößert werden, indem vier 14-Bit-Abtastwerte zu einem 16-Bit-Abtastwert addiert werden. Durch das Addieren der vier Messwerte wird allerdings die Abtastfrequenz um den Faktor vier reduziert. Daher ist eine Überabtastung um diesen Faktor nötig, um die gewünschte Abtastrate einzuhalten. Aus diesem Grund wurde die Abtastfrequenz der ADCs mit 20 MHz viermal so hoch gewählt wie die gewünschte Abtastrate von 5 MHz. Der Vorteil des Aufaddierens ist, dass die Auflösung auf 16 Bit und damit auch der Dynamikbereich des ADCs von 84 dB auf 96 dB erhöht wird [174]. Dieses Aufaddieren, auch Downsampling (DS) genannt, erfolgt durch den zweiten Block im FPGA.

Da im FPGA keine weitere Datenreduzierung erfolgen kann, ergibt sich aus der Abtastfrequenz von 5 MHz und der Datengröße von 16 Bit bzw. 2 Byte eine Datenrate von 10 MByte/s. Beim Auslesen der Daten vom FPGA zum DSP kann es zu kurzen Verzögerungen kommen, wenn z. B. der DSP die Referenzsignale auswertet oder die Stellgröße für die AC-Amplitude aktualisiert. Daher werden die Daten nicht direkt zum DSP gesendet, sondern sie werden zunächst in einem internen Speicherblock (FIFO) des FPGAs zwischengespeichert. Von dort werden sie schließlich über den EMIF-Bus an den DSP gesendet. So können kurze Verzögerungen ausgeglichen werden, ohne dass Daten verloren gehen.

Um die volle Datenrate des EMIF-Busses auszunutzen, setzt der FIFO-Block zur Übertragung an den DSP jeweils zwei 16-Bit-Daten zu einem 32-Bit-Datum zusammen. Hierdurch wird die Anzahl der Übertragungen halbiert. Die Datenrate von 10 MByte/s wird jedoch nicht verändert. Würden allerdings zwei Daten nicht zusammengesetzt werden und direkt gesendet, würde sich die Datenrate auf 20 MByte/s erhöhen. Das zusammengesetzte 32-Bit Datum kann im DSP oder der CPU wieder in zwei 16-Bit-Daten zerlegt werden.

Die über den EMIF-Bus vom FPGA ausgelesenen Daten werden in dem internen SRAM des DSPs nochmals zwischengespeichert. Dies beugt erneut eventuellen Verzögerungen bei der weiteren Verarbeitung durch den DSP oder die CPU vor.

Um die Daten aus dem FIFO zur CPU zu übertragen, gibt es zwei Möglichkeiten. Bei der ersten Möglichkeit werden die Daten aus dem Zwischenspeicher des DSPs direkt an die CPU gesendet. Dabei wird der PCI-Bus mit einer unveränderten Datenrate von 10 MByte/s belastet. Die Daten werden von der CPU im Hauptspeicher des PCs abgelegt, wo sie schließlich dem Anwender über die Programmierschnittstelle übergeben werden. Durch den Anwender kann dann eine weitere Verarbeitung, wie z. B. eine Fourier-Transformation, erfolgen.

Bei der zweiten Möglichkeit werden die Daten nicht direkt an die CPU gesendet, sondern durch einen Akkumulator im DSP weiterverarbeitet. Dieser Akkumulator addiert je nach Anzahl der gewünschten Messwiederholungen mehrere Perioden des Empfangssignals zusammen. Dies führt, wie bereits in Abschnitt 5.1.3.2 erläutert wurde, zu einer hohen Datenreduzierung. Um die Daten aufsummieren zu können, ist es allerdings nötig, die Datengröße eines Abtastwertes auf 32 Bit zu erweitern. Mit einer Erweiterung auf 32 Bit können mindestens 65 536 Messwiederholungen aufsummiert werden, ohne dass ein arithmetischer Überlauf stattfindet. In dieser Arbeit werden in der Regel 10 Perioden und 12 500 Messwiederholungen genutzt. Bei der verwendeten Anregungsfrequenz von 25 kHz entspricht dies einer Messzeit von 5 s. Pro Messung entsteht eine Rohdatenmenge von 50 MByte. Das Aufaddieren der 12 500 Messwiederholungen reduziert, unter Beachtung der Erweiterung auf 32 Bit, die Datenmenge um den Faktor 6250 auf 8 kByte. Nach Beendigung des Messvorgangs werden die aufaddierten Daten über den PCI-Bus in den Hauptspeicher übertragen und dem Anwender über die API zur Verfügung gestellt. Bei dieser Möglichkeit zur Datenübertragung wird also durch die Mittelung mehrerer Messungen die Datenmenge massiv reduziert. Diese Variante wird derzeit im Spektrometer eingesetzt.

Bei der Nutzung der Systemsoftware an einem MPI-Scanner wird das gesamte Zeitsignal benötigt. Hier kann keine Mittelung erfolgen, sodass in diesem Fall die direkte Datenübertragung zu wählen ist. Bei einer Erweiterung der Systemsoftware auf ein 3D-MPI-System muss weiterhin beachtet werden, dass sich die Datenrate auf dem PCI-Bus verdreifacht, da die Messdaten von drei verschiedenen Datenerfassungskarten verarbeitet werden müssen. Für ein 3D-System entsteht somit eine Datenrate von 30 MByte/s. Diese Datenrate kann ohne Probleme mit dem PCI-Bus übertragen werden. Dies ist allerdings nur dadurch möglich, dass das Sendesignal direkt auf den Datenerfassungskarten generiert sowie das Referenzsignal direkt verarbeitet wird und dadurch keine zusätzliche Belastung des PCI-Busses entsteht. Würde diese Verarbeitung nicht auf der Datenerfassungskarte erfolgen, würde sich die Datenrate verdreifachen. Die Daten könnten dann nicht mehr mit dem PCI-Bus übertragen werden.

5.2 Anwendungssoftware

Zur Bedienung des Spektrometers wird in diesem Abschnitt eine Anwendungssoftware entwickelt. Sie besteht aus einer grafischen Benutzeroberfläche (GUI), mit der auf einfache Weise eine Messung durchgeführt werden kann. Weiterhin wertet die Anwendungssoftware im Anschluss an eine Messung diese automatisch aus und stellt dem Anwender die Ergebnisse grafisch dar.

Wie bei der Systemsoftware werden auch für die Anwendungssoftware zunächst die Anforderungen analysiert. Nach der Analyse wird der grundsätzliche Aufbau der GUI beschrieben. Daran anschließend werden die Steuerung und der Ablauf einer Messung sowie eine Vorverarbeitung der Messdaten beschrieben. Im letzten Abschnitt werden schließlich verschiedene Methoden zur Auswertung der Messsignale vorgestellt, mit denen eine automatische Partikelanalyse durch die Anwendungssoftware stattfindet.

5.2.1 Anforderungsanalyse

Die Anwendungssoftware dient der Steuerung des Spektrometers und der Auswertung der Messsignale. Die Nutzung der Software soll dabei nicht nur für Personen möglich sein, die detailliert mit dem Spektrometer und dessen Hardware vertraut sind, sondern auch für Personen, die nur eine kurze Einweisung in das Spektrometer erhalten haben. So sollen z. B. Chemiker, die neue Partikel herstellen, das Spektrometer eigenständig nutzen können, um die neu hergestellten Partikel charakterisieren zu können. Aus diesem Grund soll die Anwendungssoftware aus einer grafischen Benutzeroberfläche bestehen. Diese soll es dem Anwender ermöglichen, sämtliche Parameter, die für eine Messung nötig sind, auf einfache Weise einzustellen und anschließend eine Messung durchzuführen.

Neben der einfachen Messsteuerung sollen die Messsignale nach einer Messung automatisch ausgewertet werden. Die Messergebnisse und die Messauswertung sollen dem Anwender in der Benutzeroberfläche auf eine klare Weise präsentiert werden, sodass auch hier keine detaillierten Kenntnisse der Hardware notwendig sind, um einen Rückschluss auf die Partikelgüte ziehen zu können. Um einen direkten Vergleich unterschiedlicher Partikel durchführen zu können, sollen nicht nur die Ergebnisse einer einzigen Messung präsentiert werden, sondern die Ergebnisse einer beliebigen Anzahl von Messungen gleichzeitig.

Damit die Messdaten zu einem späteren Zeitpunkt auf einem beliebigen PC untersucht oder auch durch eine andere Software weiter analysiert werden können, sollen die Daten in einem gängigen Dateiformat abgespeichert werden. Ein Dateiformat, das hierfür geeignet ist, ist das HDF5-Format[8] von der HDF-Gruppe [89]. Es ermöglicht, neben der Speicherung der eigentlichen Messdaten, auch die Speicherung von Metadaten. So können zusätzlich zu den Messdaten sämtliche Parameter der Messung und die Ergebnisse der Messsignalanalyse abgespeichert werden. Das HDF5-Format wird dabei von einer großen Anzahl von Anwendungen, wie z. B. Matlab, unterstützt, sodass die Messdaten leicht mit anderen Programmen geöffnet werden können.

Die Implementierung soll, wie bereits bei der Systemsoftware, so erfolgen, dass die Software leicht zu warten, wiederverwendbar und erweiterungsfähig ist. Um dieses zu

---

[8]HDF - Hierarchical Data Format

erreichen, wird eine objektorientierte Implementierung in der Programmiersprache C++ durchgeführt. Für die Umsetzung der GUI wird die Bibliothek Qt4 genutzt [96]. Sie stellt eine plattformunabhängige Spracherweiterung von C++ dar, mit der GUIs erstellt werden können. Durch die Plattformunabhängigkeit ist es weiterhin möglich, dass die Anwendungssoftware nicht nur unter Microsoft Windows, sondern auch unter Linux und Mac OS ausgeführt werden kann.

5.2.2 Programmaufbau

Wie in den Anforderungen festgelegt, erfolgt die Umsetzung der Anwendungssoftware als eine grafische Benutzeroberfläche. Der Aufbau der Benutzeroberfläche wird in diesem Abschnitt beschrieben. Mit der Benutzeroberfläche lassen sich sowohl Messungen steuern als auch auswerten. Weiterhin können verschiedene Messungen miteinander verglichen werden.

Die entwickelte Benutzeroberfläche ist in Abbildung 5.7 dargestellt. Sie lässt sich in die fünf Bereiche Dateiverwaltung, Messungssteuerung, Messparameter, Visualisierung und Auswertung unterteilen. Die zwei Bereiche Visualisierung und Auswertung sind wiederum in jeweils zwei Teilbereiche aufgegliedert.

5.2.2.1 Dateiverwaltung

Der erste Bereich dient der Dateiverwaltung der Messungen. Zur Verwaltung der Messdaten wird jede Messung in einer eigenen HDF5-Datei gespeichert. Mehrere Messungen einer Messreihe können wiederum zur besseren Organisation zu einem Datensatz zusammengefasst werden. Jeder Datensatz wird dazu in einem eigenen Verzeichnis abgelegt. Die hierdurch entstehende Ordnerstruktur ermöglicht eine einfache Weitergabe der Messdaten, da zur Weitergabe einer Messreihe nur der jeweilige Ordner kopiert werden muss. Zur Weitergabe einer einzelnen Messung muss nur die entsprechende Datei weitergegeben werden.

Mit dem Dateiverwaltungsblock lassen sich Messungen speichern und vorangegangene Messungen wieder öffnen. Hierdurch können die Messungen zu einem späteren Zeitpunkt analysiert oder mit anderen Messungen verglichen werden. Um Messungen vergleichen zu können, können mehrere Messungen zeitgleich geöffnet werden. In einer Auswahlliste sind alle geöffneten Messungen aufgeführt. Aus ihr kann jeweils eine Messung ausgewählt werden, deren Messparameter und Messauswertung in den anderen Bereichen der GUI angezeigt werden.

Visualisierung Auswerteeinstellungen Auswertung

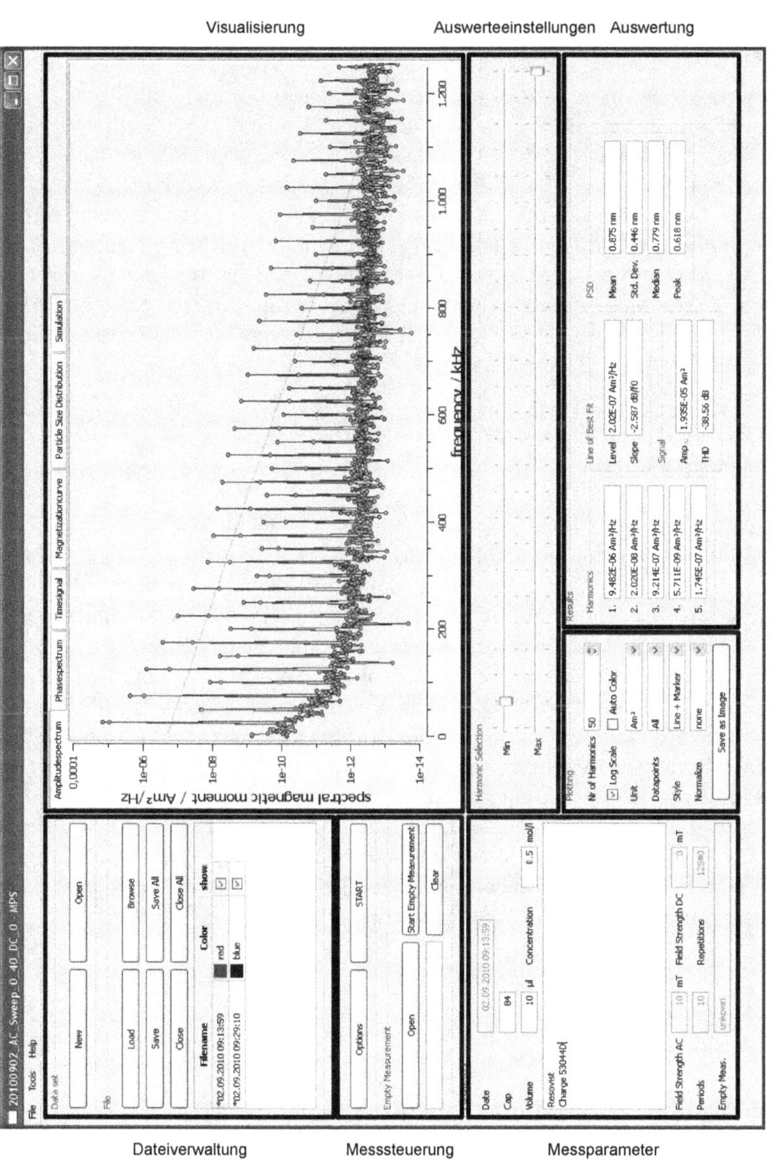

Abbildung 5.7: Grafische Benutzeroberfläche zur Steuerung des Spektrometers. Die unterschiedlichen Bereiche sind farblich gekennzeichnet. In der dargestellten Oberfläche sind zwei verschiedene Messungen geöffnet.

5.2.2.2 Messsteuerung

Zur Steuerung einer Messung dient der zweite Bereich. Mit ihm können die Parameter einer Messung, wie die Feldstärken und die Messdauer, eingestellt werden und anschließend die Messung gestartet werden. Die Steuerung einer Messung mit all ihren Parametern und der Ablauf einer Messung werden in Abschnitt 5.2.3 genauer beschrieben. Neben der eigentlichen Messung können auch Leermessungen durchgeführt werden. Eine Leermessung ist eine Messung, in der sich keine Nanopartikelprobe im Spektrometer befindet. Diese Leermessung wird in der Messsignalverarbeitung von der späteren Messung abgezogen. Hierdurch werden Störsignale reduziert und so das eigentliche Messsignal verbessert. Das Prinzip der Leermessung wird in Abschnitt 5.2.4 detailliert erläutert.

5.2.2.3 Messparameter

Im dritten Bereich werden die Messparameter der aktuell ausgewählten Messung angezeigt. Einige Parameter, wie die Feldstärken und die Messzeit, werden automatisch aus der Messsteuerung übernommen und können nicht verändert werden. Andere Parameter, wie die Probennummer (Cap), das Probenvolumen (Volume) und die Eisenkonzentration der Probe (Concentration), müssen vom Benutzer eingegeben werden. Beim Probenvolumen wird standardmäßig von der Software das optimierte Probenvolumen von 10 μl eingetragen. Dies kann vom Benutzer geändert werden, falls ein anderes Probenvolumen verwendet wurde. Die Parameter dienen zum einen der besseren Verwaltung der Messungen und zum anderen zur Auswertung der Messungen. So kann, bei Angabe des Volumens und der Eisenkonzentration, die Messung entweder auf das Probenvolumen oder den Eisengehalt normiert werden, um einen besseren Vergleich von verschiedenen Proben durchführen zu können. Neben den Parametern kann zu jeder Messung eine Beschreibung eingegeben werden. Diese erlaubt es, dass Messungen, auch nach einem längeren Zeitraum, wieder einfach identifiziert werden können.

5.2.2.4 Visualisierung

Die grafische Darstellung der Messung erfolgt durch den vierten Block, der in zwei Teilblöcke aufgeteilt ist. Mit dem ersten Teilblock, den Visualisierungseinstellungen, können die verschiedenen Parameter zur Darstellung der Messdaten eingestellt werden. So können unter anderem die Anzahl der darzustellenden Harmonischen, die Achsenskalierung, die Normierung der Messdaten und der Stil der Darstellung verändert werden.

Der zweite Teilblock, die Visualisierung, dient zur Darstellung der Messdaten. Über Reiter kann zwischen sechs verschiedenen Graphen gewechselt werden. So kann das Amplitudenspektrum, das Phasenspektrum, das Zeitsignal, die Magnetisierungskurve, die berechnete Partikelgrößenverteilung und eine simulierte Magnetisierung der berechneten Partikelgrößenverteilung ausgewählt werden. Die unterschiedlichen Graphen sind in Abbildung 5.8 dargestellt und werden im Folgenden jeweils kurz erläutert.

Amplitudenspektrum Der erste Graph (Abbildung 5.8a) wird standardmäßig beim Öffnen der Anwendungssoftware dargestellt. In ihm ist die Funktion

$$f \mapsto |\hat{m}(f)| \qquad \text{mit } f \geq 0 \tag{5.35}$$

dargestellt. Es wird demnach die Amplitude des spektralen magnetischen Moments $\hat{m}$ über die Frequenz f aufgetragen.

In diesem Graph kann direkt die Höhe der Harmonischen, die durch die Nanopartikel erzeugt werden, abgelesen werden. Entscheidend dabei ist jedoch nicht nur die Höhe jeder einzelnen Harmonischen, sondern wie schnell die Höhe mit der Frequenz fällt. Um die Steigung der Harmonischen zu verdeutlichen, ist zusätzlich eine Ausgleichsgerade eingezeichnet. Die Berechnung der Ausgleichsgeraden wird in Abschnitt 5.2.5.2 erläutert. Die Ausgleichsgerade wird allerdings nicht für alle Messungen gleichzeitig angezeigt, sondern immer nur für die Messung, die aktuell im Dateiverwaltungsbereich ausgewählt ist.

In den Visualisierungseinstellungen kann ausgewählt werden, ob nur die Daten der Harmonischen oder auch Werte zwischen den Harmonischen angezeigt werden. Wenn auch Zwischenwerte angezeigt werden, wie es in Abbildung 5.8a der Fall ist, kann aus den Zwischenwerten die Höhe des Systemrauschens bestimmt werden, bzw. wie viele Harmonische oberhalb des Systemrauschens liegen.

Phasenspektrum Sehr ähnlich zum ersten Graph ist der zweite Graph (Abbildung 5.8b). In ihm wird nicht die Amplitude des spektralen magnetischen Moments $\hat{m}$, sondern dessen Phase dargestellt. Es wird folglich die Funktion

$$f \mapsto \arg\left(\hat{m}(f)\right) \qquad \text{mit } f \geq 0 \tag{5.36}$$

abgebildet.

Aus der Phase können z. B. Rückschlüsse auf die Relaxationseigenschaften der Partikel und daraus auf die Hysterese getroffen werden. Partikel, die keine Relaxationszeit aufweisen, haben eine über die Frequenz konstante Phase. Umso stärker sich die Phase mit der Frequenz ändert, desto größer ist im Allgemeinen die Relaxationszeit und damit auch die Hysterese.

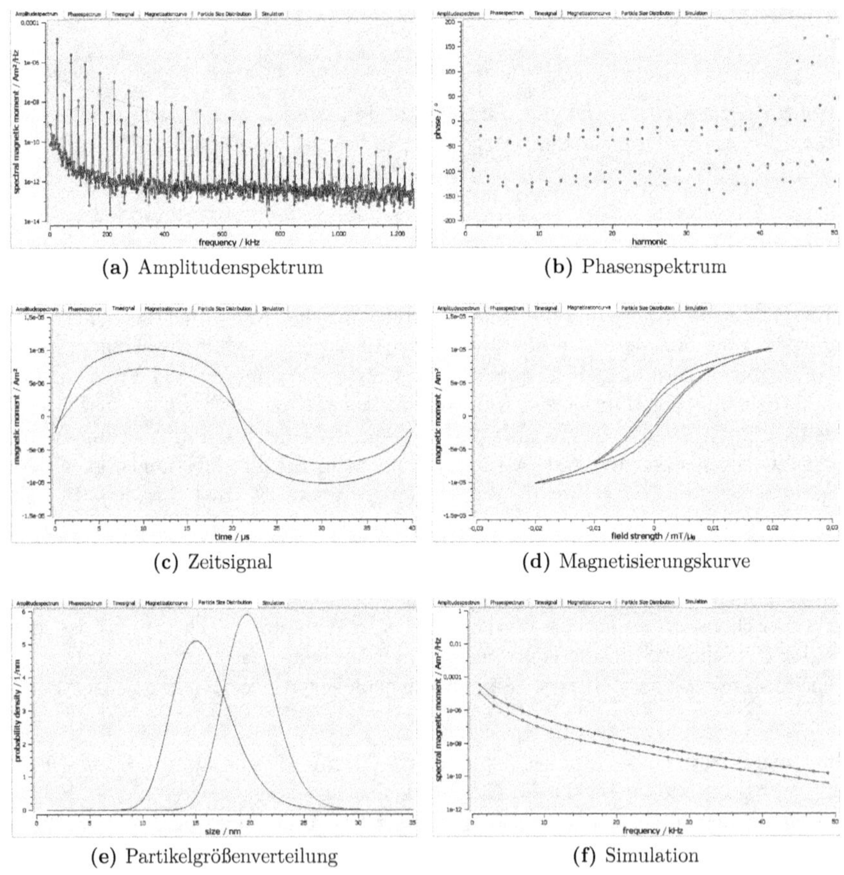

(a) Amplitudenspektrum

(b) Phasenspektrum

(c) Zeitsignal

(d) Magnetisierungskurve

(e) Partikelgrößenverteilung

(f) Simulation

Abbildung 5.8: Die sechs verschiedenen Graphen, mit denen die Messergebnisse visualisiert werden.

Bei der Darstellung der Phase ist im Gegensatz zur Anzeige der Amplitude das Anzeigen von Werten zwischen zwei Harmonischen nicht sinnvoll. Da an den Zwischenwerten nur das Systemrauschen aufgenommen wird, enthält die Phase an diesen Stellen keine sinnvolle Information und kann einen beliebigen Wert annehmen.

Zeitsignal Der zeitliche Verlauf des magnetischen Moments m, also die Funktion

$$t \mapsto m(t) \qquad \text{mit } t \in [0, T) \tag{5.37}$$

wird im dritten Graph (Abbildung 5.8c) dargestellt.

Mit ansteigender Nichtlinearität der Magnetisierungskurve wird das ursprüngliche Sinussignal zu einer rechteckförmigen Partikelmagnetisierung verformt. Diese Verformung wird durch diesen Graphen gut veranschaulicht. Ein Maß zur Partikelcharakterisierung, das aus diesem Graph abgelesen werden kann, ist die Amplitude des magnetischen Moments. Je größer die Amplitude, desto größer ist auch das Signal-Rausch-Verhältnis (SNR). Ein höheres SNR resultiert bei der Bildgebung mittels MPI in einer besseren Bildqualität. Dies kann sowohl eine bessere Auflösung als auch eine höhere Sensitivität bedeuten.

Magnetisierungskurve Im vierten Graph (Abbildung 5.8d) wird, wie im dritten Graph, der zeitliche Verlauf des magnetischen Moments m dargestellt. Allerdings wird dieser hier nicht gegen die Zeit t aufgetragen, sondern gegen die Feldstärke des zeitabhängigen Anregungsfeldes $H(t)$. Dadurch entsteht die parametrische Funktion

$$t \mapsto \begin{pmatrix} H(t) \\ m(t) \end{pmatrix} \qquad \text{mit } t \in [0, T), \tag{5.38}$$

die der Magnetisierungskurve der Partikel entspricht.

Aus dieser Kurve kann die Hysterese der Nanopartikel abgelesen werden. Weiterhin kann mit diesem Graph die Steilheit der Magnetisierungskurve anschaulich untersucht werden. Dies erlaubt zwar keinen direkten Rückschluss auf die Güte der Partikel, aber es kann z. B. abgeschätzt werden, welche Feldstärke notwendig ist, damit die Partikel in Sättigung geraten. Eine Auswertung dieser Kurve und Analyse der Hysterese der Nanopartikel findet im Rahmen dieser Arbeit allerdings nicht statt.

Partikelgrößenverteilung Der fünfte Graph (Abbildung 5.8e) ist der einzige Graph, in dem kein magnetisches Moment dargestellt wird. In ihm wird die Partikelgrößenverteilung abgebildet, die während der Messsignalauswertung berechnet wird (siehe Abschnitt 5.2.5.3). Die Partikelgrößenverteilung zeigt die Verteilungsdichtefunktion

$$D_{\mathrm{K}} \mapsto \rho(D_{\mathrm{K}}) \qquad \text{mit } D_{\mathrm{K}} \geq 0. \tag{5.39}$$

Die Wahrscheinlichkeitsdichte ρ für den Partikelkerndurchmesser D_K wird mittels der Log-Normalverteilung aus Gleichung (3.36) berechnet. Mit dieser Darstellung können Verteilungen verschiedener Partikelproben hinsichtlich des Erwartungswertes und der Verteilungsbreite verglichen werden. So kann z. B. überprüft werden, ob eine Partikelseparation erfolgreich verlaufen ist.

Simulation   Der letzte Graph (Abbildung 5.8f) dient zur Verifikation der berechneten Partikelgrößenverteilung. Hierfür wird zum einen die Amplitude des gemessenen spektralen magnetischen Moments $\hat{m}_\mathrm{mess}$, also

$$f \mapsto |\hat{m}_\mathrm{mess}(f)| \qquad \text{mit } f \geq 0 \tag{5.40}$$

abgebildet. Dies entspricht derselben Funktion, die bereits im ersten Graph dargestellt wird. Zum anderen wird aus der berechneten Partikelgrößenverteilung $\rho\,(D_\mathrm{K})$ mittels Gleichung (3.50) das spektrale magnetische Moment $\hat{m}_\mathrm{sim}$ simuliert und als

$$f \mapsto |\hat{m}_\mathrm{sim}(f)| \qquad \text{mit } f \geq 0 \tag{5.41}$$

dargestellt.

Im Idealfall stimmt das simulierte magnetische Moment mit dem gemessenen überein. Ist dies nicht der Fall, stellt die berechnete Partikelgrößenverteilung die Messdaten nicht korrekt dar. Ursache hierfür kann z. B. die Vernachlässigung der Relaxation im Partikelmodell sein (vgl. Abschnitt 3.4.1).

5.2.2.5 Auswertung

Der letzte Bereich der Benutzeroberfläche setzt sich aus zwei Teilbereichen zusammen. Im ersten Teilbereich werden die Ergebnisse der Messauswertung numerisch ausgegeben. So werden die Amplituden der ersten fünf Harmonischen, die Parameter der Ausgleichsgeraden, die Amplitude sowie Verzerrung des Partikelsignals und die Ergebnisse der berechneten Partikelgrößenverteilung angezeigt.

Mit dem anderen Teilbereich kann ausgewählt werden, für welchen Bereich der Harmonischen die Ausgleichsgerade und die Partikelgrößenverteilung berechnet werden. Der Bereich kann über zwei Schieberegler eingestellt werden. Bei einer Veränderung der Position des Schiebereglers werden die Ausgleichsgerade und die Partikelgrößenverteilung automatisch aktualisiert, sodass der Einfluss des ausgewählten Bereichs leicht überprüft werden kann.

5.2.3 Messsteuerung

Eine der wichtigsten Funktionen der Anwendungssoftware ist die Durchführung einer Messung. In diesem Abschnitt werden sowohl die Möglichkeiten des Anwenders zur

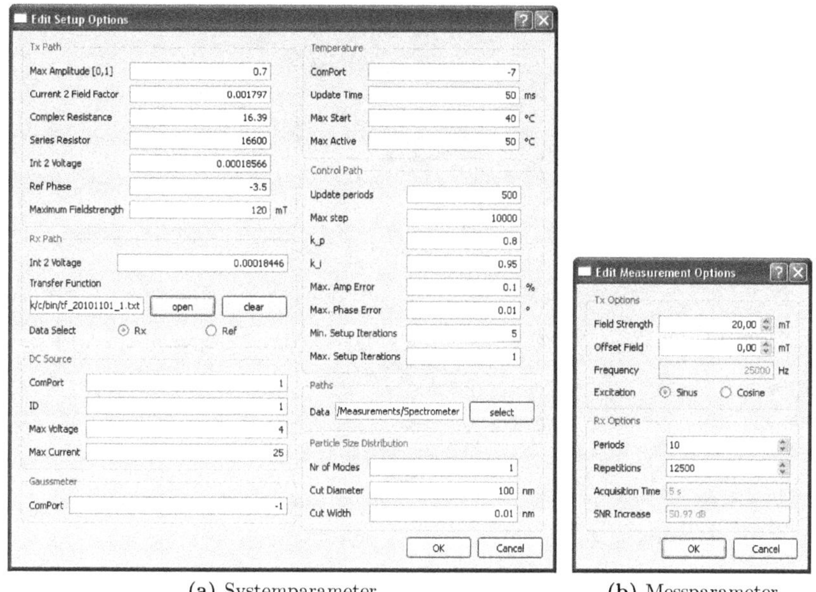

(a) Systemparameter   (b) Messparameter

Abbildung 5.9: Dialogfenster zum Einstellen der Systemparameter (a) und der Messparameter (b).

Steuerung einer Messung als auch der durch die Anwendungssoftware automatisierte Ablauf einer Messung beschrieben.

Zur Steuerung einer Messung sind durch den Anwender verschiedene Parameter einzustellen. Diese Parameter unterteilen sich in System- und Messparameter. Die Systemparameter müssen nur einmal für alle Messungen eingestellt werden. Die Messparameter hingegen können sich in jeder Messung ändern.

Die Systemparameter sind Parameter für grundlegende Einstellungen des Spektrometers und brauchen nur selten verändert werden, z. B. nach dem Austausch einer Hardwarekomponente. Zum Einstellen der Parameter kann über die Menüleiste ein entsprechendes Dialogfenster geöffnet werden. Dieses Fenster ist in Abbildung 5.9a abgebildet. Die meisten Parameter dienen entweder zur Kalibrierung des Spektrometers, zur Einstellung des Regelkreises oder zur Hardwareansteuerung. Zur Hardwareansteuerung wird z. B. die serielle Schnittstelle (ComPort), an der die DC-Quelle angeschlossen ist, ausgewählt. Die Parameter für die Kalibrierung des Spektrometers wurden entweder bereits während der Hardwareentwicklung in Kapitel 4 bestimmt oder werden noch während der Systemkalibrierung in Kapitel 6 bestimmt. Der Regelkreis und die dazugehörigen Parameter sind in Abschnitt 5.1.4.3 detailliert erläutert.

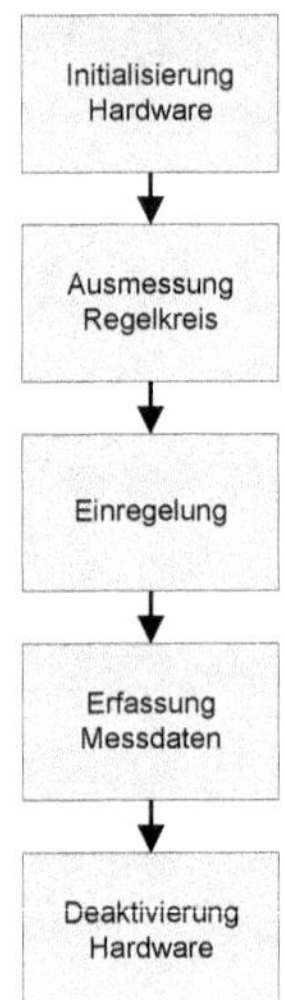

Abbildung 5.10: Ablauf einer Messung mit dem Spektrometer.

Die Messparameter haben einen deutlich geringeren Umfang als die Systemparameter. Auch sie können über ein Dialogfenster, welches in Abbildung 5.9b gezeigt ist, eingestellt werden. In diesem Dialogfenster können die AC- sowie die DC-Anregungsfeldstärke und die Messzeit ausgewählt werden. Die Messzeit wird allerdings nicht direkt eingestellt, sondern indirekt über die Wahl der aufzunehmenden Perioden und Messwiederholungen. Ein guter Kompromiss zwischen Messzeit und SNR-Verbesserung ist dabei eine Wahl von 10 Perioden und 12 500 Messwiederholungen. Mit der Grundfrequenz von $f_0 = 25$ kHz bzw. der daraus entstehenden Periodendauer von $T = 40$ μs ergibt sich eine Messzeit von $T_{\mathrm{mess}} = 5$ s. Das SNR wird dabei um einen Faktor von $\sqrt{10 \cdot 12500} \approx 350 \approx 50$ dB deutlich erhöht. Im Verhältnis zu der Zeit von etwa einer Minute, die benötigt wird, die Nanopartikelprobe zu wechseln, ist die Messzeit mit 5 s immer noch sehr kurz.

Nachdem der Anwender alle Parameter eingestellt hat, kann er eine Messung über den Button *START* im Bereich der Messungssteuerung initiieren. Der Ablauf der Messung wird daraufhin vollautomatisch von der Anwendungssoftware gesteuert. Ein Ablaufdiagramm des Messvorganges ist in Abbildung 5.10 gegeben.

Im ersten Schritt wird zunächst die Hardware initialisiert. So werden über die Programmschnittstellen der Systemsoftware die SMT3036-Klasse zur Steuerung der Datenerfassungskarte und die DC-Source-Klasse zur Ansteuerung der DC-Quelle erzeugt. Daraufhin werden die gewünschte Signalform und die Frequenz des AC-Sendesignals gesetzt. Weiterhin wird die serielle Schnittstelle der DC-Quelle geöffnet, sodass die Befehle zum Setzen der DC-Spannung und des DC-Stroms gesendet werden können.

In Abschnitt 5.1.4.3 wurde gezeigt, dass für die Regelung des AC-Signals die Regelmatrizen $\boldsymbol{K}_\mathrm{p}$ und $\boldsymbol{K}_\mathrm{i}$ benötigt werden. Diese können nach den Gleichungen (5.23) und (5.24) durch die statische Verstärkung $\boldsymbol{K}_\mathrm{s}$ berechnet werden. Wie weiterhin beschrieben wurde, muss die statische Verstärkung mit jeder Messung neu bestimmt werden. Dies wird im Anschluss an die Initialisierung der Hardware durchgeführt. Hierzu wird das in Abschnitt 5.1.4.3 beschriebene Verfahren verwendet.

Im Anschluss an die Bestimmung der Regelparameter werden im nächsten Schritt die gewünschten Feldstärken gesetzt. Zuerst wird in der DC-Quelle der DC-Strom gesetzt, sodass das gewünschte Offsetfeld entsteht. Danach wird der AC-Regelkreis eingeschaltet, woraufhin der AC-Strom eingeregelt wird und letztlich auch das AC-Feld mit der eingestellten Feldstärkenamplitude oszilliert.

Haben beide Ströme bzw. Felder die gewünschten Werte erreicht, wird die Datenerfassung gestartet. Es werden daraufhin solange Messdaten erfasst, bis die in den Messparametern angegebene Anzahl an Perioden und Messwiederholungen erreicht ist. Die Messdaten werden, wie in Abschnitt 5.1.4.4 erläutert wurde, während der Messung zunächst auf der Datenerfassungskarte zwischengespeichert und aufaddiert. Nach der Messung werden die aufaddierten Messdaten in den Arbeitsspeicher übertragen. Dort können sie im Anschluss an die Messung weiterverarbeitet werden.

Im letzten Schritt des Messvorgangs wird die Hardware wieder deaktiviert. Hierzu werden sämtliche Ausgangssignale deaktiviert und anschließend die Verbindungen zu der DC-Quelle und der Datenerfassungskarte getrennt.

5.2.4 Messsignalverarbeitung

Nach der Durchführung einer Messung steht das durch die Datenerfassungskarte aufgenommene Messsignal zur weiteren Verarbeitung zur Verfügung. Bevor jedoch eine Messauswertung durchgeführt werden kann, muss eine Vorverarbeitung des Messsignals erfolgen. Diese Vorverarbeitung ist nötig, um z. B. das frequenzabhängige Übertragungsverhalten des Empfangsverstärkers zu kompensieren (vgl. Abschnitt 4.4.3).

Während der Messung wird vom ADC die kontinuierliche Eingangsspannung

$$u_\mathrm{AD}(t) \qquad \text{mit } t \in [0, T) \tag{5.42}$$

in das diskrete Messsignal

$$u_n \qquad \text{mit } n = 0, \dots, N - 1 \tag{5.43}$$

digitalisiert. Dabei ist T die Periodendauer des AC-Anregungssignals und N die Anzahl der Abtastwerte pro Periode. Bei einer Anregungsfrequenz von $f_0 = 25$ kHz

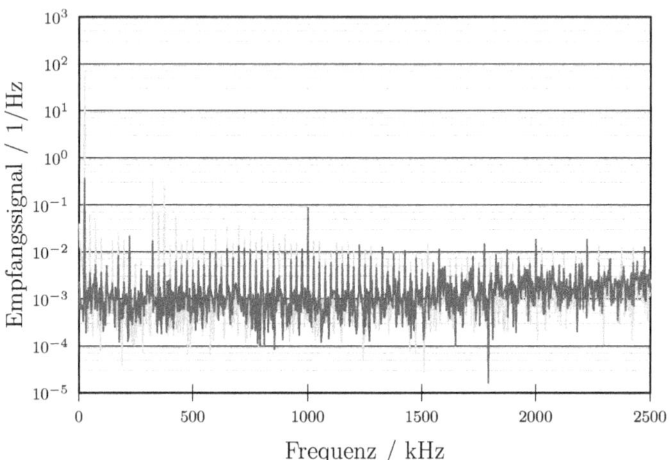

Abbildung 5.11: Spektrum einer Leermessung (hellgrau) und einer korrigierten Messung
(dunkelgrau), bei der das Leersignal subtrahiert wurde.

beträgt die Periodendauer $T = 40$ μs. Mit einer Abtastfrequenz von $f_s = 5$ MHz
(siehe Abschnitt 5.1.4.4) ergeben sich $N = 200$ Abtastwerte pro Periode.

Im ersten Schritt der Messsignalverarbeitung wird zunächst vom Messsignal $u_{\mathrm{mess,n}}$
das Signal einer Leermessung $u_{\mathrm{leer,n}}$ subtrahiert, sodass das korrigierte Messsignal

$$u_{\mathrm{korr,n}} = u_{\mathrm{mess,n}} - u_{\mathrm{leer,n}} \qquad \text{mit } n = 0, \dots, N - 1 \tag{5.44}$$

entsteht. Eine Leermessung ist eine Messung, bei der sich keine Nanopartikelprobe
im Messvolumen befindet, jedoch dieselben Feldstärken verwendet werden wie bei
der eigentlichen Messung. Bei dieser Messung werden alle Signale erfasst, die nicht
durch die Nanopartikel erzeugt werden. Dies sind insbesondere das direkt eingekoppelte Sendesignal und Signale, die durch eventuelle Verschmutzungen im Spektrometer hervorgerufen werden. Da sich diese Signale bei einer erneuten Messung nur
geringfügig verändern, können sie von der eigentlichen Messung subtrahiert und dadurch kompensiert werden. Die Amplitudenspektren einer Leermessung und einer
erneuten Messung, bei der das Signal der Leermessung subtrahiert wurde, sind in
Abbildung 5.11 dargestellt. Es lässt sich gut erkennen, dass die Grundfrequenz um
ca. 46 dB gedämpft wurde und die im Leersignal vorhandenen Harmonischen deutlich
reduziert wurden.

Das Signal $u_{\mathrm{korr,n}}$ wird in einem zweiten Schritt weiter verarbeitet. Die von der Datenerfassungskarte gemessene Spannung ist zum einen durch die frequenzabhängige
Übertragungsfunktion des Empfangsverstärkers verfälscht und zum anderen von der

Empfangsspulensensitivität S_0 abhängig. Um eine quantitative Charakterisierung der Partikel durchführen zu können, wird allerdings deren magnetisches Moment m benötigt. Der zweite Schritt der Messsignalverarbeitung führt eine Umrechnung des korrigierten Messsignals $u_{\mathrm{korr,n}}$ in das magnetische Moment m der Partikel durch. Für die mathematische Herleitung der Umrechnung wird zunächst von kontinuierlichen Signalen ausgegangen und erst später auf diskrete Signale gewechselt.

Nach Gleichung (4.65) ist die in der Empfangsspule induzierte Spannung $u_{\mathrm{RX}}(t)$ proportional zur zeitlichen Änderung des magnetischen Moments $m(t)$ der Partikel. Eine Fourier-Transformation [122] der Spannung $u_{\mathrm{RX}}(t)$ mit

$$\hat{u}(f) = \mathcal{F}\left\{u(t)\right\} = \int_{-\infty}^{\infty} u(t)\, e^{-\mathrm{j}2\pi ft}\,\mathrm{d}t \tag{5.45}$$

und der Ableitungsregel

$$\mathcal{F}\left\{\frac{\partial}{\partial t}x(t)\right\} = \mathrm{j}2\pi f \cdot \hat{x}(f) \tag{5.46}$$

ergibt

$$\hat{u}_{\mathrm{RX}}(f) \;=\; \mathcal{F}\left\{-\mu_0 S_0 \cdot \frac{\partial}{\partial t}m(t)\right\} \tag{5.47}$$

$$\;=\; -\mu_0 S_0 \cdot \mathcal{F}\left\{\frac{\partial}{\partial t}m(t)\right\} \tag{5.48}$$

$$\;=\; -\mu_0 S_0 \cdot \mathrm{j}2\pi f \cdot \hat{m}(f). \tag{5.49}$$

Auflösen nach dem spektralen magnetischen Moment $\hat{m}(f)$ liefert

$$\hat{m}(f) \;=\; \frac{\mathrm{j}}{2\pi f}\frac{1}{\mu_0 S_0}\hat{u}_{\mathrm{RX}}(f) \tag{5.50}$$

$$\;=\; \frac{\mathrm{j}}{2\pi f}\frac{1}{\mu_0 S_0}\int_{-\infty}^{\infty} u_{\mathrm{RX}}(t)\, e^{-\mathrm{j}2\pi ft}\,\mathrm{d}t. \tag{5.51}$$

Mit Gleichung (5.51) kann also das spektrale magnetische Moment $\hat{m}(f)$ in Abhängigkeit von der in der Empfangsspule induzierten Spannung $u_{\mathrm{RX}}(t)$ berechnet werden. Allerdings nimmt die Datenerfassungskarte nicht direkt diese Spannung auf, sondern die durch den Empfangsverstärker verstärkte Spannung $u_{\mathrm{AD}}(t)$. Mit der frequenzabhängigen Übertragungsfunktion $\hat{v}(f)$ des Empfangsverstärkers gilt der Zusammenhang

$$\hat{u}_{\mathrm{AD}}(f) = \hat{v}(f) \cdot \hat{u}_{\mathrm{RX}}(f) \tag{5.52}$$

zwischen den beiden Fourier-Transformierten $\hat{u}_{\mathrm{AD}}(f)$ und $\hat{u}_{\mathrm{RX}}(f)$ der Spannungssignale $u_{\mathrm{AD}}(t)$ bzw. $u_{\mathrm{RX}}(t)$. Durch Einsetzen von Gleichung (5.52) in Gleichung (5.50) entsteht der gesuchte Zusammenhang

$$\hat{m}(f) \;=\; \frac{\mathrm{j}}{2\pi f}\frac{1}{\mu_0 S_0}\frac{1}{\hat{v}(f)}\int_{-\infty}^{\infty} u_{\mathrm{AD}}(t)\,e^{-\mathrm{j}2\pi ft}\,\mathrm{d}t \tag{5.53}$$

$$=\; \hat{g}(f)\int_{-\infty}^{\infty} u_{\mathrm{AD}}(t)\,e^{-\mathrm{j}2\pi ft}\,\mathrm{d}t \tag{5.54}$$

$$=\; \hat{g}(f)\hat{u}_{\mathrm{AD}}(f) \tag{5.55}$$

zwischen der Spannung $u_{\mathrm{AD}}(t)$ und dem spektralen magnetischen Moment $\hat{m}(f)$. Für die Umrechnung wird also die Übertragungsfunktion

$$\hat{g}(f) \;=\; \frac{\mathrm{j}}{2\pi f}\frac{1}{\mu_0 S_0}\frac{1}{\hat{v}(f)} \tag{5.56}$$

$$=\; \frac{\hat{m}(f)}{\hat{u}_{\mathrm{AD}}(f)} \tag{5.57}$$

benötigt.

Zur Bestimmung der Übertragungsfunktion kann die induzierte Spannung eines bekannten magnetischen Moments gemessen werden. Zur Generierung eines solchen magnetischen Moments kann z. B. eine Spule genutzt werden, die anstelle der Partikel in das Messvolumen eingeführt wird. Diese Prozedur ist Teil der Systemkalibrierung und wird in Abschnitt 6.3.1 durchgeführt.

Der zeitliche Verlauf des magnetischen Moments $m(t)$ kann schließlich mit einer inversen Fourier-Transformation [122] aus dem spektralen magnetischen Moment $\hat{m}(f)$ durch

$$m(t) = \int_{-\infty}^{\infty} \hat{m}(f)e^{\mathrm{j}2\pi ft}\,\mathrm{d}f \tag{5.58}$$

berechnet werden.

Die bisherigen Berechnungen fanden im kontinuierlichen Zeit- und Frequenzbereich statt. Wird nun anstelle des kontinuierlichen Messsignals $u_{\mathrm{RX}}(t)$ das diskrete Signal u_n genutzt, geht die kontinuierliche Fourier-Transformation in eine Fourier-Reihe über. Da das Signal periodisch ist, geht weiterhin die Fourier-Reihe in eine diskrete Fourier-Transformation über [167]. Dies bedeutet, dass das Spektrum des magnetischen Moments mit den Frequenzkomponenten $\hat{m}_k$ diskret wird. Zur Berechnung des spektralen magnetischen Moments $\hat{m}_k$ geht Gleichung (5.55) in

$$\hat{m}_k = \hat{g}_k \sum_{n=0}^{N-1} u_n e^{-\mathrm{j}2\pi\frac{kn}{N}} \qquad \text{mit } k = 0,\dots,N-1 \tag{5.59}$$

über und für die Berechnung des magnetischen Moments m_n geht Gleichung (5.58) in

$$m_n = \frac{1}{N} \sum_{k=0}^{N-1} \hat{m}_k e^{\mathrm{j}2\pi \frac{kn}{N}} \qquad \text{mit } n = 0, \ldots, N-1 \qquad (5.60)$$

über.

Die Frequenzkomponenten $\hat{m}_k$ entsprechen genau den Harmonischen des magnetischen Moments. Das heißt, im Frequenzspektrum sind zwischen zwei Harmonischen keine weiteren Werte vorhanden. Um allerdings erkennen zu können, welche Messwerte oberhalb des Systemrauschens liegen, ist es wünschenswert, dass auch Werte zwischen zwei Harmonischen existieren. An diesen zusätzlichen Frequenzkomponenten ist kein Partikelsignal vorhanden, sodass an ihnen die Höhe des Systemrauschens abgelesen werden kann.

Diese zusätzlichen Frequenzkomponenten können dadurch ermittelt werden, dass nicht nur eine Periode mit N Messwerten, sondern p Perioden mit $M = p \cdot N$ Messwerten aufgenommen werden. Für das spektrale magnetische Moment $\hat{m}'_l$ gilt dann

$$\hat{m}'_l = \hat{g}'_l \cdot \sum_{n=0}^{M-1} u_n e^{-\mathrm{j}2\pi \frac{ln}{M}} \qquad \text{mit } l = 0, \ldots, M-1. \qquad (5.61)$$

Ein Vergleich von Gleichung (5.59) und (5.61) lässt erkennen, dass die Harmonischen nun bei $l = p \cdot k$ liegen, also

$$\hat{m}_k = \hat{m}'_{p \cdot k} \qquad (5.62)$$

gilt. Durch die Aufnahme von p Perioden haben die Harmonischen folglich einen Abstand von p Werten, sodass $p-1$ Zwischenwerte entstehen. Aus diesen Zwischenwerten kann leicht der Rauschpegel des Systems bestimmt werden.

Das Zeitsignal m_n sowie die Spektren $\hat{m}_k$ und $\hat{m}'_l$ können im Weiteren genutzt werden, um eine Messauswertung und Partikelcharakterisierung durchzuführen.

5.2.5 Messauswertung

Im Anschluss an die Messsignalverarbeitung führt die Anwendungssoftware eine automatische Auswertung der Messsignale durch. Diese soll neben den grafischen Vergleichsmöglichkeiten auch den numerischen Vergleich von verschiedenen Nanopartikeln ermöglichen. Hierzu werden in diesem Abschnitt drei verschiedene Charakterisierungsarten eingeführt und deren Implementierung in der Anwendungssoftware kurz beschrieben. Alle drei Kriterien beruhen darauf, dass das Amplitudenspektrum des magnetischen Moments ausgewertet wird. Andere Möglichkeiten sind die Auswertung des Phasenspektrums, aus dem die Relaxationszeit der Nanopartikel geschätzt werden kann, oder die Analyse der Magnetisierungskurve. Solche Ansätze werden jedoch im Rahmen dieser Arbeit nicht untersucht.

5.2.5.1 Total-Harmonic-Distortion

Das erste und auch einfachste Analysekriterium ist eine Maßzahl, die den Grad der harmonischen Verzerrung des magnetischen Moments angibt. In MPI ist die Bildqualität stark von der Anzahl der nutzbaren Harmonischen abhängig, da diese zur Rekonstruktion genutzt werden. Für eine hohe Bildqualität sollten daher möglichst viele Harmonische erzeugt bzw. das Signal möglichst stark verzerrt werden.

Als ein Maß für die harmonische Verzerrung eines Spannungssignals u_n mit den Fourier-Koeffizienten $\hat{u}_k$ wird in der Elektrotechnik häufig der Klirrfaktor

$$K = \sqrt{\frac{\sum_{k=2}^{N} \hat{u}_k^2}{\sum_{k=1}^{N} \hat{u}_k^2}} \tag{5.63}$$

bzw. die Klirrdämpfung

$$D_K = 20 \log_{10}(K) \tag{5.64}$$

genutzt [149]. Der Klirrfaktor bzw. die Klirrdämpfung geben an, wie viel Energie in den oberen Harmonischen in Bezug auf das Gesamtsignal vorhanden ist. Wird die Energie nicht auf das Gesamtsignal bezogen, sondern nur auf die Energie der Grundschwingung $\hat{u}_1$, wird dieses als Total-Harmonic-Distortion (THD)

$$\text{THD} = 20 \log_{10}\left(\frac{\sqrt{\sum_{k=2}^{N} \hat{u}_k^2}}{\hat{u}_1}\right) \tag{5.65}$$

bezeichnet.

Um mit dem Spektrometer eine Aussage über Ursache und Wirkung machen zu können, ist es sinnvoller, die Energie der oberen Harmonischen nicht auf die Grundschwingung des Empfangssignals, sondern auf die Grundschwingung des Sendesignals zu beziehen. Da das Spannungssignal u von der verwendeten Spulenkonfiguration abhängig ist und somit kein vergleichbares Maß darstellt, wird zur Berechnung der THD anstelle des Spannungssignals u das magnetische Moment m der Partikel verwendet. Das Sendesignal mit der Feldstärke $\hat{H}_{\text{AC}}$ erzeugt im Probenvolumen V das magnetische Moment

$$m_{\text{AC}} = V \cdot \hat{H}_{\text{AC}}. \tag{5.66}$$

Zur Partikelcharakterisierung ergibt sich schließlich

$$\text{THD}_{\text{AC}} = 20 \log_{10}\left(\frac{\sqrt{\sum_{k=2}^{N} \hat{m}_k^2}}{m_{\text{AC}}}\right). \tag{5.67}$$

Die Umsetzung der THD in der Anwendungssoftware erfolgt durch eine direkte Implementierung von Gleichung (5.67). Bei der Auswertung der THD_{AC} gilt, dass ein größerer Wert eine höhere Verzerrung angibt und damit auf Partikel mit einer höheren MPI-Güte hindeutet.

5.2.5.2 Lineare Regression

Wenn die Nanopartikel nur mit einem Anregungsfeld ohne Offsetfeld angeregt werden, lässt sich im halblogarithmischen Amplitudenspektrum der Partikelmagnetisierung erkennen, dass der Pegel der Amplituden annähernd linear mit der Frequenz fällt (siehe Abbildung 3.8). Dabei ist zu beachten, dass nur die Amplituden der ungeraden Harmonischen oberhalb des Rauschpegels liegen und die der geraden Harmonischen im Rauschen verschwinden. Dieser lineare Abfall wird für das zweite Kriterium zur Charakterisierung der Nanopartikel verwendet, indem eine Ausgleichsgerade in das halblogarithmische Amplitudenspektrum gelegt wird.

Mit der Steigung $\tilde{m}_\mathrm{s}$ und dem Ordinatenabschnitt $\tilde{m}_0$ ergibt sich die Ausgleichsgerade

$$g(f_k) = \tilde{m}_0 + \tilde{m}_\mathrm{s} \cdot f_k \tag{5.68}$$

in Abhängigkeit der Frequenz f_k.

Zur Berechnung der Ausgleichsgeraden muss das Minimierungsproblem

$$\min_{\tilde{m}_0, \tilde{m}_\mathrm{s}} \sqrt{\sum_{k_\mathrm{min} \leq 2l-1 \leq k_\mathrm{max}} \left(\log_{10}\left(\hat{m}_{2l-1}\right) - \left(\tilde{m}_0 + \tilde{m}_\mathrm{s} \cdot f_{2l-1}\right)\right)^2} \tag{5.69}$$

zwischen dem gemessenen magnetischen Moment $\log_{10}\left(\hat{m}\right)$ und der Ausgleichsgeraden $g(f_k)$ gelöst werden. Nach [101] kann die Steigung durch

$$\tilde{m}_\mathrm{s} = \frac{\displaystyle\sum_{k_\mathrm{min} \leq 2l-1 \leq k_\mathrm{max}} \left(f_{2l-1} - \overline{f}\right)\left(\hat{m}_{2l-1} - \overline{\hat{m}}\right)}{\displaystyle\sum_{k_\mathrm{min} \leq 2l-1 \leq k_\mathrm{max}} \left(f_{2l-1} - \overline{f}\right)^2} \tag{5.70}$$

und der Ordinatenabschnitt durch

$$\tilde{m}_0 = \overline{\hat{m}} - \tilde{m}_\mathrm{s} \cdot \overline{f} \tag{5.71}$$

berechnet werden. Dabei gilt

$$\overline{\hat{m}} = \frac{1}{k_\mathrm{max} - k_\mathrm{min} + 1} \sum_{k_\mathrm{min} \leq 2l-1 \leq k_\mathrm{max}} \hat{m}_{2l-1} \tag{5.72}$$

und

$$\overline{f} = \frac{1}{k_\mathrm{max} - k_\mathrm{min} + 1} \sum_{k_\mathrm{min} \leq 2l-1 \leq k_\mathrm{max}} f_{2l-1}. \tag{5.73}$$

Zu beachten ist, dass wie oben erwähnt nur die ungeraden Harmonischen m_k und die entsprechenden Frequenzen f_k mit $\frac{k-1}{2} \in \mathbb{N}$ für die Berechnung der Ausgleichsgerade verwendet werden. Die Parameter k_min und k_max dienen dazu, den Bereich einzuschränken, auf dem die Ausgleichsgerade berechnet wird. So kann z. B. mit

k_{max} die höchste Harmonische ausgewählt werden, die noch oberhalb des Systemrauschens liegt. Die Auswahl der Parameter erfolgt über die beiden Schieberegler im Bereich der Auswerteeinstellungen der GUI. Die Gleichungen (5.70) und (5.71) sowie die Gleichungen (5.72) und (5.73) können in der Anwendungssoftware direkt in C++ umgesetzt werden.

Aus der Steigung $\tilde{m}_s$ und dem Ordinatenabschnitt $\tilde{m}_0$ kann das magnetische Moment

$$\tilde{m}_k \;=\; 10^{\tilde{m}_0 + \tilde{m}_{\mathrm{s}} \cdot f_k} \tag{5.74}$$

$$=\; \breve{m}_0 \cdot 10^{\tilde{m}_{\mathrm{s}} \cdot f_k} \tag{5.75}$$

mit $\breve{m}_0 = 10^{\tilde{m}_0}$ für eine beliebige Frequenz berechnet werden.

Wenn der Rauschpegel eines MPI-Systems bekannt ist, kann mithilfe der Ausgleichsgeraden abgeschätzt werden, welche Harmonischen oberhalb des Rauschpegels liegen. Anhand der messbaren Harmonischen kann dann wiederum eine Abschätzung durchgeführt werden, wie gut die zu erwartende Auflösung des MPI-Systems ist.

Die Steigung und der Ordinatenabschnitt können zur Charakterisierung der Nanopartikel verwendet werden. Je höher der Ordinatenabschnitt bzw. je größer die Steigung, desto besser ist die Güte der Nanopartikel für MPI.

5.2.5.3 Partikelgrößenverteilung

In Abschnitt 3.4.2 wurde gezeigt, dass der Eisenkerndurchmesser D_{K} einer Suspension von Nanopartikeln einer Log-Normalverteilung $\rho(D_{\mathrm{K}})$ unterliegt. Als drittes Charakterisierungsmaß der Nanopartikel wird diese Größenverteilung aus den Messdaten berechnet. Anhand der Größenverteilung kann z. B. der Erfolg einer Partikelseparation überprüft werden. Weiterhin kann die ermittelte Größenverteilung bei MPI-Simulationen genutzt werden, um die Genauigkeit der Simulation zu erhöhen.

Für das magnetische Moment einer Suspension von Nanopartikeln innerhalb des Probenvolumens V gilt

$$\overline{m}(t) = V\overline{M}(t) \tag{5.76}$$

mit der Magnetisierung $\overline{M}(t)$ der Nanopartikel. Durch Einsetzen von Gleichung (3.51) folgt schließlich

$$\overline{m}(t) = V\frac{cM_s}{3\nu}\frac{\int\limits_0^\infty \rho(D_{\mathrm{K}})D_{\mathrm{K}}^3 L\left(\xi(t)\right)\mathrm{d}D_{\mathrm{K}}}{\int\limits_0^\infty \rho(D_{\mathrm{K}})D_{\mathrm{K}}^3\,\mathrm{d}D_{\mathrm{K}}}. \tag{5.77}$$

Um eine Implementierung von Gleichung (5.77) durchführen zu können, muss zunächst eine Diskretisierung stattfinden. Der Partikelkerndurchmesser D_{K} wird mit

$$D_{\mathrm{K}l} = \frac{l+1}{L}D_{\mathrm{K\,max}}, \tag{5.78}$$

das magnetische Feld $H(t)$ mit

$$H_n = H_{\mathrm{DC}} + H_{\mathrm{AC}} \sin\left(2\pi\frac{n}{N}\right), \tag{5.79}$$

die Verteilungsdichtefunktion $\rho(D_{\mathrm{K}})$ mit

$$\rho_l = \rho(D_{\mathrm{K}l}) = \rho\left(\frac{l+1}{L}D_{\mathrm{K\,max}}\right) \tag{5.80}$$

und die Langevin-Funktion $L(\xi(t))$ mit

$$L_{n,l} = L\left(\frac{\pi D_{\mathrm{K}l}^3 M_{\mathrm{s}}\mu_0 H_n}{3k_{\mathrm{B}}T_{\mathrm{a}}}\right) \tag{5.81}$$

diskretisiert. Dabei gilt jeweils $l = 0, \ldots, L-1$ mit der Anzahl L an Partikelkerndurchmessern und $n = 0, \ldots, N-1$ mit der Anzahl N an Zeitschritten. Um die uneigentlichen Integrale aus Gleichung 5.77 nach oben hin zu begrenzen, wird der maximale Partikelkerndurchmesser $D_{\mathrm{K\,max}}$ verwendet. Dieser muss so gewählt werden, dass die Wahrscheinlichkeitsdichte ρ_l oberhalb dieses Durchmessers vernachlässigbar klein ist. Die verwendeten Nanopartikel haben im Allgemeinen einen Kerndurchmesser von wenigen Nanometern bis hin zu etwa 50 nm. Als obere Grenze wird daher ein Durchmesser von $D_{\mathrm{K\,max}} = 100$ nm verwendet. Um auch ein exaktes Ergebnis bei kleinen Kerndurchmessern zu erhalten, sollte die Anzahl der Partikelkerndurchmesser ausreichend groß gewählt werden. Der Abstand zwischen zwei diskreten Partikelkerndurchmessern soll daher nicht größer als 0,5 nm sein. Mit dem maximalen Partikelkerndurchmesser $D_{\mathrm{K\,max}}$ ergibt sich somit eine minimale Anzahl von $L = 200$. Die Anzahl der Zeitschritte wird, basierend auf der Sendefrequenz von $f_0 = 25$ kHz und der Abtastfrequenz von $f_{\mathrm{s}} = 5$ MHz, als $N = 200$ gewählt.

Mit diesen Diskretisierungen ergibt sich das diskrete magnetische Moment durch

$$\overline{m}_n = V\frac{cM_s}{3\nu}\frac{\frac{1}{L}\sum\limits_{l=1}^{L} D_{\mathrm{K}l}^3 L_{n,l}\rho_l}{\frac{1}{L}\sum\limits_{l=1}^{L} D_{\mathrm{K}l}^3 \rho_l}. \tag{5.82}$$

Mit der Fourier-Transformierten der diskreten Langevin-Funktion

$$\hat{\boldsymbol{L}}_l = \mathcal{F}\{\boldsymbol{L}_l\} = \mathcal{F}\left\{\begin{pmatrix} L_{0,l} \\ \vdots \\ L_{n-1,l} \end{pmatrix}\right\} = \begin{pmatrix} \hat{L}_{0,l} \\ \vdots \\ \hat{L}_{k-1,l} \end{pmatrix} \tag{5.83}$$

kann schließlich das spektrale magnetische Moment

$$\hat{\overline{m}}_k = V\frac{cM_s}{3\nu}\frac{\frac{1}{L}\sum\limits_{l=1}^{L} D_{\mathrm{K}l}^3 \hat{L}_{k,l}\rho_l}{\frac{1}{L}\sum\limits_{l=1}^{L} D_{\mathrm{K}l}^3 \rho_l} \tag{5.84}$$

mit $k = 0, \ldots, N - 1$ berechnet werden.

Zur Bestimmung der Partikelgrößenverteilung muss die Wahrscheinlichkeitsdichte so gewählt werden, dass das gemessene spektrale magnetische Moment $\hat{m}$ und das mit Gleichung (5.84) berechnete spektrale magnetische Moment $\bar{\hat{m}}$ übereinstimmen. Es muss also das Minimierungsproblem

$$\min_{\rho} \sqrt{\sum_{k=k_{\min}}^{k_{\max}} \left(\log_{10}\left(\hat{m}_k\right) - \log_{10}\left(\bar{\hat{m}}_{\rho,k}\right)\right)^2} \tag{5.85}$$

gelöst werden.

Die Minimierung wird im halblogarithmischen Maßstab durchgeführt, da, wie bereits bei der linearen Regression erwähnt wurde, das magnetische Moment exponentiell mit der Frequenz fällt. Die Logarithmierung bewirkt, dass auch höhere Harmonische gut angenähert werden. Würde die Minimierung im linearen Maßstab durchgeführt werden, würden das simulierte und gemessene magnetische Moment nur für die niedrigen Harmonischen übereinstimmen.

Der Frequenzbereich, in dem das Minimierungsproblem gelöst wird, kann durch $k_{\min}$ und $k_{\max}$ ausgewählt werden. Hierdurch kann die Minimierung auf die Harmonischen beschränkt werden, die oberhalb des Systemrauschens liegen. Die Wahl von $k_{\min}$ und $k_{\max}$ erfolgt über dieselben Schieberegler der GUI wie für die Wahl des Frequenzbereichs bei der linearen Regression.

Beim Lösen des Minimierungsproblems (5.85) ist zu beachten, dass als Verteilungsdichtefunktion $\rho(D)$ eine Log-Normalverteilung angenommen wird. Folglich müssen zur Lösung des Minimierungsproblems die beiden Parameter μ und σ der Log-Normalverteilung optimiert werden. Weiterhin ist bei der Minimierung zu beachten, dass, wenn kein Offsetfeld vorhanden ist, also $H_{\mathrm{DC}} = 0 \ \mathrm{mT}/\mu_0$, die geraden Harmonischen null sind und daher nicht verwendet werden dürfen. Es ist also in Abhängigkeit der Offsetfeldstärke H_{DC} das nichtlineare Minimierungsproblem

$$\min_{\mu,\sigma} \sqrt{\sum_{k_{\min} \leq 2k-1 \leq k_{\max}} \left(\log_{10}\left(\hat{m}_{2k-1}\right) - \log_{10}\left(\bar{\hat{m}}_{\mu,\sigma,2k-1}\right)\right)^2} \qquad \text{für } H_{\mathrm{DC}} = 0 \ \mathrm{mT}/\mu_0$$
$$\tag{5.86}$$

bzw.

$$\min_{\mu,\sigma} \sqrt{\sum_{k_{\min} \leq k \leq k_{\max}} \left(\log_{10}\left(\hat{m}_k\right) - \log_{10}\left(\bar{\hat{m}}_{\mu,\sigma,k}\right)\right)^2} \qquad \text{für } H_{\mathrm{DC}} \neq 0 \ \mathrm{mT}/\mu_0 \tag{5.87}$$

zu lösen.

Zur Lösung des Minimierungsproblems wird das Verfahren von Nelder-Mead [173] verwendet. Das Nelder-Mead-Verfahren, auch als Downhill-Simplex-Verfahren bezeichnet, ist ein iteratives heuristisches Verfahren zur Lösung multi-dimensionaler nichtlinearer Optimierungsprobleme [92]. Das Nelder-Mead-Verfahren benötigt dabei keinerlei Ableitungen der Minimierungsfunktion. Die Konvergenzgeschwindigkeit ableitungsfreier Verfahren ist im Allgemeinen nicht so hoch wie von Verfahren, die Ableitungen der Minimierungsfunktion verwenden. Zur Bestimmung der Partikelgrößenverteilung müssen allerdings nur zwei Parameter optimiert werden. Das Nelder-Mead-Verfahren konvergiert daher bereits nach wenigen Iterationen. Weiterhin kann ausgenutzt werden, dass die Langevin-Funktion von der Wahrscheinlichkeitsdichte unabhängig ist und somit nicht in jedem Iterationsschritt neu, sondern nur einmal vor der Optimierung berechnet werden muss. Hierdurch ist der Rechenaufwand einer Iteration sehr gering. Die Berechnungszeit zur Lösung des Minimierungsproblems ist schließlich so kurz, dass es durch die Berechnung zu keiner spürbaren Verzögerung innerhalb der grafischen Benutzeroberfläche kommt.

Ein weiterer Vorteil des Nelder-Mead-Verfahrens ist, dass es bereits in vielen Programmiersprachen und Bibliotheken implementiert ist. In Matlab kann es z. B. mit der Funktion *fminsearch* genutzt werden [90]. Um das Nelder-Mead-Verfahren in die Anwendungssoftware zu integrieren, wird die C++-Implementierung aus der GNU Scientic Library (GSL) genutzt [123].

Die in der Anwendungssoftware integrierte Berechnung der Verteilungsdichtefunktion erlaubt es schließlich dem Anwender, unmittelbar nach der Messung Rückschlüsse auf die Partikelgrößenverteilung zu ziehen. So kann z. B. der Erfolg einer Partikelseparation überprüft werden.

6

Systemkalibrierung

In den bisherigen Kapiteln wurden sowohl die Hardware als auch die Software des Spektrometers dargestellt. Grundsätzlich ist damit das Vermessen von Nanopartikeln möglich. Allerdings können den Messwerten bisher keine physikalischen Größen zugeordnet werden, da z. B. die Übertragungsfunktion des Empfangskanals zur Umrechnung der erfassten Spannung in das magnetische Moment der Nanopartikel unbekannt ist. Mit den Messergebnissen können daher noch keine quantitativen Aussagen über die Gute der Nanopartikel getroffen werden. Um dies zu ermöglichen, wird in diesem Kapitel eine Kalibrierung des Spektrometers durchgeführt, bei der alle unbekannten Parameter ermittelt werden, sodass das magnetische Moment der Nanopartikel bestimmt werden kann.

Zur Kalibrierung werden in einem ersten Schritt die Eingangskanäle der Datenerfassungskarten charakterisiert. Daran anschließend werden die erzeugten Magnetfelder vermessen, um deren Stärken zu kalibrieren. Im letzten Schritt wird schließlich die Übertragungsfunktion der Empfangskette bestimmt, die für die Umrechnung in das magnetische Moment der Nanopartikel notwendig ist.

Nach erfolgreicher Kalibrierung wird weiterhin die Messwiederholgenauigkeit des Spektrometers analysiert. Hierzu werden verschiedene Messreihen durchgeführt, mit denen untersucht wird, wie groß der Einfluss verschiedener Faktoren auf die Messwiederholgenauigkeit ist.

6.1 Datenerfassungskarte

Im ersten Schritt der Kalibrierung werden die Eingangskanäle der Datenerfassungskarte vermessen. Die ADCs wandeln die Eingangsspannung in 14-Bit-Integer-Zahlen um. Für die Weiterverarbeitung der Messdaten müssen diese Integer-Zahlen wieder in Spanungswerte umgerechnet werden. Andernfalls könnte weder dem Empfangssignal das magnetische Moment zugewiesen werden noch die Anregungsfeldstärke auf einen definierten Wert geregelt werden.

Um die von den ADCs erhaltenen Integer-Zahlen in Spannungen umrechnen zu können, wird eine Spannung mit einer bekannten Amplitude als Eingangssignal an die ADCs angelegt und der digitale Wert erfasst. Aus den digitalen Werten und der Eingangsspannung kann ein Umrechnungswert von Integer-Zahlen zu Spannung bestimmt werden. Im Kalibrieraufbau wird ein 25-kHz-Sinussignal mit einem Funktionsgenerator (DG1012, Rigol Technologies Inc. [78]) erzeugt und an die ADCs angelegt. Die Amplitude der Eingangsspannung wird mit einem Oszilloskop (DPO3034, Tektronix Inc. [85]) gemessen und mit der entwickelten Software aus Kapitel 5 digitalisiert. Zur Bestimmung des Umrechnungsfaktors wird die Amplitude des Eingangssignals sukzessive erhöht. Dadurch wird die Kennlinie der ADCs über den kompletten Bereich des Eingangssignals aufgenommen.

In Abbildung 6.1 sind die Kennlinien sowohl für den ADC des Empfangskanals als auch für den ADC des Referenzsignals abgebildet. Beide ADCs weisen ein lineares Übertragungsverhalten auf. Der maximale digitale Spitze-Spitze-Wert von 16 384 wird bei einer Spitze-Spitze-Eingangsspannung von etwa 3 V erreicht. Die gesuchten Steigungen der Kennlinien ergeben sich aus den Messwerten für den Empfangskanal als

$$\beta_{\mathrm{RX}} = 5421{,}1762 \ \mathrm{V}^{-1} \tag{6.1}$$

und für den Referenzkanal als

$$\beta_{\mathrm{FB}} = 5386{,}1795 \ \mathrm{V}^{-1}. \tag{6.2}$$

Mit diesen Werten lassen sich die Integer-Zahlen der Datenerfassungskarten in Spannungswerte umrechnen, sodass im Weiteren mit den Eingangsspannungen gearbeitet werden kann.

6.2 Sendekette

Für einen Vergleich der Messergebnisse ist es notwendig, dass die Nanopartikel mit einer definierten Feldstärke angeregt werden. Im zweiten Schritt der Kalibrierung werden hierfür alle Parameter der Sendekette bestimmt. Die meisten Parameter,

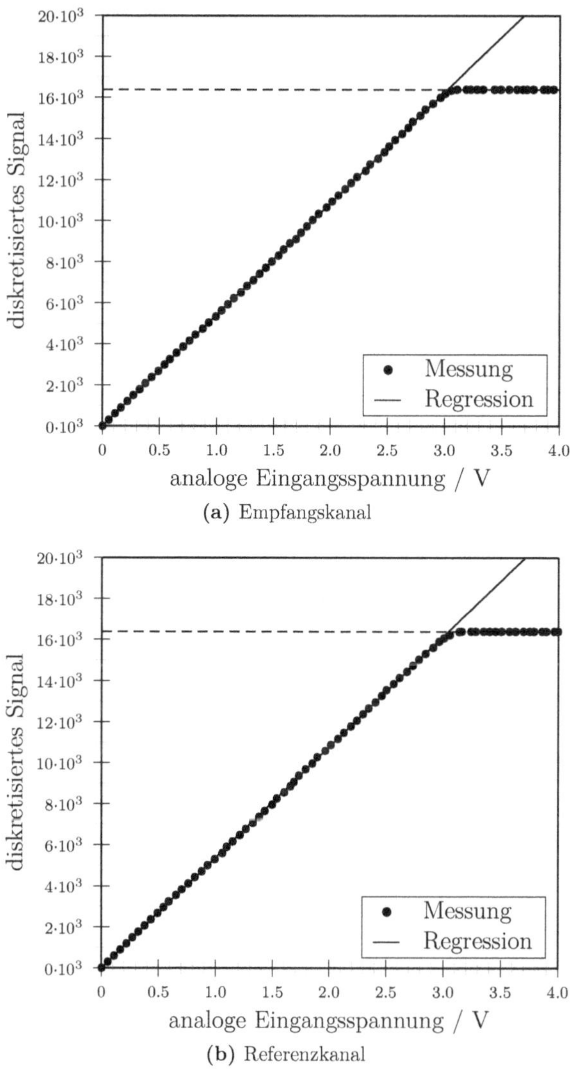

(a) Empfangskanal

(b) Referenzkanal

Abbildung 6.1: Kennlinien der beiden Analog-Digital-Wandler der Datenerfassungskarte.
Es sind jeweils die gemessenen Werte und die sich ergebenden Ausgleichsgeraden dargestellt. Gestrichelt ist zusätzlich der maximale digitale Wert
von 16 384 eingetragen.

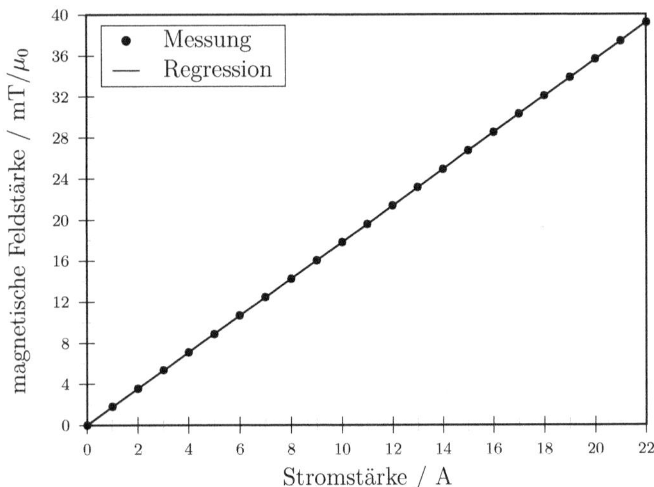

Abbildung 6.2: Erzeugtes Magnetfeld in Abhängigkeit des Spulenstroms.

die für ein definiertes Erzeugen der Anregungsmagnetfelder nötig sind, wurden bereits während der Hardwareentwicklung in Kapitel 4 bestimmt. In diesem Abschnitt werden eine messtechnische Bestimmung der erzeugten Magnetfeldstärke und eine Positionierung der Partikelprobe im definierten Messbereich durchgeführt.

6.2.1 Anregungsfeldstärke

Während der Hardwareentwicklung des Spektrometers wurde in Abschnitt 4.3.7 der Faktor

$$\alpha_{\text{sim}} \approx 0{,}5564 \; \frac{\text{A}}{\text{mT}/\mu_0} \tag{6.3}$$

bestimmt, mit dem aus der gewünschten Feldstärke der benötigte Spulenstrom berechnet werden kann. Dieser Faktor beruht allerdings nur auf Simulationen des Spulenaufbaus. Durch Fertigungstoleranzen in der Spulenherstellung oder bei der Montage des Spulenaufbaus kann es jedoch zu Abweichungen von der Simulation kommen. Aus diesem Grund wird der Umrechnungsfaktor zwischen Feldstärke und Strom messtechnisch bestimmt. Hierfür wird mit der im Spektrometer eingebauten DC-Quelle ein Strom erzeugt, der die Sendespule durchfließt. Mit einer Hallsonde (HMMA-2518-VR-HF, Lake Shore Cryotronics Inc. [73]) in Verbindung mit einem Gaussmeter (Modell 475 DSP Gaussmeter, Lake Shore Cryotronics Inc. [74]) wird die Stärke des generierten Magnetfeldes gemessen.

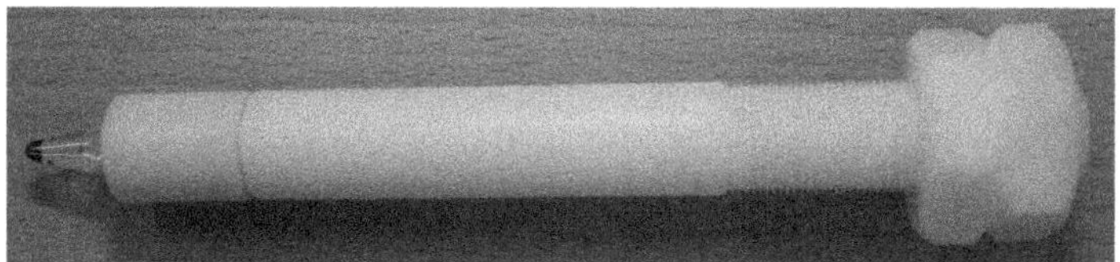

Abbildung 6.3: Probenhalter zum Einführen der Nanopartikel in das Spektrometer. Die Nanopartikel befinden sich links in einem Reaktionsgefäß. Die Position der Probe kann über die zwei Stellrauben (rechts) justiert und arretiert werden.

Die so gemessenen Magnetfeldstärken sind für verschiedene Stromstärken in Abbildung 6.2 aufgetragen. Aus diesen Werten lässt sich der gemessene Umrechnungsfaktor

$$\alpha_{\mathrm{mess}} \approx 0{,}5609 \; \frac{\mathrm{A}}{\mathrm{mT}/\mu_0} \tag{6.4}$$

bestimmen. Ein Vergleich mit dem simulierten Wert zeigt einen Unterschied von weniger als 1 %. Es wurde folglich eine sehr hohe Genauigkeit während der Spulenherstellung und der Montage des Spektrometers eingehalten.

6.2.2 Probenposition

Zur Messung der Nanopartikel werden diese in ein Reaktionsgefäß (0,5 ml SafeSeal Microcentrifuge Tubes, Sorenson BioScience Inc.) abgefüllt. Das Reaktionsgefäß wird als Probe mittels eines Halters in das Spektrometer eingeführt. Dabei ist durch den Aufbau der Spulenhalterung sichergestellt, dass die Probe radial zentriert ist. Die Höhe der Probe ist allerdings durch das Einführen nicht festgelegt. Die Probe muss sich jedoch in dem definierten Messbereich befinden, damit die Anregung mit der gewünschten Feldstärke erfolgt. Daher wird im nächsten Schritt der Kalibrierung die Position der Partikelprobe justiert.

In Abbildung 6.3 ist der Probenhalter mit einem montierten Reaktionsgefäß abgebildet. Der Probenhalter besitzt eine Stellschraube, mit der die Höhe eingestellt werden kann, und eine zweite Stellschraube zur Arretierung der eingestellten Höhe.

Zur Kalibrierung wird eine Probe von 10 μl Resovist® in ein Reaktionsgefäß gefüllt und mit dem Spektrometer vermessen. Die Probe wird zunächst soweit wie möglich in das Spektrometer eingeführt, um dann die Position x der Probe über die beiden Stellschrauben in $\frac{1}{3}$-mm-Schritten zu erhöhen. Für jede Probenposition wird jeweils die Amplitude des Empfangssignals mit der Systemsoftware aufgezeichnet. Da die Stärke des erzeugten Magnetfeldes außerhalb des Messbereichs abfällt, ist die Probe dann optimal positioniert, wenn das Empfangssignal maximal ist.

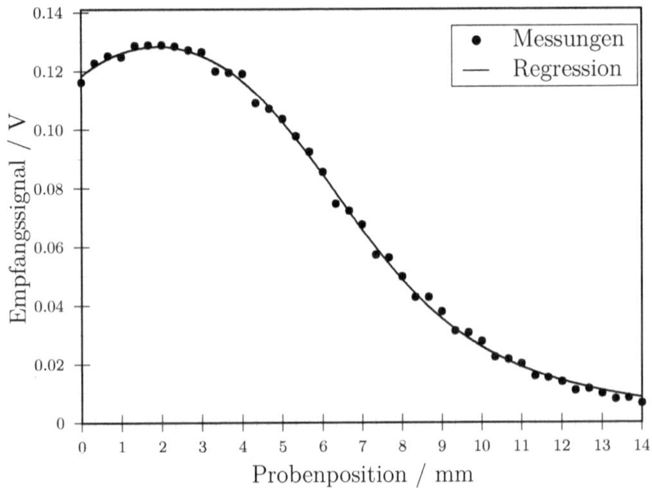

Abbildung 6.4: Empfangssignal in Abhängigkeit der Probenposition.

Die Amplitude des Empfangssignals in Abhängigkeit der Probenposition ist in Abbildung 6.4 dargestellt. Zur Bestimmung des Maximums ist als Regression das Magnetfeld einer Solenoidspule hinzugefügt. Die Länge und der Durchmesser der Solenoidspule entsprechen dabei der Größe der Partikelprobe. Aus dieser Regression ergibt sich das Maximum bei einer Probenposition von

$$x_{\mathrm{opt}} \approx 1{,}92 \text{ mm}. \tag{6.5}$$

Der Probenhalter ist mithilfe der beiden Stellschrauben auf diese Position eingestellt. Hierdurch ist gewährleistet, dass sich die zu messenden Nanopartikel im definierten Messbereich befinden und dort mit den gewünschten Feldstärken angeregt werden.

6.3 Empfangskette

6.3.1 Übertragungsfunktion

Um einen quantitativen Vergleich von verschiedenen Nanopartikeln durchführen zu können, ist es notwenig, dass die Spannung des Sendesignals in das magnetische Moment der Partikel umgerechnet wird. In Abschnitt 5.2.4 wurde beschrieben, wie diese Umrechnung erfolgt. Dabei wurde gezeigt, dass hierfür nach Gleichung (5.55) die Übertragungsfunktion $\hat{g}(f)$ nötig ist.

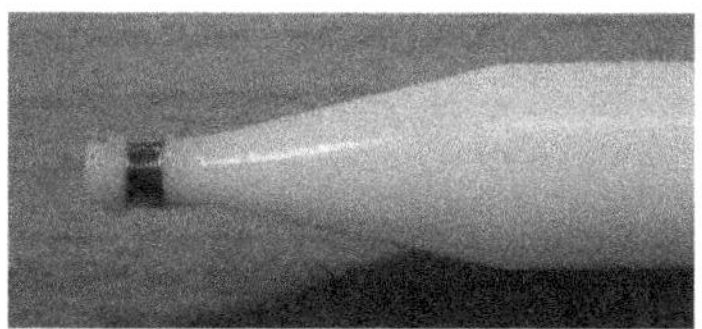

Abbildung 6.5: Kalibrierspule zur Vermessung der Übertragungsfunktion des Empfangspfades. Die Kalibrierspule hat dieselbe Größe wie eine Nanopartikelprobe mit einem Volumen von 10 μl.

Diese Übertragungsfunktion kann dadurch ermittelt werden, dass anstelle der Nanopartikel ein definiertes magnetisches Moment in das Messvolumen eingeführt wird und dessen Empfangssignal gemessen wird [193]. Zur Erzeugung des definierten magnetischen Moments wird eine Spule verwendet, die die gleiche Größe hat wie eine Nanopartikelprobe mit einem Volumen von 10 μl. Die Spule wurde als Zylinderspule mit $N = 8$ Wicklungen, einem Durchmesser von $D = 3$ mm und einer Länge von $l = 3$ mm gewickelt. In Abbildung 6.5 ist diese Spule zu sehen. Wenn sie vom Strom I durchflossen wird, erzeugt sie nach [180] ein magnetisches Moment m von

$$m \;=\; NI\pi\left(\frac{D}{2}\right)^2 \tag{6.6}$$

$$\;=\; I \cdot 5{,}6549 \cdot 10^{-5}\ \mathrm{m}^2. \tag{6.7}$$

Die Übertragungsfunktion $\hat{g}(f)$ muss für alle Frequenzen des Empfangsspektrums bestimmt werden. Hierzu wird die Kalibrierspule von einem sinusförmigen Wechselstrom i mit der Frequenz f durchflossen und das Empfangssignal u mit der Datenerfassungskarte aufgenommen. Aus der Frequenzkomponente $\hat{u}_f$ des Empfangssignals u und der Frequenzkomponente $\hat{m}_f$ des durch die Kalibrierspule erzeugten magnetischen Moments m ergibt sich das Übertragungsverhalten $\hat{g}_f$ bei der Frequenz f. Mittels eines Durchlaufs der Frequenz von 25 kHz bis 2,5 MHz kann schließlich die Übertragungsfunktion

$$\hat{g}(f) = \frac{\hat{m}_f}{\hat{u}_f} \tag{6.8}$$

für alle Frequenzen bestimmt werden. Die so ermittelte Übertragungsfunktion ist in Abbildung 6.6 dargestellt.

6.4 Wiederholgenauigkeit

Nach Abschluss der Kalibrierung wird in diesem Abschnitt untersucht, wie hoch die Wiederholgenauigkeit des Spektrometers ist bzw. welchen Einfluss verschiedene Fak-

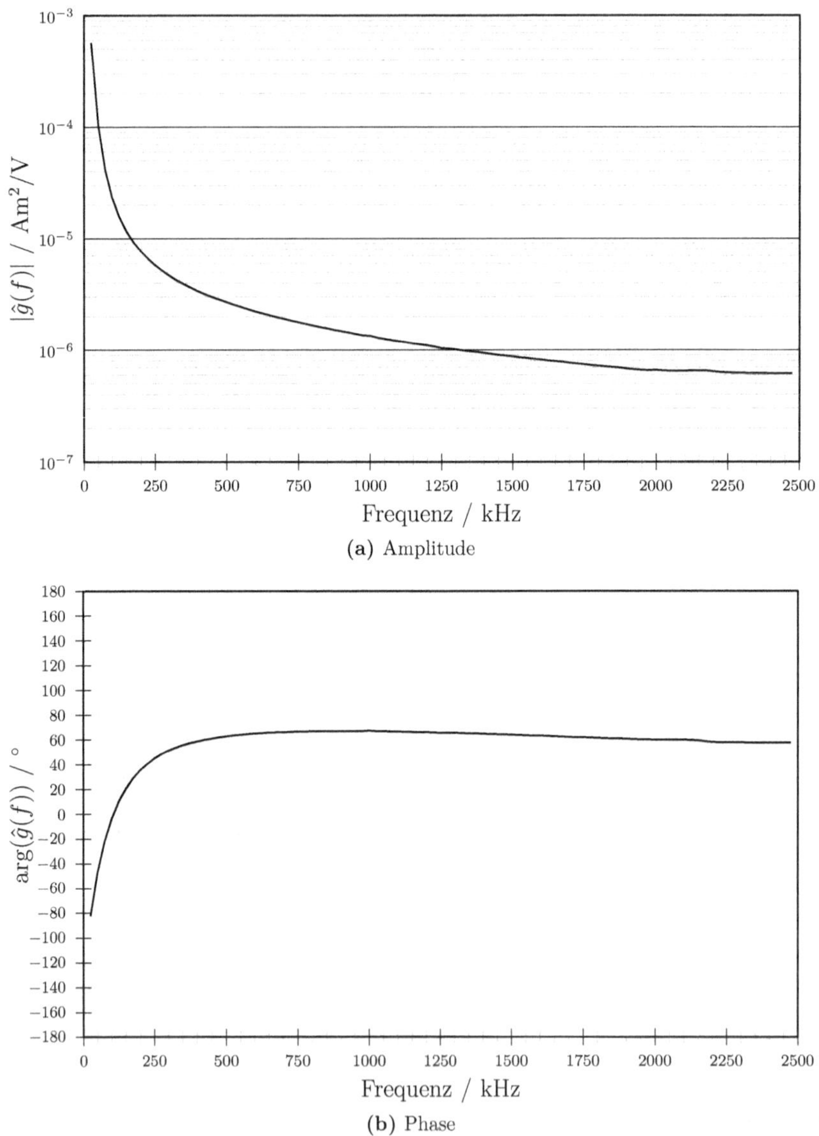

(a) Amplitude

(b) Phase

Abbildung 6.6: Amplitude (a) und Phase (b) der gemessenen Übertragungsfunktion $\hat{g}(f)$.

toren auf die Wiederholgenauigkeit haben. Hierzu werden vier verschiedene Messreihen mit jeweils zehn Messungen durchgeführt und die Variation des Empfangssignals analysiert.

Die Messreihen unterscheiden sich dadurch, wie die Partikelprobe zwischen den Messungen verändert wird. Die Messreihen sind im Einzelnen:

A Keine Entnahme

In dieser Messreihe wird keinerlei Veränderung an der Probe durchgeführt. Das heißt, es wird direkt nacheinander gemessen. In dieser Messreihe wird somit die bestmögliche Wiederholgenauigkeit des Spektrometers erzielt.

B Entnahme des Probenhalters

Hier wird zwischen zwei Messungen der Probenhalter aus dem Spektrometer entnommen und wieder eingeführt. Die Probe selber wird dabei nicht aus dem Probenhalter entfernt. Diese Messreihe zeigt, wie genau der Probenhalter im Spektrometer positioniert wird.

C Entnahme des Reaktionsgefäßes

Wie bei Messreihe B wird auch hier der Probenhalter zwischen zwei Messungen aus dem Spektrometer entnommen. Das Reaktionsgefäß wird jedoch zusätzlich aus dem Probenhalter entfernt und wieder eingefügt, sodass anhand dieser Messreihe die Positioniergenauigkeit des Reaktionsgefäßes im Probenhalter bestimmt werden kann.

D Verschiedene Proben

In der letzten Messreihe wird nicht in allen Messungen dieselbe Probe verwendet, wie es in den drei vorherigen Messreihen der Fall war, sondern zehn verschiedene Proben. Die Proben stammen dabei alle aus derselben Ampulle Resovist®. Mit dieser Messreihe lässt sich analysieren, welchen Einfluss das Abfüllen der Partikelprobe auf die Wiederholgenauigkeit hat. Das Abfüllen geschieht mit Pipetten (Eppendorf Reference®, Eppendorf AG [69]), wodurch eine hohe Genauigkeit der gewünschten Füllmenge erreicht wird.

In Abbildung 6.7 sind die normierten Partikelsignale der verschiedenen Messreihen gezeigt. Zusätzlich sind die Standardabweichungen der vier Messreihen in Tabelle 6.1 angegeben. Die beiden Messreihen A und B haben eine sehr niedrige Standardabweichung von etwa 0,4 % bzw. 0,5 %. Das heißt, der Einfluss durch die Entnahme des Probenhalters ist vernachlässigbar klein. Wird das Reaktionsgefäß zusätzlich entfernt, vergrößert sich die Standardabweichung auf etwa 0,7 %. Die Positionierung des Reaktionsgefäßes im Probenhalter erfolgt demnach auch mit einer hohen Genauigkeit.

Die größte Standardabweichung tritt mit etwa 3 % in Messreihe D auf. Diese Ungenauigkeit wird jedoch nicht durch das Spektrometer selbst, sondern durch den Abfüllprozess der Nanopartikel verursacht. Ursächlich kann hier sowohl eine Varianz in der

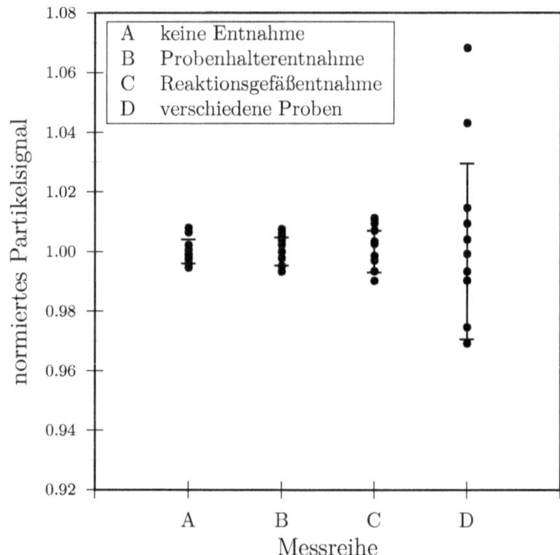

Abbildung 6.7: Normierte Messsignale der verschiedenen Messreihen. Die Standardabweichung der einzelnen Messreihen ist jeweils als Fehlerbalken eingetragen.

Tabelle 6.1: Standardabweichungen der verschiedenen Messreihen.

Messreihe	Standardabweichung
A	0,436 %
B	0,507 %
C	0,735 %
D	2,987 %

abgefüllten Menge als auch eine inhomogene Suspension sein, aus der die Nanopartikel entnommen werden. Die letzte Messreihe verdeutlicht, dass die Ungenauigkeiten in den Messungen durch äußere Faktoren größer sind als diejenigen Ungenauigkeiten, die durch das Spektrometer selbst verursacht werden.

7

Messungen und Auswertung

Im Anschluss an die Entwicklung des Spektrometers und dessen Kalibrierung werden in diesem Kapitel Messungen mit dem Spektrometer durchgeführt. Die ermittelten Messdaten werden weiterhin mit den verschiedenen Auswertekriterien analysiert.

Im ersten Teil werden die verschiedenen Mess- und Analysemöglichkeiten am Beispiel des derzeit in MPI am häufigsten verwendeten Kontrastmittels Resovist® aufgezeigt. Daran anschließend werden im zweiten Teil verschiedene Nanopartikel, darunter auch Resovist®, miteinander verglichen. Im letzten Teil wird schließlich eine Möglichkeit vorgestellt, wie aus den Messdaten des Spektrometers MPI-Systemfunktionen ermittelt werden können.

7.1 Untersuchung von Resovist®

Zur Bildgebung mittels MPI wird derzeit häufig das ursprünglich aus der MRT stammende Kontrastmittel Resovist® (Bayer Pharma [155]) eingesetzt [59, 125, 126, 224]. Am Beispiel von Resovist® werden in diesem Abschnitt die verschiedenen Messmöglichkeiten des Spektrometers vorgestellt und die Messdaten mit den Auswertemöglichkeiten der Anwendungssoftware analysiert.

Für die Messung, wie für alle weiteren Messungen in diesem Kapitel, wird eine Nanopartikelprobe mit dem für das Spektrometer optimierten Volumen von 10 μl verwendet. In Abbildung 7.1 ist ein gemessenes Amplitudenspektrum von Resovist® dargestellt. Zur Anregung wurde eine Anregungsfeldstärke von $H_{\mathrm{AC}} = 20$ mT/μ_0

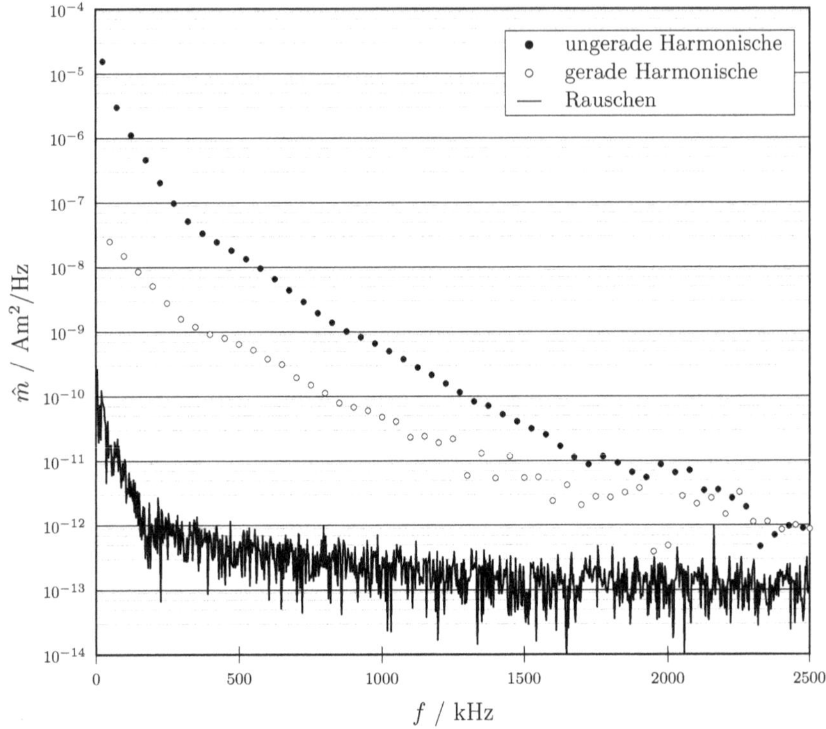

Abbildung 7.1: Amplitudenspektrum von Resovist$^{\circledR}$ bei einer Anregungsfeldstärke von $H_{\mathrm{AC}} = 20$ mT/μ_0 und einer Offsetfeldstärke von $H_{\mathrm{DC}} = 0$ mT/μ_0.

und kein Offsetfeld verwendet, das heißt $H_{\mathrm{DC}} = 0$ mT/μ_0. Um das SNR zu erhöhen, wurden insgesamt 12 500 Repetitionen mit jeweils 10 Perioden aufgenommen, wodurch sich eine Messzeit von 5 s ergibt. Diese Wahl der Repetitionen und der Perioden wird für alle weiteren Messungen in diesem Kapitel beibehalten.

In dem Graphen lassen sich die ungeraden und geraden Harmonischen sowie der Rauschpegel leicht voneinander unterscheiden. Die ungeraden Harmonischen sind dabei um etwa ein bis zwei Dekaden höher als die geraden Harmonischen. Da kein Offsetfeld verwendet wird, entspricht die verwendete Anregung dem physikalischen Prinzip, wie es in Abschnitt 2.2.1 erläutert und in Abbildung 2.1 dargestellt ist. Die Anregung erfolgt also symmetrisch um den Ursprung der Magnetisierungskurve. Die geraden Harmonischen dürften daher im Amplitudenspektrum nicht erkennbar sein und müssten auf dem Niveau des Systemrauschens liegen. Durch das Erdmagnetfeld wird allerdings dem Anregungsfeld ein geringes Offsetfeld von etwa 48 μT/μ_0 überlagert [168]. Durch dieses geringe Offsetfeld erfolgt die Anregung der Partikel nicht mehr symmetrisch, wodurch die geraden Harmonischen im Spektrum leicht verstärkt werden. Ihre Amplituden sind jedoch immer noch deutlich geringer als die der ungeraden Harmonischen. Wenn nur ein Anregungsfeld und kein Offsetfeld verwendet wird, können bei der Betrachtung der Amplitudenspektren die geraden Harmonischen außer Acht gelassen werden.

Das Rauschen im Amplitudenspektrum hat für niedrige Frequenzen einen Pegel von etwa 10^{-10} Am^2/Hz, der bis zu einer Frequenz von etwa 200 kHz rasch auf etwa 10^{-12} Am^2/Hz abfällt. Für hohe Frequenzen strebt der Rauschpegel gegen einen Wert von 10^{-13} Am^2/Hz. Dieser Abfall des Rauschens lässt sich auf die Umrechnung von der induzierten Spannung in das magnetische Moment zurückführen. Beim Rauschen in der Eingangsspannug der Datenerfassungskarten handelt es sich um weißes Rauschen, das heißt, die Amplitude ist für alle Frequenzen gleich [170]. Dies ist auch in Abbildung 5.11 zu erkennen, in der das Amplitudenspektrum des empfangenen Spannungssignals dargestellt ist. Durch die Übertragungsfunktion $\hat{g}(f)$ (siehe Abbildung 6.6a) werden allerdings die niedrigen Frequenzen stärker verstärkt als die hohen. Hierdurch entsteht der von der Frequenz abhängige Rauschpegel, der auch als $1/f$ oder rosa Rauschen bezeichnet wird.

In dem abgebildeten Amplitudenspektrum lässt sich weiterhin erkennen, dass die Amplituden der ungeraden Harmonischen annähernd linear mit der Frequenz abfallen. Unterhalb einer Amplitude von etwa 10^{-11} Am^2/Hz sind die Werte allerdings verrauscht, obwohl sie noch oberhalb des Systemrauschens von 10^{-13} Am^2/Hz liegen. Dies ist auf die Quantisierung des Eingangssignals durch die Datenerfassungskarte zurückzuführen. Das Eingangssignal wird durch den ADC in eine 14-Bit-Zahl gewandelt und im FPGA durch ein Downsampling auf 16 Bit erweitert. Dies ergibt nach [174] ein maximales SNR zwischen dem digitalisierten Signal und dem Quantisierungsrauschen von 98 dB. Zu beachten ist hier allerdings erneut, dass zur Berechnung des magnetischen Moments eine frequenzabhängige Verstärkung durch die Übertragungsfunktion $\hat{g}(f)$ durchgeführt wird. Hierdurch erhöht sich der Abstand zwischen dem maximalen Amplitudenwert von $1{,}6 \cdot 10^{-5}$ Am^2/Hz bei der Anregungsfrequenz von 25 kHz und dem Quantisierungsrauschen von 10^{-11} Am^2/Hz auf über 120 dB.

Das Quantisierungsrauschen ist derzeit um etwa zwei Dekaden höher als das Systemrauschen. Es bildet somit gegenwärtig den limitierenden Faktor bezüglich der Sensitivität des Spektrometers. Um das Quantisierungsrauschen auf das Niveau des Systemrauschens von 10^{-13} Am^2/Hz zu reduzieren, wäre eine Datenerfassungskarte notwendig, bei der die Quantisierungsauflösung um 7 Bits auf 23 Bit erhöht ist.

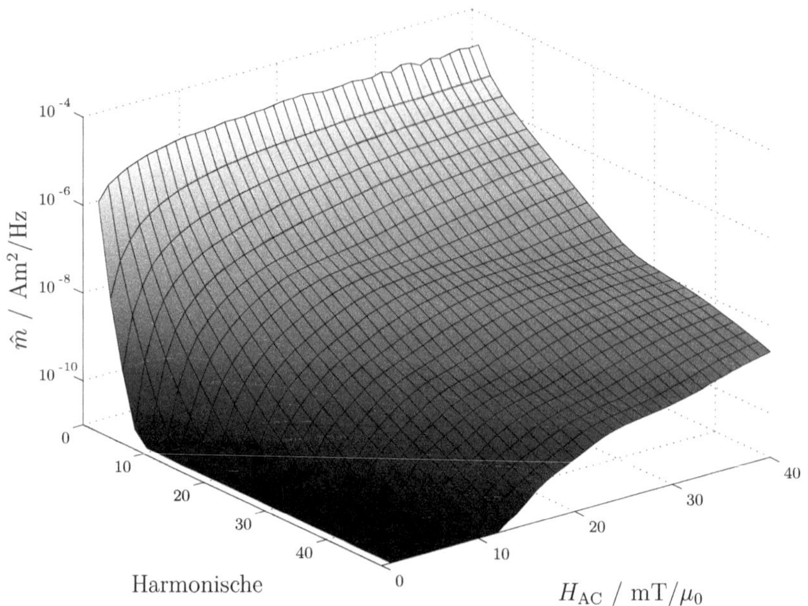

Abbildung 7.2: Amplitudenspektren von Resovist® für Anregungsfeldstärken zwischen 1 und 40 mT/μ_0. Zur Veranschaulichung sind nur die ungeraden Harmonischen dargestellt.

7.1.1 Variation der Anregungsfeldstärke

Um den Einfluss der Anregungsfeldstärke und der Offsetfeldstärke auf das gemessene Spektrum zu demonstrieren, werden in diesem Abschnitt zwei verschiedene Messreihen durchgeführt. In einem AC-Sweep wird die Anregungsfeldstärke und in einem DC-Sweep die Offsetfeldstärke verändert.

7.1.1.1 AC-Sweep

In der ersten Messreihe wird die Amplitude des Anregungsfeldes H_{AC} sukzessive in 1-mT/μ_0-Schritten von 1 auf 40 mT/μ_0 erhöht. Ein Offsetfeld wird bei diesen Messungen nicht verwendet. Die Amplitudenspektren für die verschiedenen Anregungsfeldstärken sind in Abbildung 7.2 dargestellt. Da kein Offsetfeld verwendet wird, sind nur die ungeraden Harmonischen abgebildet.

Es lässt sich gut erkennen, dass mit ansteigender Anregungsfeldstärke die Amplituden der einzelnen Harmonischen zunehmen und damit mehr Harmonische detektierbar

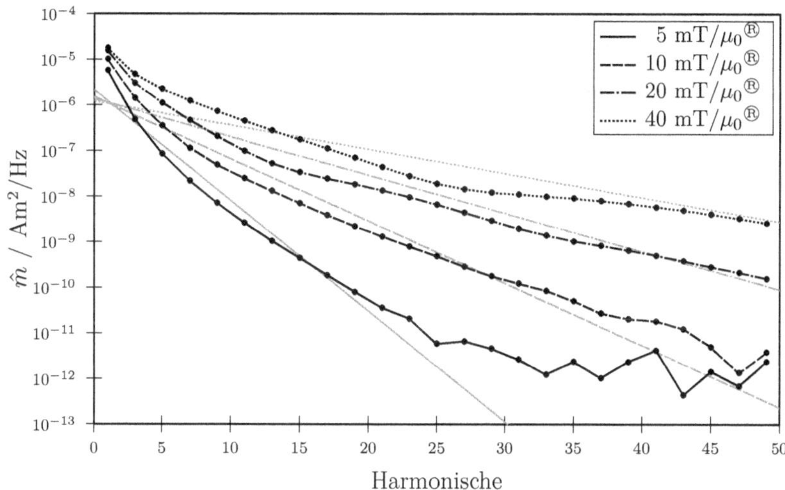

Abbildung 7.3: Amplitudenspektren der ungeraden Harmonischen von Resovist® bei einer Anregungsfeldstärke von 5, 10, 20 und 40 mT/μ_0. Die berechneten Ausgleichsgeraden für die unterschiedlichen Anregungsfeldstärken sind jeweils zusätzlich als graue Linie eingetragen.

sind. So ist erst ab einer Anregungsfeldstärke von 10 mT/μ_0 das magnetische Moment der 49. Harmonischen größer als 10^{-11} Am^2/Hz und vom Rauschen unterscheidbar.

Die Amplitudenspektren für die Anregungsfeldstärken 5, 10, 20 und 40 mT/μ_0 sind zusätzlich in Abbildung 7.3 dargestellt. Dort sind weiterhin die nach Abschnitt 5.2.5.2 berechneten Ausgleichsgeraden zu den jeweiligen Messkurven eingezeichnet. Die Ordinatenabschnitte $\breve{m}_0$ und Steigungen $\tilde{m}_s$ der Ausgleichsgeraden sind in Tabelle 7.1 angegeben. Die Ordinatenabschnitte unterscheiden sich bei allen vier Anregungsfeldstärken nur geringfügig. Hingegen wird die Steigung mit zunehmender Anregungsfeldstärke betragsmäßig kleiner, das heißt, die Ausgleichsgeraden werden flacher. Es lässt sich ein annähernd linearer Zusammenhang zwischen der Anregungsfeldstärke

Tabelle 7.1: Ordinatenabschnitte $\breve{m}_0$ und Steigungen $\tilde{m}_s$ der berechneten Ausgleichsgeraden von Resovist® für verschiedene Anregungsfeldstärken.

H_{AC}	$\breve{m}_0$	$\tilde{m}_s$
5 mT/μ_0	2,18 nAm^2/Hz	$-4{,}85$ dB/f_0
10 mT/μ_0	1,53 nAm^2/Hz	$-2{,}73$ dB/f_0
20 mT/μ_0	1,37 nAm^2/Hz	$-1{,}67$ dB/f_0
40 mT/μ_0	1,22 nAm^2/Hz	$-1{,}06$ dB/f_0

und der Steigung erkennen. Bei einer Verdoppelung der Anregungsfeldstärke reduziert sich die Steigung der Ausgleichsgeraden um etwa den Faktor 0,7.

Aus den Ordinatenabschnitten und den Steigungen kann jeweils bestimmt werden, wie viele Harmonische eine Amplitude oberhalb eines gewissen magnetischen Moments besitzen. Wird z. B. als Rauschpegel eines MPI-Scanners ein magnetisches Moment von 10^{-8} Am^2/Hz angenommen, sind bei einer Anregungsfeldstärke von 5 mT/μ_0 nur 9 Harmonische, bei 10 mT/μ_0 15 Harmonische, bei 20 mT/μ_0 25 Harmonische und 40 mT/μ_0 39 Harmonische detektierbar.

Weiterhin ist in Abbildung 7.3 zu erkennen, dass die Messwerte einen nichtlinearen Verlauf haben. Dies ist bei einem Vergleich mit den berechneten Ausgleichsgeraden gut zu erkennen. So weichen z. B. bei einer Anregungsfeldstärke von $H_{AC} = 40$ mT/μ_0 die Messwerte der 25. Harmonischen deutlich von der Ausgleichsgeraden ab. Hingegen entsprechen die Messwerte der 15. und 49. Harmonischen denen der Ausgleichsgerade recht genau. Von Schmale et al. [201] wurde gezeigt, dass dieser nichtlineare Verlauf auf ein unterschiedliches Hystereseverhalten von Partikel innerhalb einer Suspension zurückgeführt werden kann. Da im Rahmen dieser Arbeit das Hystereseverhalten der Partikel nicht untersucht wird, werden diese Nichtlinearitäten auch nicht weiter betrachtet. Schmale et al. haben weiterhin gezeigt, dass in der MPI-Bildgebung Partikel mit unterschiedlichen Hystereseverhalten unterschieden werden können und so separate Bilder der unterschiedlichen Partikel erstellt werden können.

7.1.1.2 DC-Sweep

Nachdem in der ersten Messreihe der Einfluss des Anregungsfeldes auf das gemessene Amplitudenspektrum analysiert und dabei kein Offsetfeld genutzt wurde, wird nun in der zweiten Messreihe der Einfluss des Offsetfeldes untersucht. Hierzu wird die Stärke des Offsetfeldes H_{DC} zwischen 0 und 30 mT/μ_0 in 1-mT/μ_0-Schritten variiert. Die Amplitude des Anregungsfeldes wird für einen Durchlauf der Offsetfeldstärke jeweils konstant gewählt. Insgesamt werden so drei Durchläufe mit den Anregungsfeldstärken 5, 10 und 20 mT/μ_0 durchgeführt.

Die sich für eine Anregungsfeldstärke von $H_{AC} = 20$ mT/μ_0 ergebenen Amplitudenspektren sind in Abbildung 7.4 dargestellt. Da für $H_{DC} > 0$ mT/μ_0 die Anregung nicht mehr symmetrisch ist, sind nun auch die geraden Harmonischen abgebildet. Wie in Abbildung 7.1 sind für $H_{DC} = 0$ mT/μ_0 die Amplituden der geraden Harmonischen deutlich niedriger als die Amplituden der ungeraden Harmonischen. Sobald jedoch die Offsetfeldstärke größer als null ist, steigen die Amplituden der geraden Harmonischen auf das Niveau der ungeraden Harmonischen an.

Weiterhin ist ersichtlich, dass mit ansteigender Offsetfeldstärke die Anzahl der detektierbaren Harmonischen abnimmt. Die Ursache hierfür ist, dass sich die Partikel mit

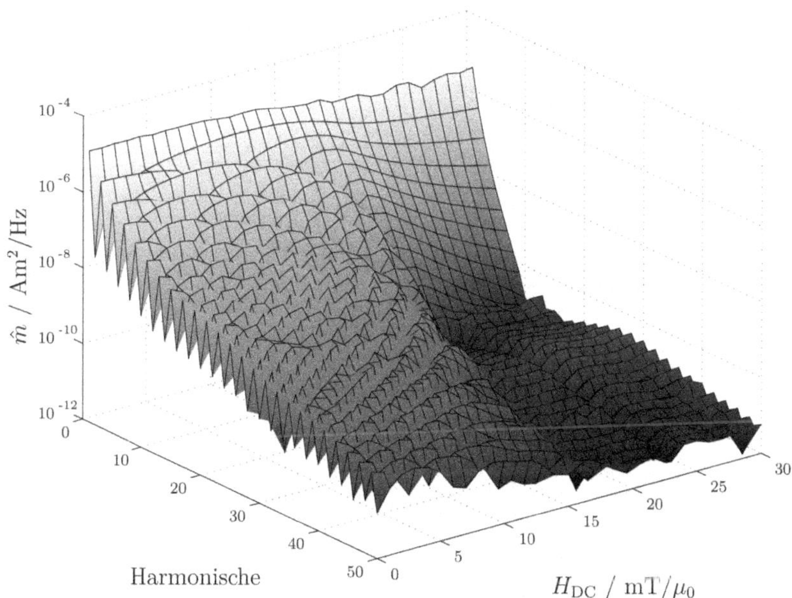

Abbildung 7.4: Amplitudenspektren von Resovist® für verschiedene Offsetfeldstärken zwischen 0 und 30 mT/μ_0. Die Anregungsfeldstärke beträgt jeweils 20 mT/μ_0.

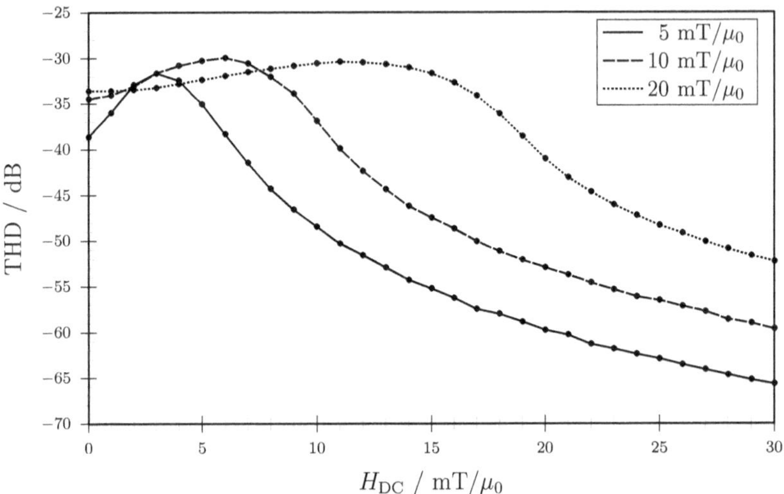

Abbildung 7.5: Total-Harmonic-Distortion von Resovist® für die drei Amplituden 5, 10 und 20 mT/μ_0 des Anregungsfeldes. Die Feldstärke des Offsetfeldes variiert jeweils von 0 bis 30 mT/μ_0.

ansteigender Offsetfeldstärke zunehmend in dem Bereich der magnetischen Sättigung befinden. Dies wird insbesondere in dem Bereich zwischen 15 und 25 mT/μ_0 deutlich. So sind bei 15 mT/μ_0 noch mehr als 50 Harmonische detektierbar. Bei 25 mT/μ_0 sind es hingegen weniger als 10 Harmonische.

Deutlich wird die geringere Anzahl an detektierbaren Harmonischen auch bei einer Betrachtung der THD (siehe Abschnitt 5.2.5.1). In Abbildung 7.5 ist die THD über die Offsetfeldstärke für die drei Anregungsfeldstärken 5, 10 und 20 mT/μ_0 aufgetragen. Mit einer Anregungsfeldstärke von 20 mT/μ_0 fällt die THD bei Änderung der Offsetfeldstärke von 15 auf 25 mT/μ_0 um etwa 20 dB. Dies deckt sich mit dem bereits in Abbildung 7.4 beobachteten Verhalten in diesem Bereich.

Bevor die THD fällt, steigt sie allerdings zunächst an, so dass die maximale THD nicht bei einer Offsetfeldstärke von $H_{DC} = 0$ mT/μ_0 liegt, sondern bei einer höheren Offsetfeldstärke. Es liefern also nicht die Partikel, die sich im FFP befinden, das größte Signal, sondern Partikel, die auf einer Sphäre um den FFP herum liegen. Die Offsetfeldstärke, an der das Maximum liegt, ist dabei von der Anregungsfeldstärke abhängig. So liegen die Maxima der THD für die drei Anregungsfeldstärken $H_{AC} = 5$, 10 und 20 mT/μ_0 bei den Offsetfeldstärken $H_{DC} = 3$, 6 bzw. 11 mT/μ_0. Daraus kann der Zusammenhang abgeleitet werden, dass sich bei einer Verdoppelung der

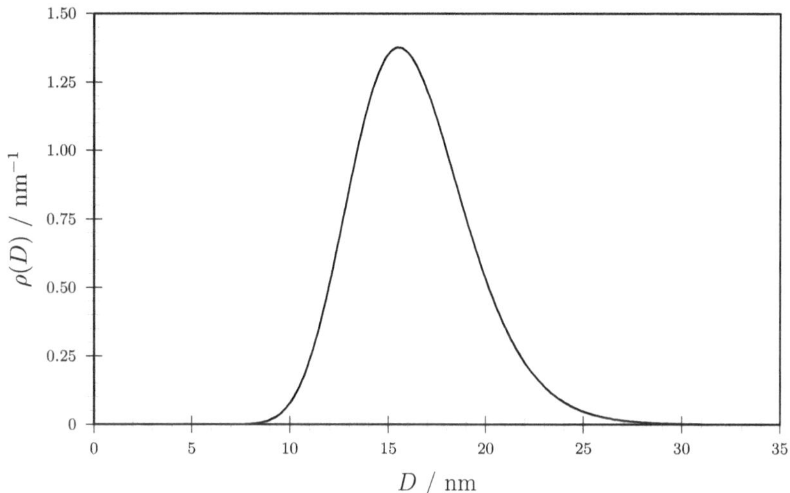

Abbildung 7.6: Berechnete Partikelgrößenverteilung von Resovist®.

Anregungsfeldstärke auch die Offsetfeldstärke in etwa verdoppelt, bei der die THD maximal ist.

7.1.2 Bestimmung der Partikelgrößenverteilung

In diesem Abschnitt wird die Partikelgrößenverteilung von Resovist® berechnet, wie es in Abschnitt 5.2.5.3 beschrieben ist. Zur Berechnung werden die Daten der Messung mit der Anregungsfeldstärke von $H_{\mathrm{AC}} = 20$ mT$/\mu_0$ und der Offsetfeldstärke von $H_{\mathrm{DC}} = 0$ mT$/\mu_0$ genutzt. In diesen Messdaten liegen die Amplituden der ersten 57 Harmonischen oberhalb des Rauschpegels, sodass sie für die Berechnung der Partikelgrößenverteilung verwendet werden.

Als Lösung des Minimierungsproblems (5.86) ergibt sich ein Erwartungswert von 16,3 nm und eine Standardabweichung von 3,0 nm. Die sich daraus ergebende Verteilungsfunktion ist in Abbildung 7.6 gezeigt. Das Maximum der Verteilungsfunktion liegt bei $D_{\mathrm{max}} = 15,5$ nm mit einer Verteilungsdichte von $\rho_{\mathrm{max}} = 0{,}138$ nm^{-1}.

Zur Überprüfung der berechneten Partikelgrößenverteilung sind in Abbildung 7.7 das gemessene Amplitudenspektrum und das mit der berechneten polydispersen Partikelgrößenverteilung simulierte Amplitudenspektrum dargestellt. Zusätzlich ist noch ein zweites simuliertes Amplitudenspektrum abgebildet, bei dem zur Simulation eine monodisperse Verteilung mit einem Partikelkerndurchmesser von $D = 24{,}1$ nm genutzt wird. Das Amplitudenspektrum dieser monodispersen Verteilung hat unter

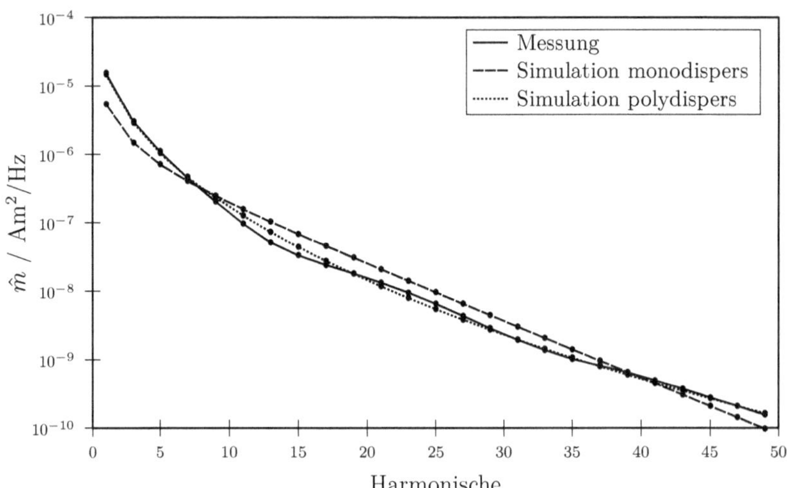

Abbildung 7.7: Gemessenes und simulierte Amplitudenspektren von Resovist®. Für die simulierten Spektren wird zum einen eine monodisperse Verteilung mit einem Durchmesser von 24,1 nm und zum anderen die polydisperse Log-Normalverteilung aus Abbilung 7.6 verwendet. Die Anregungsfeldstärke beträgt jeweils 20 mT/μ_0.

allen monodispersen Verteilungen die geringsten Abweichungen zu dem gemessenen Amplitudenspektrum.

Es lässt sich erkennen, dass die Messdaten durch die polydisperse Verteilung deutlich besser angenähert werden als durch die monodisperse Verteilung. Jedoch werden die Messdaten auch mit der polydispersen Verteilung nicht perfekt angenähert. Dies ist insbesondere im Bereich zwischen der zehnten und fünfzehnten Harmonischen der Fall. Die Ursache für die Abweichungen liegt darin, dass die verwendete Langevin-Theorie des Paramagnetismus das Verhalten der Partikel nicht vollständig nachbildet, wie es in Abschnitt 3.4.1 beschrieben wurde. So werden z. B. Relaxationseffekte nicht berücksichtigt. Eine Beachtung der Relaxationseffekte kann das Verhalten der Partikel besser nachbilden, wodurch die Übereinstimmung von Simulation und Messungen erhöht wird [201, 223].

Ein Vergleich der berechneten Partikelgrößenverteilung mit anderen Messverfahren wie der TEM, die Größen zwischen 3 und 5 nm ergeben [155], zeigt, dass die berechnete Partikelgrößenverteilung mit einem Erwartungswert von 16,3 nm zu groß ist. Hauptursache für diese Abweichung ist vermutlich erneut das unvollständige Partikelmodell. Es ist aber damit zu rechnen, dass bei einer Verbesserung des Modells auch die berechnete Partikelgrößenverteilung besser mit den erwarteten Werten überein-

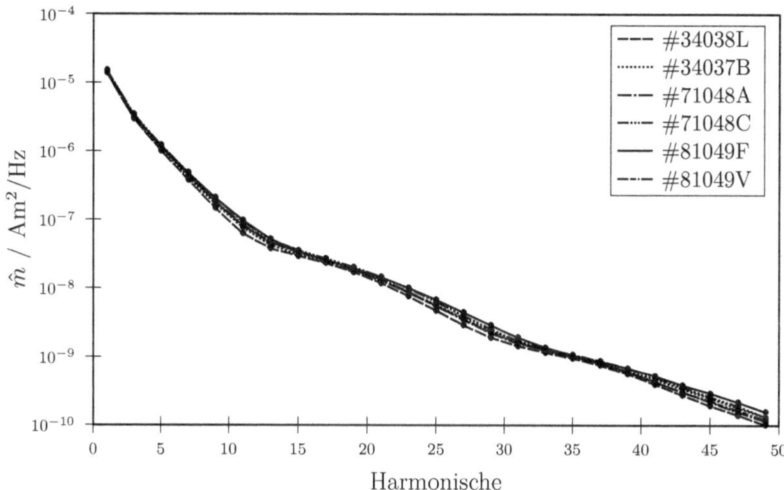

Abbildung 7.8: Amplitudenspektren von sechs verschiedenen Chargen Resovist® bei einer Anregungsfeldstärke von 20 mT/μ_0.

stimmt. Um einer Verwechslung mit dem physikalischen Kerndurchmesser vorzubeugen, sollte der Durchmesser der berechneten Größenverteilung als effektiver magnetischer MPI-Durchmesser bezeichnet werden. Da die berechnete Partikelgrößenverteilung die Messergebnisse mit dem aktuellen Partikelmodell akzeptabel nachbildet, kann sie in MPI-Simulationen verwendeten werden, um hier eine höhere Genauigkeit im Vergleich zu der aktuell genutzten monodispersen Verteilung zu erzielen.

7.1.3 Analyse verschiedener Chargen

Als nächstes wird untersucht, wie groß die Variationen in den Amplitudenspektren von verschiedenen Chargen von Resovist® sind. Hierzu werden sechs verschiedene Chargen analysiert. Um den Einfluss von Variationen in den Messdaten, die durch den Abfüllprozess der Proben verursacht werden, zu verringern, werden von jeder Charge jeweils fünf Proben abgefüllt und gemessen. Die Messdaten der fünf Messungen werden anschließend gemittelt, um so die Variationen zu reduzieren. Für die einzelnen Messungen wird jeweils eine Anregungsfeldstärke von $H_{\mathrm{AC}} = 20$ mT/μ_0 und eine Offsetfeldstärke von $H_{\mathrm{DC}} = 0$ mT/μ_0 verwendet.

In Abbildung 7.8 sind die Amplitudenspektren der sechs unterschiedlichen Chargen dargestellt. Alle sechs Chargen weisen einen ähnlichen Verlauf auf. Leichte Unterschiede sind in den Bereichen um die 10., 27. und 45. Harmonische zu erkennen.

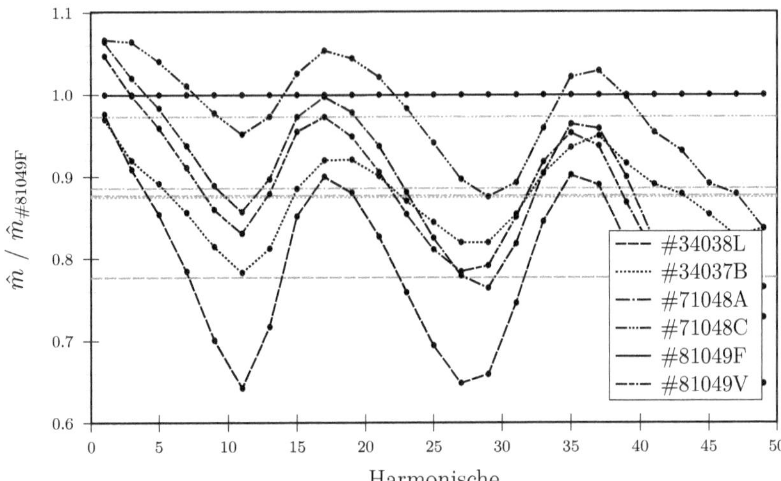

Abbildung 7.9: Normierte Amplitudenspektren von sechs Chargen Resovist[®] bei einer Anregungsfeldstärke von jeweils 20 mT/μ_0. Die Amplituden der Harmonischen sind jeweils auf die Charge #81049F normiert. Zusätzlich zu den normierten Werten ist für jede Charge jeweils der Mittelwert als graue Linie eingetragen.

Zur Verdeutlichung dieser Unterschiede sind in Abbildung 7.9 die einzelnen Spektren jeweils auf das Spektrum der Charge #81049F normiert. Zusätzlich ist für jede Charge der Mittelwert der normierten Amplitudenwerte eingetragen, wodurch sich die Unterschiede der einzelnen Chargen direkt ablesen lassen. Die Chargen #34037B, #71048A und #81049V haben annähernd denselben Mittelwert. Im Vergleich dazu sind die Mittelwert der Chargen #71048C und #81049F etwas größer. Die Charge #81049F erzielt dabei den größten Wert. Den niedrigsten Wert erreicht die Charge #34038L. Im Vergleich zur Charge #81049F ist ihr Mittelwert um den Faktor 0,777 geringer, bzw. der Mittelwert der Charge #81049F ist um den Faktor 1,287 höher. Da höhere Amplitudenwerte unmittelbar in einem höheren SNR resultieren, sind diese Unterschiede bei der Bildgebung mittels MPI nicht zu vernachlässigen.

Die Varianzen in den einzelnen Chargen zeigen, dass es wichtig ist, jede einzelne Charge von SPIOs mit dem Spektrometer zu analysieren, um so stets eine optimale Güte für MPI gewährleisten zu können. Das Spektrometer kann somit nicht nur zur Charakterisierung der SPIOs eingesetzt werden, sondern auch zur Qualitätssicherung während der Nanopartikelherstellung.

7.2 Analyse verschiedener Nanopartikel

Nachdem im vorherigen Abschnitt Resovist® als Beispiel eines SPIOs eingehend untersucht wurde, werden in diesem Abschnitt verschiedene SPIOs miteinander verglichen. Hierzu werden, neben dem bereits untersuchten Kontrastmittel Resovist®, die MRT-Kontrastmittel Endorem® (Guerbet S.A.), Lumirem® (Guerbet S.A.) und Sinerem® (Guerbet S.A.) verwendet. Es wird nun untersucht, ob diese ursprünglich für die MRT entwickelten Kontrastmittel auch in MPI eingesetzt werden können. Die Unterschiede dieser Kontrastmittel in ihrem chemischen Aufbau sowie der Verwendung in der MRT wurden bereits in Abschnitt 3.2 diskutiert.

Zur Analyse der vier Kontrastmittel wurde jeweils eine Probe mit einer Anregungsfeldstärke von $H_{AC} = 20$ mT/μ_0 und einer Offsetfeldstärke von $H_{DC} = 0$ mT/μ_0 vermessen. Die so ermittelten Amplitudenspektren sind in Abbildung 7.10 dargestellt. Aus diesem Graph folgt, dass Resovist® das höchste Signal und Lumirem® das niedrigste Signal liefert. Bei der Messauswertung der einzelnen Kontrastmittel können, je nachdem, wann die Amplitudenwerte den Rauschpegel erreichen, unterschiedlich viele Harmonische genutzt werden. So können bei der Messauswertung von Lumirem® nur die ersten 19 Harmonischen verwendet werden. Hingegen können bei Endorem® und Sinerem® 29 Harmonische und bei Resovist® über 50 Harmonische genutzt werden.

Ein Vergleich der Kontrastmittel anhand dieses Graphen ist allerdings nicht besonders aussagekräftig, da die Eisenkonzentration der vier SPIOs unterschiedlich ist. Bei der Verabreichung der Kontrastmittel ist jedoch der Eisengehalt für die Verträglichkeit durch den Patienten entscheidend. Daher wird für einen Vergleich der Kontrastmittel das gemessene magnetische Moment auf die Eisenkonzentration normiert. In Tabelle 7.2 sind die Eisenkonzentrationen der vier SPIOs aufgeführt. Endorem®, Resovist® und Sinerem® haben eine ähnlich hohe Eisenkonzentration. Die Eisenkonzentration von Lumirem® ist hingegen um etwa den Faktor 100 geringer. Lumirem® wird im Gegensatz zu den drei anderen Kontrastmitteln nicht intravenös, sondern oral verabreicht.

Die auf eine Eisenkonzentration von 1 mol/l normierten Amplitudenspektren sind in Abbildung 7.11 abgebildet. Durch die Normierung sind die Amplitudenwerte von

Tabelle 7.2: Eisenkonzentrationen der verwendeten MRT-Kontrastmittel.

Kontrastmittel	Eisenkonzentration	
Endorem®	11,2 g/l	200 mmol/l
Lumirem®	0,185 g/l	3,3 mmol/l
Resovist®	28,0 g/l	500 mmol/l
Sinerem®	21,4 g/l	377 mmol/l

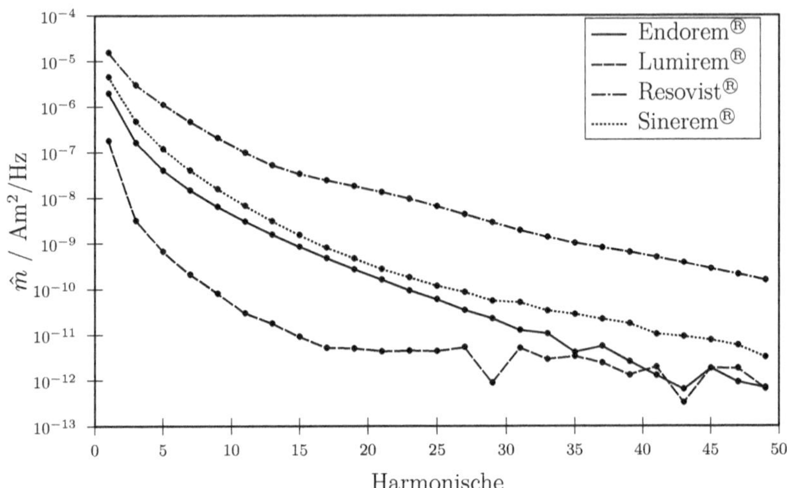

Abbildung 7.10: Amplitudenspektren der vier Kontrastmittel Endorem[R], Lumirem[R], Resovist[R] und Sinerem[R]. Es wurde jeweils ein Probenvolumen von 10 μl und eine Anregungsfeldstärke von $H_{\mathrm{AC}} = 20$ mT/μ_0 verwendet.

Lumirem[R], Endorem[R] und Sinerem[R] etwa gleich. Die höchsten Werte erzielt weiterhin Resovist[R] mit etwa einer Dekade Abstand zu den anderen drei SPIOs.

In dem Graphen ist zu beachten, dass auch die Rauschpegel durch die Normierung verändert und nun nicht mehr für alle SPIOs gleich sind. Insbesondere wurde der Rauschpegel von Lumirem[R] um etwa zwei Dekaden von 10^{-11} Am^2/Hz auf 10^{-9} Am^2/Hz erhöht.

Zu den normierten Messdaten können mit den Gleichungen (5.70) und (5.71) jeweils Ausgleichsgeraden berechnet werden. Die sich so ergebenden Ordinatenabschnitte $\tilde{m}_0$ und Steigungen $\tilde{m}_s$ der vier Ausgleichgeraden sind in Tabelle 7.3 zusammengefasst. Die Steigungen der Ausgleichsgeraden von Endorem[R] und Sinerem[R] sind annähernd identisch. Der Ordinatenabschnitt von Sinerem[R] ist dabei geringfügig größer als der von Endorem[R]. Von Resovist[R] ist der Ordinatenabschnitt etwa doppelt so hoch wie der von Endorem[R] und Sinerem[R]. Wie sich aus den Messwerten bereits erwarten lässt, ist die Steigung von Resovist[R] mit $-1{,}67$ dB/f_0 betragsmäßig am geringsten, sodass bei Resovist[R] die meisten Harmonischen detektiert werden können. Den höchsten Ordinatenabschnitt besitzt Lumirem[R] mit 9,15 nAm^2/Hz. Es hat allerdings auch die betragsmäßig größte Steigung, sodass trotz des hohen Ordinatenabschnittes nur wenige Harmonische detektiert werden können.

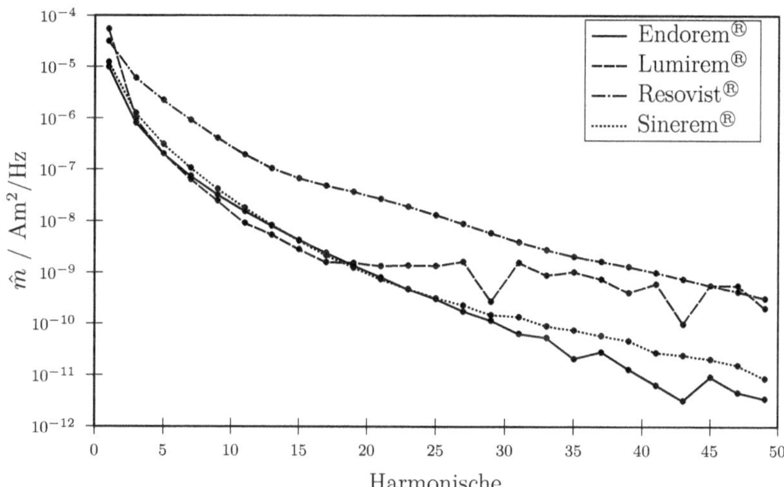

Abbildung 7.11: Amplitudenspektren der vier Kontrastmittel Endorem®, Lumirem®, Resovist® und Sinerem®. Die Messergebnisse aus Abbildung 7.10 sind jeweils auf einen Eisengehalt von 1 mol/l normiert. Zu beachten ist, dass durch die Normierung die Rauschpegel für die einzelnen Kontrastmittel unterschiedlich sind.

Tabelle 7.3: Ordinatenabschnitte $\breve{m}_0$ und Steigungen $\tilde{m}_s$ der berechneten Ausgleichsgeraden für die verschiedenen auf einen Eisengehalt von 1 mol/l normierten SPIOs.

Kontrastmittel	$\breve{m}_0$	$\tilde{m}_s$
Endorem®	1,27 nAm²/Hz	$-2{,}91$ dB/f_0
Lumirem®	9,15 nAm²/Hz	$-4{,}96$ dB/f_0
Resovist®	2,75 nAm²/Hz	$-1{,}67$ dB/f_0
Sinerem®	1,50 nAm²/Hz	$-2{,}89$ dB/f_0

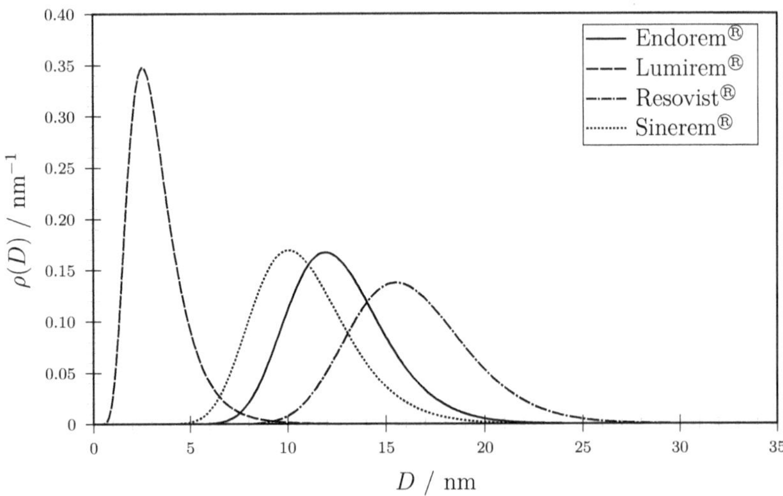

Abbildung 7.12: Aus den Messdaten des Spektrometers berechnete Verteilungsdichte-funktionen der Partikelgrößenverteilungen von Endorem®, Lumirem®, Resovist® und Sinerem®.

Zum weiteren Vergleich der vier SPIOs wird als nächstes die Partikelgrößenverteilung betrachtet. Die nach Abschnitt 5.2.5.3 berechneten Daten der Log-Normalverteilung sind in Tabelle 7.4 zusammengefasst. Die sich daraus ergebenden Verteilungsdichte-funktionen sind in Abbildung 7.12 gezeigt. Bei den berechneten Erwartungswerten ergibt sich ein ähnliches Verhältnis zwischen den SPIOs wie bereits bei den Steigungen der Ausgleichsgeraden. Dort hat Lumirem® die betragsmäßig größte Steigung. Dementsprechend ist der Erwartungswert mit 3,28 nm der kleinste der vier SPIOs. Analog zur betragsmäßig kleinsten Steigung verfügt Resovist® mit 16,33 nm auch über den größten Erwartungswert. Die Erwartungswerte von Endorem® und Sinerem® liegen mit 12,64 nm bzw. 10,88 nm zwischen denen von Resovist® und Lumirem®. Hier weist allerdings Endorem® den größeren Erwartungswert als Sinerem® auf, obwohl die Steigungen der berechneten Ausgleichsgeraden fast gleich sind. Die Ursache hierfür ist eine geringfügig größere Krümmung des Amplitudenverlaufs im Spektrum von Sinerem®. Im Allgemeinen resultiert eine größere Krümmung der Amplitudenkurve in einer breiteren Partikelgrößenverteilung. Der Verlauf der Amplituden im Spektrum ist bei monodispersen Partikeln annähernd linear, weshalb sich der Verlauf auch sehr gut mit einer Ausgleichsgeraden annähern lässt. Bei breiteren Größenverteilungen ist hingegen der Amplitudenverlauf konvex gekrümmt, da sozusagen steile Ausgleichsgeraden der kleineren Partikel mit flacheren Ausgleichsgeraden der großen Partikel zu einem gemeinsamen Kurvenverlauf kombiniert werden.

Beim Vergleich der vier SPIOs wird insgesamt deutlich, dass Resovist® das beste Signal für die Bildgebung mittels MPI liefert. Es zeigt nicht nur die höchsten Amplitudenwerte bei normierter Eisenkonzentration, sondern auch den langsamsten Abfall der Werte. Die SPIOs Sinerem® und Endorem® geben ein recht ähnliches Signal. Am schlechtesten schnitt Lumirem® ab. Hauptverantwortlich ist hierfür jedoch die sehr niedrige Eisenkonzentration von Lumirem®. Für eine Verwendung von Lumirem® in MPI muss zunächst die Eisenkonzentration erhöht werden. Nach Erhöhung der Eisenkonzentration sollte allerdings die Analyse mit dem entwickelten Spektrometer erneut durchgeführt werden. Zum einen verändern sich die Eigenschaften der Suspension der SPIOs durch das Aufkonzentrieren, insbesondere die Partikelgrößenverteilung, und zum anderen können die Mess- und Auswerteergebnisse durch ein höheres SNR verbessert werden.

7.3 1D-Systemfunktion

In Abschnitt 2.2.3 wurde erläutert, dass für die Rekonstruktion von MPI-Bildern Systemfunktionen benötigt werden. Dort wurden zwei verschiedene Möglichkeiten beschrieben, wie diese Systemfunktionen bestimmt werden können. Bei der ersten Methode wird mit einem Roboter eine Punktprobe an jeden Ortspunkt des FOV gefahren und jeweils das Messsignal der Punktprobe mit dem MPI-Scanner akquiriert. Da die Systemfunktion messtechnisch ermittelt wird, wird diese Variante auch als messbasierte Methode bezeichnet. Bei der zweiten Möglichkeit wird die Systemfunktion mittels mathematischer Modelle simuliert. Sie nennt sich daher auch modellbasierte Methode.

Jede Vorgehensweise hat für sich ihre Vor- und Nachteile. So liefert die messbasierte Methode ein sehr gutes Rekonstruktionsergebnis, da in der Messung der Punktprobe alle System- und Partikeleigenschaften beinhaltet sind. Kenntnisse über die erzeugten Feldstärken innerhalb des FOV oder über die Eigenschaften der Partikel werden so nicht benötigt. Allerdings dauert die Bestimmung der Systemfunktion durch die mechanische Bewegung und die Messung der Punktprobe sehr lange. Bei der modellbasierten Methode entfällt die Bewegungs- und Messzeit. Dafür müssen alle Parame-

Tabelle 7.4: Daten der berechneten Partikelgrößenverteilungen der verwendeten SPIOs.

Kontrastmittel	$E[D]$	$\sqrt{\mathrm{Var}(D)}$	$D_{\max}$	$\rho_{\max}$
Endorem®	12,64 nm	2,50 nm	11,93 nm	0,17 nm^{-1}
Lumirem®	3,28 nm	1,42 nm	2,54 nm	0,35 nm^{-1}
Resovist®	16,33 nm	3,02 nm	15,53 nm	0,14 nm^{-1}
Sinerem®	10,88 nm	2,51 nm	10,06 nm	0,17 nm^{-1}

ter des MPI-Scanners genau bekannt sein und das Partikelmodell muss das Verhalten der Partikel nachbilden. Wie bereits gezeigt wurde, kann das Verhalten der Partikel mit der Langevin-Theorie des Paramagnetismus allerdings nicht exakt nachgebildet werden.

In diesem Abschnitt wird eine Methode vorgestellt, mit der aus den Messdaten des Spektrometers 1D-Systemfunktionen für MPI ermittelt werden können. Diese dritte Methode zur Erzeugung der Systemfunktionen stellt eine Kombination aus der messbasierten und der modellbasierten Methode dar und wird als hybride Methode bezeichnet.

Durch Veränderungen des Offsetfeldes H_{DC} kann mit dem Spektrometer jeder beliebige Punkt eines 1D-MPI-Scanners emuliert werden. Bei $H_{\mathrm{DC}} = 0$ mT$/\mu_0$ wird z. B. der FFP betrachtet und bei $H_{\mathrm{DC}} = H_{\mathrm{AC}}$ der Rand des FOV (siehe auch Abschnitt 2.2.1 und Abbildung 2.3). Wie bei der messbasierten Methode kann dadurch eine Nanopartikelprobe an jedem beliebigen Ortspunkt eines 1D-FOV gemessen werden. Bei der hybriden Systemfunktion muss die Partikelprobe jedoch nicht mechanisch verschoben werden, sondern wird durch Veränderung der Offsetfeldstärke virtuell an alle Ortspunkte verschoben.

In Abbildung 7.13 ist eine hybride Systemfunktion zu sehen, die aus den Messdaten des Spektrometers ermittelt wurde. Für die Messungen wurde eine Nanopartikelprobe von Resovist® mit einem Volumen von 10 μl verwendet. Die Anregungsfeldstärke wurde als $H_{\mathrm{AC}} = 20$ mT$/\mu_0$ gewählt und die Offsetfeldstärke wurde in 1-mT$/\mu_0$-Schritten von 0 mT$/\mu_0$ auf 30 mT$/\mu_0$ erhöht. Es handelt sich folglich um die gleichen Messdaten, wie sie bereits in Abbildung 7.4 gezeigt wurden. Die Amplitudenwerte sind allerdings in der Systemfunktion als Intensitätsbild dargestellt und für jede Harmonische zwischen null und eins normiert. Die einzelnen Harmonischen sind auf der Abszissenachse aufgetragen und die Offsetfeldstärke auf der Ordinatenachse. Da es sich bei der verwendeten DC-Quelle um eine unipolare Quelle handelt, kann nur ein positiver Strom ausgegeben werden und so auch nur positive Offsetfeldstärken erzeugt werden. Die negativen Werte wurden durch Spiegelung der positiven Werte bestimmt. Bei der Annahme eines MPI-Scanners mit einer Gradientenstärke von 5 T$/\mu_0$/m können mit Gleichung (2.1) den verschiedenen Offsetfeldstärken Positionen innerhalb des FOV zugeordnet werden. Eine Offsetfeldstärke von $H_{\mathrm{DC}} = 20$ mT$/\mu_0$ entspricht so z. B. einer Position von 4 mm außerhalb des Zentrums. Der FFP des angenommenen MPI-Scanners bewegt sich somit auf einer Linie zwischen -4 und 4 mm.

Zur Bestimmung der Systemfunktion ist bei der hybriden Methode keine mechanische Verschiebung der Nanopartikelprobe notwendig. Hierdurch wird die Zeit zur Bestimmung der Systemfunktion im Vergleich zur messbasierten Methode erheblich reduziert. Weiterhin wird zur Messung der Systemfunktion auch kein MPI-Scanner

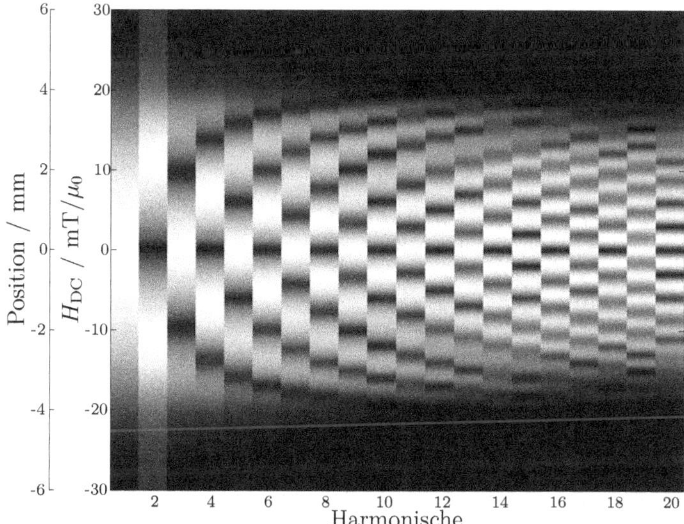

Abbildung 7.13: Mit dem Spektrometer ermittelte hybride Systemfunktion eines 1D-MPI-Scanners mit einer Gradientenstärke von 5 T/μ_0/m und einer Anregungsfeldstärke von 20 mT/μ_0. Die zwei Ordinatenachsen verdeutlichen den Zusammenhang zwischen der Offsetfeldstärke und der örtlichen Position.

benötigt, sodass sie z. B. direkt beim Hersteller der Nanopartikel mit einem Spektrometer durchgeführt werden kann.

Ein weiterer Vorteil der hybriden Systemfunktion im Vergleich zur messbasierten Methode ist ein deutlich höheres SNR der Systemfunktion. Bei der messbasierten Methode wird eine Punktprobe verwendet, die möglichst klein sein muss, damit nur ein einziger Punkt des FOV nachgebildet wird. Durch die geringe Größe der Punktprobe ist das Partikelsignal sehr klein und die messbasierte Systemfunktion besitzt somit ein schlechtes SNR. Im Spektrometer sind die Felder innerhalb des Probenvolumens homogen, wodurch ein infinitesimal kleiner Punkt des FOV nachgebildet wird. Hierdurch kann im Spektrometer eine deutlich größere Nanopartikelprobe verwendet werden. Weiterhin ist die Sensitivität des Spektrometers deutlich höher als die eines MPI-Scanners, da alle Komponenten auf das Probenvolumen optimiert sind.

Da bei der hybriden Methode die Partikelmagnetisierung messtechnisch bestimmt wird, also kein Partikelmodell benötigt wird, wie es bei der modellbasierten Methode der Fall ist, entsteht kein Fehler durch ein ungenaues Modell oder falsche Parameter des Modells. Es lässt sich also erwarten, dass mit der hybriden Systemfunktion bessere Rekonstruktionsergebnisse erzielt werden können als mit der modellbasierten Methode. Nötig sind allerdings weiterhin genaue Kenntnisse über die erzeugten Magnetfelder des MPI-Scanners, sodass eine Zuordnung zwischen der Offsetfeldstärke und der örtlichen Position im FOV erfolgen kann.

Die hier vorgestellten hybriden Systemfunktionen wurden bisher nur für einen idealen 1D-MPI-Scanner bestimmt. Um auch 3D-Systemfunktionen erzeugen zu können, ist die Erweiterung des Spektrometers mit jeweils zwei orthogonalen Anregungs- und Offsetfeldern notwendig, sodass jeder beliebige Punkt eines 3D-FOV emuliert werden kann. Weiterhin steht eine Evaluierung der hybriden Systemfunktion aus, insbesondere ein Vergleich mit einer messbasierten Systemfunktion.

8
Zusammenfassung und Ausblick

Im Rahmen dieser Arbeit wurden sowohl die Hardware als auch die Software eines Magnet-Partikel-Spektrometers (MPS) entwickelt. Mit diesem Spektrometer ist es möglich, superparamagnetische Eisenoxid-Nanopartikel (SPIOs) zu analysieren und ihre Nutzbarkeit für das bildgebende Verfahren Magnetic-Particle-Imaging (MPI) zu bestimmen. Die vielfältigen Einsatzmöglichkeiten des Spektrometers konnten durch verschiedene Messungen veranschaulicht werden.

Das physikalische Prinzip, das dem MPS zugrunde liegt, ist dasselbe, das auch beim MPI genutzt wird. Durch Verwendung der gleichen Parameter, wie Anregungsfrequenz und magnetische Feldstärke, sind eine direkte Übertragung der Messergebnisse und damit die Vorhersage der Partikelgüte für MPI möglich.

Die Hardware des entwickelten Spektrometers besteht aus einer Sendekette zur Generierung der benötigten Magnetfelder und einer Empfangskette zur Erfassung des Partikelsignals. Wesentlich bei der Sendekette ist dabei die Verwendung eines oszillierenden Anregungsfeldes und eines statischen Offsetfeldes. Mit dem statischen Offsetfeld ist es möglich, nicht nur SPIOs zu analysieren, die sich im sogenannten feldfreien Punkt (FFP) befinden, sondern auch solche, die außerhalb des FFP liegen. Dadurch können Aussagen darüber getroffen werden, wie sich die Partikel im magnetischen Sättigungsbereich verhalten. Dies konnte am Beispiel von Resovist® durch Messungen demonstriert werden. Von besonderer Bedeutung in der Empfangskette ist die Verwendung einer Kompensationseinheit. Durch diese wird, im Gegensatz zu einem MPI-System, kein Bandstopp-Filter benötigt, um das Sende- und Partikelsignal zu trennen. Hierdurch steht auch die Grundfrequenz des Partikelsignals zur

Messsignalauswertung zur Verfügung, wodurch sich zusätzliche Analysemöglichkeiten ergeben.

Das Spektrometer arbeitet mit einer festen Anregungsfrequenz von 25 kHz. Diese Frequenz wird zwar derzeit in den meisten MPI-Systemen eingesetzt, ist aber prinzipiell willkürlich gewählt. Es kann durchaus sinnvoll sein, die Frequenz zu erhöhen, um so die Gefahr einer Nervenstimulation des Patienten zu reduzieren. Die Erhöhung der Frequenz wirkt sich allerdings auch auf das Relaxationsverhalten der Partikel aus. So nehmen Hystereseeffekte mit der Frequenz zu. Um hierüber eine Aussage treffen zu können, ist es erforderlich, die Anregungsfrequenz des Spektrometers ändern zu können. Eine denkbare Hardwareerweiterung des vorgestellten Spektrometers ist daher eine frei wählbare Frequenz oder zumindest die Auswahl von gewissen Frequenzen.

Die gesamte Hardware des Spektrometers wurde in einem 19" Rack eingebaut. Hierdurch ist zum einen eine feste Montage der Komponenten untereinander sichergestellt und zum anderen besitzt das Spektrometer eine hohe Mobilität. Viele Komponenten sind dabei in ihrer Größe durchaus optimierbar. Sowohl für die AC- als auch für die DC-Quelle können kleinere Geräte gewählt werden. Ebenso lässt der Spulenaufbau eine Optimierung zu. Durch kleinere Spulen und eine andere räumliche Anordnung der Spulen kann die Größe des Spulenaufbaus zusätzlich reduziert werden. Weiterhin kann der in das Rack eingebaute Computer durch eine Desktopversion ausgetauscht werden. All diese Änderungen ermöglichen eine Miniaturisierung des Spektrometers, sodass in einer nächsten Generation ein Tischgerät denkbar ist.

Zur Ansteuerung der Hardware wurde eine Systemsoftware entwickelt. Die Systemsoftware ermöglicht die Kommunikation mit der DC-Quelle zur Erzeugung des statischen Offsetfeldes, die Generierung des AC-Sendesignals, dessen Regelung und die Erfassung des Partikelsignals. Die Generierung und Regelung des AC-Sendesignals erfolgt direkt auf der verwendeten Datenerfassungskarte durch einen DSP und ein FPGA. Diese integrierte Lösung reduziert die Datenrate auf dem PCI-Bus, sodass es möglich ist, die entwickelte Systemsoftware für ein 3D-MPI-System wiederzuverwenden. Bei der Erfassung des Empfangssignals wird, bis auf eine Reduzierung der Bandbreite und eine Erhöhung der Quantisierungsauflösung von 14 Bit auf 16 Bit, keine weitere Vorverarbeitung durchgeführt. Die entstehende Datenmenge für ein 3D-MPI-System von 30 MByte/s ist sowohl durch den PCI-Bus, den Hauptspeicher, die Festplatte als auch eine Gigabit-Ethernet-Verbindung handhabbar. Eine 3D-Echtzeitrekonstruktion in einem MPI-System ist derzeit allerdings aufgrund von einer zu geringen Prozessorleistung nicht möglich. Um die Rechenbelastung der CPU zu reduzieren, ist eine Durchführung der Fourier-Transformation auf dem DSP vorstellbar. Mit der freiwerdenden Rechenleistung der CPU kann dann eventuell eine Echtzeitrekonstruktion durchgeführt werden.

Es konnte gezeigt werden, dass derzeit das Quantisierungsrauschen der Datenerfassungskarten den Dynamikbereich bzw. die Sensitivität des Spektrometers beschränkt.

Um den Dynamikbereich und die Sensitivität zu erhöhen, sind verschiedene Erweiterungen und Verbesserungen des Spektrometers möglich. So kann die Datenerfassungskarte durch eine andere Karte mit erhöhter Quantisierungsauflösung ausgetauscht werden, der Spulenaufbau kann weiter optimiert werden oder das Übertragungsverhalten des Empfangsverstärkers kann verbessert werden. Durch die Erhöhung der Sensitivität können dann nicht nur Nanopartikelproben mit einer hohen Eisenkonzentration untersucht werden, sondern auch Proben mit einem geringen Eisengehalt. Dadurch lassen sich auch bereits geringe Anreicherungen der Nanopartikel in unterschiedlichen *ex-vivo*-Gewebeproben nachweisen.

Eine Anwendungssoftware mit einer grafischen Benutzeroberfläche (GUI) ermöglicht die einfache Benutzung des Spektrometers. Mit dieser Anwendungssoftware können sowohl Messungen durchgeführt als auch ausgewertet und untereinander verglichen werden. Die Messergebnisse werden hierzu dem Anwender in sechs verschiedenen Graphen dargestellt. Zur numerischen Auswertung wurden drei verschiedene Auswertekriterien vorgestellt. Die Total-Harmonic-Distortion (THD) und die lineare Regression sind besonders geeignet, um eine Aussage über die Güte der Nanopartikel zu treffen. Hingegen kann die aus den Messdaten berechnete Partikelgrößenverteilung der SPIOs z. B. dazu genutzt werden, um eine Qualitätskontrolle während der Partikelsynthese durchzuführen. So kann z. B. der Erfolg einer Partikelseparation überprüft werden. Die grafische Benutzeroberfläche und die automatische Messauswertung ermöglichen die Benutzung des Spektrometers auch durch Personen, die nur eine kurze Einführung in die Nutzung des Spektrometers erhalten haben.

Mit dem aufgebauten Spektrometer konnten diverse Messungen durchgeführt werden. So wurde exemplarisch Resovist® detailliert analysiert und mit drei anderen MRT-Kontrastmitteln verglichen. In diesem Vergleich bewies sich Resovist® als der derzeit beste Tracer für MPI. Resovist® erzielt nicht nur das höchste absolute magnetische Moment, sondern auch die am langsamsten abfallenden Werte im Amplitudenspektrum.

An mehreren Stellen in dieser Arbeit wurde deutlich, dass das derzeit verwendete mathematische Partikelmodell, das auf der Langevin-Theorie des Paramagnetismus beruht, das Partikelverhalten nicht vollständig beschreibt. Dadurch weisen auch die berechneten Partikelgrößenverteilungen Abweichungen zu den physikalischen Werten auf. Eine Erweiterung des Partikelmodells ist dabei nicht nur für eine verbesserte Berechnung der Partikelgrößenverteilung notwendig, sondern auch von allgemeinem Interesse für MPI, um die Simulation des Bildgebungsprozesses genauer zu gestalten. Das Spektrometer kann bei der Weiterentwicklung des Partikelmodells eingesetzt werden, um ein neues Modell zu evaluieren.

Mit der entwickelten Kompensationseinheit ist es erstmalig möglich, auch die Grundfrequenz des Partikelsignals zu messen, sodass das komplette Spektrum des Partikelsignals zur Messauswertung zur Verfügung steht. Hierdurch können z. B. Magnetisierungskurven erstellt werden. Diese erlauben es wiederum, eine Analyse der Hystereseeffekte der Partikel durchzuführen. Im Rahmen dieser Arbeit fand in der Messauswertung eine Fokussierung auf das Amplitudenspektrum statt, um anhand dessen die Güte der Partikel zu bestimmen. Eine Analyse von Magnetisierungskurven wurde nicht durchgeführt. Ebenso wurde das Phasenspektrum nicht untersucht. Sowohl die Analyse der Magnetisierungskurve als auch des Phasenspektrums erlauben neue Auswertemöglichkeiten. So können z. B. Relaxationseffekte untersucht werden, um dadurch Rückschlüsse auf das Dynamikverhalten der Partikel treffen zu können und das Partikelmodell zu verbessern.

Aus den mit dem MPS gewonnenen Messdaten wurde mit einer neuen hybriden Methode eine 1D-Systemfunktion eines MPI-Scanners ermittelt. Diese neue Methode kombiniert die Vorteile der beiden bestehenden Varianten. So wird die Messzeit im Vergleich zur messbasierten Methode erheblich reduziert und die Probleme der modellbasierten Methoden durch das unzureichende Partikelmodell werden umgangen. Im Rahmen dieser Arbeit wurde allerdings keine weitere Untersuchung der hybriden Methode durchgeführt. So steht ein Vergleich der ermittelten Systemfunktion mit einer messbasierten Systemfunktion aus. Weiterhin gilt es, erste 1D-Bilder mit der neuen hybriden Systemfunktion zu rekonstruieren. Nach einer erfolgreichen Evaluierung der hybriden 1D-Systemfunktion ist eine Erweiterung auf 3D-Systemfunktionen sinnvoll. Hierfür ist allerdings ein neues Gerät notwendig, das voraussichtlich sowohl drei orthogonale Anregungsfelder als auch drei Offsetfelder benötigt.

In dieser Arbeit konnte insgesamt gezeigt werden, dass das aufgebaute Spektrometer ein wichtiges Werkzeug zur Analyse von superparamagnetischen Eisenoxid-Nanopartikeln ist. Es kann nicht nur zur Qualitätssicherung in der Partikelherstellung und zur Charakterisierung von SPIOs eingesetzt werden, sondern auch zur Entwicklung und Evaluierung neuer Partikelmodelle.

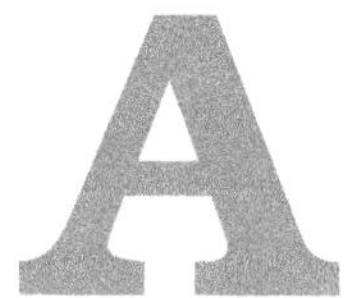

Abkürzungsverzeichnis

Abkürzung	Bedeutung
AC	Wechselstrom
	(von engl.: Alternating Current)
ACCU	Akkumulator (-block)
	(von engl.: Accumulator)
ADC	Analog-Digital-Wandler
	(von engl.: Analog-To-Digital Converter)
ADD	Additions (-block)
AFM	Rasterkraftmikroskopie
	(von engl.: Atomic Force Microscopy)
API	Programmierschnittstelle
	(von engl.: Application Programming Interface)
ART	algebraische Rekonstruktionstechnik
	(von engl: Algebraic Reconstruction Technique)
BPF	Bandpass-Filter
BSF	Bandstopp-Filter
CG	konjugierte Gradienten
	(von engl.: Conjugate Gradients)
CPU	Hauptprozessor
	(von engl.: Central Processing Unit)
CT	Computertomographie

CU	Kompensationseinheit (von engl. Compensation Unit)
DAC	Digital-Analog-Wandler (von engl.: Digital-To-Analog Converter)
DAQ	Datenerfassung (von engl.: Data Acquisition)
DAS	Datenerfassungssystem (von engl.: Data Acquisition System)
DC	Gleichstrom (von engl.: Direct Current)
DS	Downsampling (-block)
DSP	Digitaler-Signal-Prozessor (von engl. Digital Signal Processor)
EKG	Elektrokardiogramm
EMIF	External Memory Interface
EMV	Elektromagnetische Verträglichkeit
ESB	Ersatzschaltbild
FB	Rückführung (von engl.: Feedback)
FFL	feldfreie Linie
FFP	feldfreier Punkt
FIFO	Zwischenspeicher (-block) (von engl.: First In - First Out)
FOV	Betrachtungsfeld (von engl.: Field of View)
FPGA	Field-Programmable-Gate-Array
GNU	GNU-Projekt (von engl.: GNU is Not Unix)
GSL	GNU Scientific Library
GUI	Grafische Benutzeroberfläche (von engl: Graphical User Interface)
HDD	Festplatte (von engl.: Hard Disk Drive)
HDF	Hierarchical Data Format
HF	Hochfrequenz
HSC	High Speed Channel
IC	Integrierter Schaltkreis (von engl.: Integrated Circuit)
JFET	Sperrschicht-Feldeffekttransistor (von engl.: Junction Gate Field-Effect Transistor)
LNA	rauscharmer Verstärker (von engl.: Low Noise Amplifier)

MAC	Multiplikationsakkumulator (-block)
	(von engl: Multiply Accumulate)
MEM	Speicher (-block)
	(von engl: Memory)
MFM	Magnetkraftmikroskopie
	(von engl.: Magnetic Force Microscopy)
MPI	Magnetic-Particle-Imaging
MPS	Magnet-Partikel-Spektrometer
MRT	Magnetresonanztomographie
MULT	Multiplikations (-block)
OP	Operationsverstärker
PA	Leistungsverstärker
	(von engl.: Power Amplifier)
PC	Personal Computer
PCCS	Photon-Kreuzkorrelations-Spektroskopie
	(von engl.: Photon Cross-Correlation Spectroscopy
PCI	Peripheral-Component-Interconnect
PCS	Photon-Korrelations-Spektroskopie
	(von engl.: Photon Correlation Spectroscopy)
PET	Positronenemissionstomographie
POM	Polyoxymethylen
RAM	Hauptspeicher
	(von engl.: Random Access Memory)
REF	Referenz (-block)
ROI	Messvolumen
	(von engl.: Region of Interest)
RX	Empfang/Empfänger
	(von engl.: Receiver)
SAR	spezifische Absorptionsrate
SDRAM	Synchronous Dynamic Random Access Memory
SELECT	Selektions (-block)
SHB	Sundance Highspeed Bus
SNR	Signal-Rausch-Verhältnis
	(von engl.: Signal-to-Noise Ratio)
SP	serielles Protokoll
SPECT	Einzelphotonenemissionstomographie
	(von engl. Single Photon Emission Computed Tomography)
SPIO	superparamagnetische Eisenoxide
	(von engl.: Super-Paramagnetic Iron Oxide)
SQUID	Supraleitende Quanteninterferenzeinheit
	(von engl.: Superconducting Quantum Interference Device)
SRAM	Static Random Access Memory

SVD	Singulärwertzerlegung (von engl.: Singular Value Decomposition)
TEM	Transmissionselektronenmikroskopie
THD	Total-Harmonic-Distortion
TX	Sende/Sender (von engl.: Transmitter)
US	Sonographie (von: Ultraschall)
USPIO	ultrakleine super-paramagnetische Eisenoxide (von engl.: Ultrasmall Super-Paramagnetic Iron Oxide)
VHDL	Very High Speed Integrated Circuit Hardware Description Language
VSM	Vibrationsmagnetometrie (von engl.: Vibrating Sample Magnetometer)
WLAN	Funknetzwerk (von engl.: Wireless Local Area Network)

B

Physikalische Größen

Zeichen	Einheit	Physikalische Größe
T_a	K	absolute Temperatur
ρ	kg/m^3	Dichte
L	Nm	Drehmoment
L	H	elektrische Induktivität
C	F	elektrische Kapazität
U	V	elektrische Spannung
I	A	elektrische Stromstärke
R	Ω	elektrischer Widerstand
E	J	Energie
f	Hz	Frequenz
H	Am^2	magnetische Feldstärke
B	T	magnetische Flussdichte
μ	Hm^{-1}	magnetische Permeabilität
χ	dimensionslos	magnetische Suszeptibilität
m	Am^2	magnetisches Moment
M	Am^{-1}	Magnetisierung
m	kg	Masse
M	mol	molare Masse
τ	s	Relaxationszeit
V	m^3	Volumen
t	s	Zeit

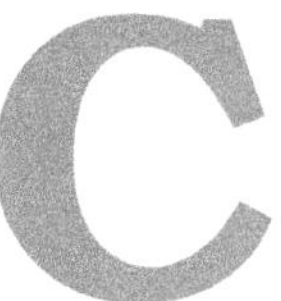

Physikalische Konstanten

Zeichen	Wert	Physikalische Konstante
μ_B	$9{,}27400915 \cdot 10^{-24}$ J/T	Bohrsches Magneton
k_{B}	$1{,}3806504 \cdot 10^{-23}$ J/K	Boltzmann-Konstante
$\rho_{\mathrm{Fe_3O_4}}$	5200 kg/m^3	Dichte von Magnetit ($\mathrm{Fe_3O_4}$)
μ_0	$4\pi \cdot 10^{-7}$ Vs/Am	magnetische Feldkonstante
M_{Fe}	$55{,}846$ g/mol	molare Masse von Eisen
M_{O}	$15{,}9994$ g/mol	molare Masse von Sauerstoff
$M_s^{\mathrm{Fe_3O_4}}$	$0{,}6$ T/μ_0	Sättigungsmagnetisierung von Magnetit ($\mathrm{Fe_3O_4}$)

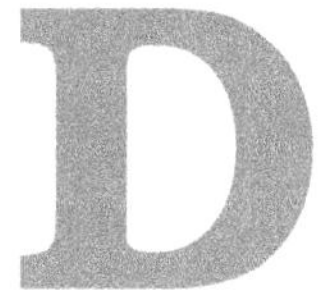

Literaturverzeichnis

Eigene Arbeiten

— Erst-Autorschaften —

[1]   S. Biederer, T. Knopp, T.F. Sattel, M. Erbe und T.M. Buzug. Improved Estimation of the Magnetic Nanoparticle Diameter with a Magnetic Particle Spectrometer and Combined Fields. In *Proceedings of the International Society for Magnetic Resonance in Medicine*, B. 18, S. 954, 2010.

[2]   S. Biederer, T. Knopp, T.F. Sattel, K. Lüdtke-Buzug, B. Gleich, J. Weizenecker, J. Borgert und T.M. Buzug. Estimation of Magnetic Nanoparticle Diameter with a Magnetic Particle Spectrometer. In *World Congress on Medical Physics and Biomedical Engineering, Springer IFMBE Series*, B. 25/VIII, S. 61–64, 2009.

[3]   S. Biederer, T. Knopp, T.F. Sattel, K. Lüdtke-Buzug, B. Gleich, J. Weizenecker, J. Borgert und T.M. Buzug. Magnetization Response Spectroscopy of Superparamagnetic Nanoparticles for Magnetic Particle Imaging. *Journal of Physics D: Applied Physics*, 42(20):7 ff., 2009.

[4]   S. Biederer, S. Kren, T.F. Sattel, M. Erbe, T.Knopp, K. Lüdtke-Buzug und T.M. Buzug. Ein magnetisches Partikel-Spektrometer zur Messung der Magnetisierung von Nanopartikeln unter der Verwendung von AC- und DC-Feldern.

In *44. Jahrestagung der Deutschen Gesellschaft für Biomedizinische Technik im VDE - BMT 2010*, B. 55, S. 295 ff., 2010.

[5] S. Biederer, T. Sattel, T. Knopp, K. Lüdtke-Buzug, B. Gleich, J. Weizenecker, J. Borgert und T.M. Buzug. A Spectrometer for Magnetic Particle Imaging. In *Proc. 4th European Congress for Medical and Biomedical Engineering, Springer IFMBE Series*, B. 22, S. 2313–2316, 2008.

[6] S. Biederer, T.F. Sattel, M. Erbe, T. Knopp und T.M. Buzug. A Compensation Unit for a Magnetic Particle Spectrometer to Measure the Full Magnetization Spectrum of Superparamagnetic Iron Oxide Nanoparticles. In *45. Jahrestagung der Deutschen Gesellschaft für Biomedizinische Technik im VDE - BMT 2011*, B. 56, S. 273, 2011.

[7] S. Biederer, T.F. Sattel, T. Knopp und T.M. Buzug. Apparatus and method for influencing and/or detecting magnetic particles, World Intellectual Property Organization, PCT/IB2010/053995, 2009.

[8] S. Biederer, T.F. Sattel, T. Knopp und T.M. Buzug. Variable Trajektorien-dichte in Magnetic Particle Imaging. In *Bildverarbeitung für die Medizin*, S. 6–10. Springer, Berlin/Heidelberg, 2010.

[9] S. Biederer, T.F. Sattel, T. Knopp, M. Erbe und T.M. Buzug. Improving the Imaging Quality in Magnetic Particle Imaging by a Traveling Phase Trajectory. In *Proceedings of the International Society for Magnetic Resonance in Medicine*, B. 18, S. 3296, 2010.

[10] S. Biederer, T.F. Sattel, T. Knopp, M. Erbe, K. Lüdtke-Buzug, F.M. Vogt, J. Barkhausen und T.M. Buzug. A Spectrometer to Measure the Usability of Nanoparticles for Magnetic Particle Imaging. In *Magnetic Nanoparticles: Particle Science, Imaging Technology, and Clinical Applications*, B. 1, S. 60–65. World Scientific Publishing Company, Singapur, 2010.

[11] S. Biederer, T.F. Sattel, T. Knopp, K. Lüdtke-Buzug, B. Gleich, J. Weizenecker, J. Borgert und T.M. Buzug. The Influence of the Particle-Size Distribution on the Image Resolution in Magnetic Particle Imaging. In *Magnetic Resonance Materials in Physics, Biology and Medicine*, B. 22, S. 499, 2009.

[12] S. Biederer, T.F. Sattel, S. Kren, M. Erbe, T.Knopp, K. Lüdtke-Buzug und T.M. Buzug. A Spectrometer Using Oscillating and Static Fields to Measu-re the Suitability of Super-Paramagnetic Nanoparticles for Magnetic Particle Imaging. In *World Molecular Imaging Congress*, S. 96, 2010.

[13] S. Biederer, F.M. Vogt, K. Lüdtke-Buzug, T. Knopp, T.F. Sattel, J. Barkhausen und T.M. Buzug. A Study on the Performance of Different Superparamagnetic Iron Oxide Particles in Magnetic Particle Imaging. In *Magnetic Resonance Materials in Physics, Biology and Medicine*, B. 22, S. 709, 2009.

— Co-Autorschaften —

[14] T.M. Buzug, S. Biederer, J. Borgert, M. Erbe, T. Knopp, K. Lüdtke-Buzug und T.F. Sattel (Eds.). *1st International Workshop on Magnetic Particle Imaging (IWMPI 2010) - Book of Abstracts.* Verlags- und Druckhaus Max Schmidt-Römhild KG, Lübeck, 2010.

[15] T.M. Buzug, S. Biederer, T. Knopp, T.F. Sattel und K. Lüdtke-Buzug. Magnetic Particle Imaging - Challenges and Promises of a new Modality. In *World Congress on Medical Physics and Biomedical Engineering, Springer IFMBE Series*, B. 25/IV, S. 1471–1474, 2009.

[16] T.M. Buzug, J. Borgert, T. Knopp, S. Biederer, T.F. Sattel, M. Erbe und K. Lüdtke-Buzug (Eds.). *Magnetic Nanoparticles: Particle Science, Imaging Technology, and Clinical Applications.* World Scientific Publishing Company, Singapur, 2010.

[17] T.M. Buzug, T.F. Sattel, M. Erbe, S. Biederer, J. Borgert, D. Finas, K. Dietrich, F. Vogt, J. Barkhausen, K. Lüdtke-Buzug und T. Knopp. Alternative Spulentopologien für Magnetic-Particle-Imaging. In *Fortschr Röntgenstr*, B. 182, S. A56, 2010.

[18] T.M. Buzug, T.F. Sattel, M. Erbe, S. Biederer, D. Finas, K. Diedrich, F.M. Vogt, J. Barkhausen, K. Lüdtke-Buzug und T. Knopp. Novel Hardware Developments in Magnetic Particle Imaging. In *SPIE Symposium on Medical Imaging: Biomedical Applications in Molecular, Structural, and Functional Imaging*, B. 79650T, S. 1–6, 2011.

[19] T.M. Buzug, T.F. Sattel, M. Erbe, S. Biederer, M. Gräser, M. Grüttner, W. Tenner, H. Wojtczyk, J. Borgert, D. Finas, J. Barkhausen, K. Lüdtke-Buzug und K. Knopp. Magnetic Particle Imaging: Novel Field Generating Devices for Optimized Imaging. In *45. Jahrestagung der Deutschen Gesellschaft für Biomedizinische Technik im VDE - BMT 2011*, B. 56, S. 227, 2011.

[20] T.M. Buzug, T.F. Sattel, T. Knopp und S. Biederer. Apparatus and method for influencing and/or detecting magnetic particles in a field of view having an array of single-sided transmit coil sets, World Intellectual Property Organization, PCT/IB2011/050374, 2010.

[21] M. Erbe, T. Knopp, S. Biederer, T.F. Sattel und T.M. Buzug. Experimentelle Erzeugung einer magnetischen feldfreien Linie für die Anwendung in Magnetic Particle Imaging. In *44. Jahrestagung der Deutschen Gesellschaft für Biomedizinische Technik im VDE - BMT 2010*, B. 55, S. 101 ff., 2010.

[22] M. Erbe, T. Knopp, T. F. Sattel, S. Biederer und T. M. Buzug. Experimentelle Validierung des Konzeptes einer feldfreie Linie für Magnetic-Particle-Imaging

anhand von Magnetfeldmessungen. In *Bildverarbeitung für die Medizin*, S. 334–338. Springer, Berlin/Heidelberg, 2011.

[23] M. Erbe, T. Knopp, T.F. Sattel, S. Biederer und T.M. Buzug. Experimental generation of an arbitrarily rotated field-free line for the use in magnetic particle imaging. *Medical Physics*, 38(9):5200–5207, 2011.

[24] M. Erbe, T.F. Sattel, T. Knopp, S. Biederer und T.M. Buzug. An optimized field free line scanning device for magnetic particle imaging. In *45. Jahrestagung der Deutschen Gesellschaft für Biomedizinische Technik im VDE - BMT 2011*, B. 56, S. 298 ff., 2011.

[25] D. Finas, B. Ruhland, K. Baumann, T. Knopp, T.F. Sattel, S. Biederer, K. Luedtke-Buzug, T.M. Buzug und K. Diedrich. Sentinal Lymphnode Detection in Breast Cancer by Magnetic Particle Imaging Using Superparamagnetic Nanoparticles. In *Magnetic Nanoparticles: Particle Science, Imaging Technology, and Clinical Applications*, B. 1, S. 205–210. World Scientific Publishing Company, Singapur, 2010.

[26] M. Gräser, S. Biederer, M. Grüttner, H. Wojtczyk, W. Tenner, T.F. Sattel, B. Gleich, J. Borgert, T. Knopp und T.M. Buzug. Determination of a 1D-MPI-System-Function using a Magnetic Particle Spectroscope. In *45. Jahrestagung der Deutschen Gesellschaft für Biomedizinische Technik im VDE - BMT 2011*, B. 56, S. 302, 2011.

[27] M. Grüttner, M. Gräser, S. Biederer, T.F. Sattel, H. Wojtczyk, W. Tenner, T. Knopp, B. Gleich, J. Borgert und T.M. Buzug. 1D-Image Reconstruction for Magnetic Particle Imaging Using a Hybrid System Function. In *Proc. IEEE Nuc. Sci. Symp. Med. Im. Conf*, Oktober 2011.

[28] S. Kaufmann, S. Biederer, T.F. Sattel, T. Knopp und T.M. Buzug. A Surveillance Unit for Magnetic Particle Imaging. In *Magnetic Nanoparticles: Particle Science, Imaging Technology, and Clinical Applications*, B. 1, S. 169–174. World Scientific Publishing Company, Singapur, 2010.

[29] T. Knopp, S. Biederer, T. Sattel und T.M. Buzug. Singular value analysis for magnetic particle imaging. In *Proc. IEEE Nuc. Sci. Symp. Med. Im. Conf*, S. 4525–4529, 2008.

[30] T. Knopp, S. Biederer, T. Sattel, J. Weizenecker, B. Gleich, J. Borgert und T.M. Buzug. Trajectory Analysis for Magnetic Particle Imaging. *Physics in Medicine and Biology*, 54(2):385–397, 2009.

[31] T. Knopp, S. Biederer, T. F. Sattel, M. Erbe und T.M. Buzug. Receive Coil Array for Magnetic Particle Imaging. In *IEEE 8th International Symposium on Biomedical Imaging: From Nano to Macro*, S. 1666–1669, 2011.

[32] T. Knopp, S. Biederer, T.F. Sattel und T.M. Buzug. Apparatus and method for generating and moving a magnetic field having a field free line, World Intellectual Property Organization, PCT/IB2010/053749, 2009.

[33] T. Knopp, S. Biederer, T.F. Sattel, M. Erbe und T.M. Buzug. Prediction of the Spatial Resolution of Magnetic Particle Imaging Using the Modulation Transfer Function of the Imaging Process. *IEEE Trans. Med. Imag.*, 30(6):1284–1292, 2011.

[34] T. Knopp, S. Biederer, T.F. Sattel, M. Erbe und T.M. Buzug. Über das Auflösungsvermögen von Magnetic Particle Imaging. In *Bildverarbeitung für die Medizin*, S. 329–333. Springer, Berlin/Heidelberg, 2011.

[35] T. Knopp, S. Biederer, T.F. Sattel, K. Lüdtke-Buzug, M. Erbe und T.M. Buzug. Efficient Field-Free Line Generation for Magnetic Particle Imaging. In *Magnetic Nanoparticles: Particle Science, Imaging Technology, and Clinical Applications*, B. 1, S. 120–125. World Scientific Publishing Company, Singapur, 2010.

[36] T. Knopp, S. Biederer, T.F. Sattel, J. Rahmer, J. Weizenecker, B. Gleich, J. Borgert und T.M. Buzug. 2D Model-based reconstruction for magnetic particle imaging. *Medical Physics*, 37(2):485–491, 2010.

[37] T. Knopp, S. Biederer, T.F. Sattel, J. Weizenecker, B. Gleich, J. Borgert und T.M. Buzug. Rekonstruktion von Magnetic Particle Imaging Daten mittels einer modellierten Systemfunktion. In *Bildverarbeitung für die Medizin*, S. 1–5. Springer, Berlin/Heidelberg, 2010.

[38] T. Knopp, M. Erbe, S. Biederer, T.F. Sattel und T.M. Buzug. Efficient generation of a magnetic field-free line. *Medical Physics*, 37(7):3538–3540, 2010.

[39] T. Knopp, M. Erbe, T.F. Sattel, S. Biederer und T.M. Buzug. Efficient Generation of a Magnetic Field-Free Line. In *Proceedings of the International Society for Magnetic Resonance in Medicine*, B. 18, S. 952, 2010.

[40] T. Knopp, M. Erbe, T.F. Sattel, S. Biederer und T.M. Buzug. Generation of a static magnetic field-free line using two Maxwell coil pairs. *Appl. Phys. Lett.*, 97:092505-1–092505-3, 2010.

[41] T. Knopp, M. Erbe, T.F. Sattel, S. Biederer und T.M. Buzug. A Fourier slice theorem for magnetic particle imaging using a field-free line. *Inverse Problems*, 27:095004, 2011.

[42] T. Knopp, J. Rahmer, T.F. Sattel, S. Biederer, J. Weizenecker, B. Gleich, J. Borgert und T.M. Buzug. Weighted iterative reconstruction for magnetic particle imaging. *Physics in Medicine and Biology*, 55:1577–1589, 2010.

[43] T. Knopp, T. Sattel, S. Biederer, J. Weizenecker, B. Gleich, J. Borgert und T.M. Buzug. Trajektoriendichte bei Magnetic Particle Imaging. In *Bildverarbeitung für die Medizin*, S. 71–75. Springer, Berlin/Heidelberg, 2009.

[44] T. Knopp, T.F. Sattel, S. Biederer und T.M. Buzug. Field-Free line formation in a magnetic field. *Journal of Physics A: Mathematical and Theoretical.*, 43(1):9 ff., 2010.

[45] T. Knopp, T.F. Sattel, S. Biederer und T.M. Buzug. Limitations of Measurement-Based System Functions in Magnetic Particle Imaging. In *SPIE Medical Imaging*, B. 11, S. 76261F.1–76261F.8, 2010.

[46] T. Knopp, T.F. Sattel, S. Biederer, J. Rahmer, J. Weizenecker, B. Gleich, J. Borgert und T.M. Buzug. Model-based reconstruction for magnetic particle imaging. *IEEE Trans. Med. Imag.*, 29(1):12–18, 2010.

[47] K. Lüdtke-Buzug, S. Biederer und T.M. Buzug. Analyse des Separationsergebnisses bei der Herstellung Superparamagnetischer Eisenoxid-Nanopartikel für Magnetic Particle Imaging. In *44. Jahrestagung der Deutschen Gesellschaft für Biomedizinische Technik im VDE - BMT 2010*, B. 55, S. 640 ff., 2010.

[48] K. Lüdtke-Buzug, S. Biederer, M. Erbe, T. Knopp, T.F. Sattel und T.M. Buzug. Superparamagnetic Iron Oxide Nanoparticles for Magnetic Particle Imaging. In *Magnetic Nanoparticles: Particle Science, Imaging Technology, and Clinical Applications*, B. 1, S. 44–50. World Scientific Publishing Company, Singapur, 2010.

[49] K. Lüdtke-Buzug, S. Biederer, T. Sattel, T. Knopp und T.M. Buzug. Preparation and Characterization of Dextran-Covered Fe_3O_4 Nanoparticles for Magnetic Particle Imaging. In *Proc. 4th European Congress for Medical and Biomedical Engineering, Springer IFMBE Series*, B. 22, S. 2343–2346, 2008.

[50] K. Lüdtke-Buzug, S. Biederer, T.F. Sattel, T. Knopp und T.M. Buzug. Particle-Size Distribution of Dextran- and Carboxydextran-Coated Superparamagnetic Nanoparticles for Magnetic Particle Imaging. In *World Congress on Medical Physics and Biomedical Engineering, Springer IFMBE Series*, B. 25/VIII, S. 226–229, 2009.

[51] K. Lüdtke-Buzug, S. Biederer, T.F. Sattel, T. Knopp und T.M. Buzug. Synthesis and Spectroscopic Analysis of Super-Paramagnetic Nanoparticles for Magnetic Particle Imaging. In *World Molecular Imaging Congress*, S. J054, 2009.

[52] B. Ruhland, K. Baumann, T. Knopp, T.F. Sattel, S. Biederer, K. Lüdtke-Buzug, T.M. Buzug, K. Diedrich und D. Finas. Magnetic Particle Imaging with Superparamagnetic Nanoparticles for sentinel lymph node detection in breast cancer. In *Geburtshilfe und Frauenheilkunde*, B. 69, S. 758, 2009.

[53] T.F. Sattel, S. Biederer, M. Erbe, T. Knopp und T.M. Buzug. Magnetic Particle Spectrometer with Enlarged Excitation Field Strength. In *45. Jahrestagung der Deutschen Gesellschaft für Biomedizinische Technik im VDE - BMT 2011*, B. 56, S. 275, 2011.

[54] T.F. Sattel, S. Biederer, T. Knopp und T.M. Buzug. Magnetic Field Generation For Multi-Dimensional Single-Sided Magnetic Particle Imaging. In *Proceedings of the International Society for Magnetic Resonance in Medicine*, B. 18, S. 3297, 2010.

[55] T.F. Sattel, S. Biederer, T. Knopp, K. Lüdtke-Buzug, B. Gleich, J. Borgert und T.M. Buzug. Hand-Held Concept of a Magnetic Particle Imaging Device. In *World Molecular Imaging Congress*, S. J521, 2009.

[56] T.F. Sattel, S. Biederer, T. Knopp, K. Lüdtke-Buzug, B. Gleich, J. Weizenecker, J. Borgert und T.M. Buzug. Single-Sided Coil Configuration for Magnetic Particle Imaging. In *World Congress on Medical Physics and Biomedical Engineering, Springer IFMBE Series*, B. 25/VII, S. 281–284, 2009.

[57] T.F. Sattel, T. Knopp, S. Biederer und T.M. Buzug. Open Coil Arrangement for Interventional Magnetic Particle Imagin. In *Proceedings of the International Society for Magnetic Resonance in Medicine*, B. 18, S. 945, 2010.

[58] T.F. Sattel, T. Knopp, S. Biederer, M. Erbe, K. Lüdtke-Buzug und T.M. Buzug. Resolution Distribution in Single-Sided Magnetic Particle Imaging. In *Magnetic Nanoparticles: Particle Science, Imaging Technology, and Clinical Applications*, B. 1, S. 106–112. World Scientific Publishing Company, Singapur, 2010.

[59] T.F. Sattel, T. Knopp, S. Biederer, B. Gleich, J. Weizenecker, J. Borgert und T.M. Buzug. Single-Sided Device for Magnetic Particle Imaging. *Journal of Physics D: Applied Physics*, 42(1):1–5, 2009.

[60] F.M. Vogt, J. Barkhausen, S. Biederer, T.F. Sattel T. Knopp, K. Lüdtke-Buzug und T.M. Buzug. Current Iron Oxide Nanoparticles - Impact on MRI and MPI. In *Magnetic Nanoparticles: Particle Science, Imaging Technology, and Clinical Applications*, B. 1, S. 231–234. World Scientific Publishing Company, Singapur, 2010.

[61] F.M. Vogt, S. Biederer, M. Simon, K. Lüdtke-Buzug, T. Knopp, T.F. Sattel, T.M. Buzug und J. Barkhausen. Magnetic Particle Imaging: Evaluation unterschiedlicher superparamagnetischer Eisenoxidpartikel für ein neues bildgebendes Verfahren. In *Fortschr Röntgenstr*, B. 182, S. VO322:2, 2010.

[62] F.M. Vogt, S. Biederer, M. Simon, K. Lüdtke-Buzug, T. Knopp, T.F. Sattel, T.M. Buzug und J. Barkhausen. Magnetic Particle Imaging: Evaluation unterschiedlicher superparamagnetischer Eisenoxidpartikel für ein neues bildgebendes Verfahren. In *Fortschr Röntgenstr*, B. 182, S. A57, 2010.

Datenblätter

[63]	3L Ltd. 3L Diamond. Diamond User Guide - Sundance Edition V3.2, 2010.

[64]	Analog Devices Inc. AD9777 - 16-Bit, 160 MSPS 2x/4x/8x Interpolating Dual TxDAC+® D/A Converter. Datasheet Rev. C, 2006.

[65]	Analog Devices Inc. AD6645 - 14-Bit, 80 MSPS/105 MSPS A/D Converter. Datasheet Rev. D, 2008.

[66]	Analog Devices Inc. AD8132 - Low Cost, High Speed Differential Amplifier. Datasheet Rev. I, 2009.

[67]	Bayer Schering Pharma AG. Resovist®. Zusammenfassung der Merkmale des Arzneimittels (SPC), 2007.

[68]	Delta Elektronika BV. SM 800 - DC Power Supply. Datasheet Rev. Dec 2007, 2007.

[69]	Eppendorf AG. Eppendorf Reference®. Operating Manual, 2010.

[70]	Guerbert S.A. Patentblau V. Gebrauchsinformation und Fachinformation, 2006.

[71]	Heraeus Sensor Technology. Platin-Temperatursensor in Dünnschichttechnik - C220. Datasheet, 2004.

[72]	Hewlett Packard Inc. HP4194A - Impedance/Gain-Phase Analyzer. Operation Manual, 1996.

[73]	Lake Shore Cryotronics Inc. Gaussmeter Hall Probes. Selection Guide, 2010.

[74]	Lake Shore Cryotronics Inc. Model 475 DSP Gaussmeter. User Manual, 2010.

[75]	NXP Semiconductors B.V. BF862 - N-channel junction FET. Product specification V 3.0, 2000.

[76]	Omnitronic Inc. P-2000 - High power amplifiers. User Manual V 2.6, 2009.

[77]	Rhode & Schwarz GmbH. ZVL - Vector Network Analyzer. Operating Manual, 2009.

[78]	Rigol Technologies Inc. Dual-Channel Function/Arbitrary Waveform Generator. User's Guide, 2010.

[79]	Sundance Multiprocessor Technology Ltd. SHB - Sundance Highspeed Bus Interface. Design Specification Rev. 5.1, 2001.

[80] Sundance Multiprocessor Technology Ltd. SMT6025 - Host-side Software Interface. User Manual V 2.9, 2002.

[81] Sundance Multiprocessor Technology Ltd. SMT310Q - PCI carrier board. User Manual V 2.1, 2005.

[82] Sundance Multiprocessor Technology Ltd. SMT370v2 - DAQ Module. User Manual V 2.1, 2005.

[83] Sundance Multiprocessor Technology Ltd. SMT8036 - Software Defined Radio Development (SDR) Kit. User Manual V 1.4, 2005.

[84] Sundance Multiprocessor Technology Ltd. SMT365 - DSP Module. User Manual V 2.3, 2006.

[85] Tektronix Inc. MSO3000 and DPO3000 Series Digital Phosphor Oscilloscopes. User Manual, 2010.

[86] Texas Instruments Inc. TMS320C6416 - Fixed-Point Digital Signal Processors. Datasheet Rev. N - SPRS146N, 2005.

[87] Texas Instruments Inc. EMIF - TMS320C6000 DSP External Memory Interface. Reference Guide SPRU266E, 2008.

[88] Texas Instruments Inc. OPA842 - Wideband, Low Distortion, Unity-Gain Stable, Voltage-Feedback Operational Amplifier. Datasheet Rev. D, 2008.

[89] The HDF Group. HDF5 - The Hierarchical Data Format. User Documentation Release 1.6.6, 2007.

[90] The MathWorks Inc. Optimization Toolbox. User's Guide, 2010.

[91] Xilinx Inc. Virtex-II-XC2V2000 - Virtex-II Platform FPGAs. Product Specification V 3.5, 2007.

Allgemeine Referenzen

[92] W. Alt. *Nichtlineare Optimierung*. Vieweg+Teubner, Wiesbaden, 2002.

[93] J.W. Anthony. *Handbook of Mineralogy: Halides, hydroxides, oxides*. Mineral Data Publ, Tucson, Ariz, Tucson, AZ, 1997.

[94] S. Bedanta und W. Kleemann. Supermagnetism. *Journal of Physics D: Applied Physics*, 42:013001, 2009.

[95] H. N. Blachnik. *Untersuchung des Cotton-Mouton-Effektes in der isotropen Phase flüssigkristalliner Substanzen*. Dissertation, Universität-Gesamthochschule Siegen, 1999.

[96] J. Blanchette und M. Summerfield. *C++ GUI Programming with Qt 4*. Prentice Hall International, Upper Saddle River, NJ, 2006.

[97] J. Bohnert und O. Doessel. Effects of time varying currents and magnetic fields in the frequency range of 1 kHz to 1 MHz to the human body - a simulation study. In *Proceedings of the 32nd Annual International Conference of the IEEE EMBS*, S. 6805–6808, 2010.

[98] J. Bohnert, B. Gleich, J. Weizenecker und J. Borgert andO. Doessel. Simulations of current densities and specific absorption rates in realistic magnetic particle imaging drive-field coils. In *44. Jahrestagung der Deutschen Gesellschaft für Biomedizinische Technik im VDE - BMT 2010*, B. 55, S. 237 ff., 2010.

[99] J. Bohnert, B. Gleich, J. Weizenecker, J. Borgert und O. Doessel. Evaluation of Induced Current Densities and SAR in the Human Body by Strong Magnetic Fields around 100 kHz. In *Proc. 4th European Congress for Medical and Biomedical Engineering, Springer IFMBE Series*, B. 22, S. 2332–2335, 2008.

[100] J. Bohnert, B. Gleich, J. Weizenecker, J. Borgert und O. Doessel. Optimizing Coil Currents for reduced SAR in Magnetic Particle Imaging. In *World Congress on Medical Physics and Biomedical Engineering, Springer IFMBE Series*, B. 25/VIII, 2009.

[101] I.N. Bronstein, K.A. Semendjajew, G. Musiol und H. Muehlig. *Taschenbuch der Mathematik*. Harri Deutsch, Frankfurt am Main, 2008.

[102] W.F. Brown. Thermal Fluctuations of a Single-Domain Particle. *Physical Review*, 130(5):1677–1686, 1963.

[103] J.W. Bulte, B. Gleich, J. Weizenecker, S. Bernard, P. Waczak, D.E. Markov, H.C. Aerts, J. Borgert und H. Boeve. Developing Cellular MPI: Initial Experience. In *Proceedings of the International Society for Magnetic Resonance in Medicine*, B. 16, S. 1675, 2008.

[104] T.M. Buzug. *Computed Tomography: From Photon Statistics to Modern Cone-Beam CT*. Springer, Berlin/Heidelberg, 2008.

[105] S. Chikazumi und S.H. Charap. *Physics of Magnetism*. Wiley, New York, NY, 1964.

[106] J. Clarke und A.I. Braginski. *The SQUID Handbook: Volume I: Fundamentals and Technology of SQUIDs and SQUID Systems*. Wiley-VCH Verlag GmbH & Co. KGaA, Weinheim, 2004.

[107] J. Clarke und A.I. Braginski. *The SQUID Handbook: Volume II: Applications of SQUIDs and SQUID Systems*. Wiley-VCH Verlag GmbH & Co. KGaA, Weinheim, 2006.

[108] K.-H. Cordes, A. Waag und N. Heuck. *Integrierte Schaltungen: Grundlagen - Prozesse - Design - Layout.* Pearson Studium, München, 2010.

[109] D.J. Craik. *Magnetic Oxides.* John Wiley & Sons Ltd, London, 1975.

[110] B.D. Cullity und C.D. Graham. *Introduction to Magnetic Materials.* Wiley-IEEE Press, Hoboken, NJ, 2008.

[111] J. Debus. *Sonographie.* Thieme, Stuttgart, 2004.

[112] B.C. Dodrill. Low Moment Measurements with a Vibrating Sample Magnetometer. Technical report, Lake Shore Cryotronics, Inc., 2010.

[113] B.C. Dodrill, J.R. Lindemuth und J.K. Krause. Magnetic Anisotropy: Measurements with a Vector Vibrating Sample Magnetometer. Technical report, Lake Shore Cryotronics, Inc., 2010.

[114] O. Doessel. *Bildgebende Verfahren in der Medizin: Von der Technik zur medizinischen Anwendung.* Springer, Berlin/Heidelberg, 1999.

[115] R.C. Dorf und R.H. Bishop. *Moderne Regelungssysteme.* Pearson Studium, München, 2007.

[116] A. Dormann. *Interventionelle Endoskopie - Diagnostik und Therapie.* Urban & Fischer bei Elsevier, München, 2006.

[117] L. Elsner, I. Koltracht und P. Lancaster. Convergence properties of ART and SOR algorithms. *Numer. Math.*, 59(1):91–106, 1991.

[118] G. Fasching. *Werkstoffe für die Elektrotechnik: Mikrophysik, Struktur, Eigenschaften.* Springer, Berlin/Heidelberg, 2009.

[119] R.M. Ferguson, A.P. Khandhar und K.M. Krishnan. Optimizing magnetite nanoparticles for mass sensitivity in magnetic particle imaging . *Medical Physics*, 38(3):1619–1926, 2011.

[120] R.M. Ferguson, K.R. Minardb und K.M. Krishnan. Optimization of nanoparticle core size for magnetic particle imaging. *Journal of Magnetism and Magnetic Materials*, 321(10):1548–1551, 2009.

[121] T. Fischer. *Magnetresonanztomografie mit superparamagnetischem Kontrastmittel: Ergebnisse und Anwendungsempfehlung bei Patienten mit hepatisch metastasiertem neuroendokrinen Tumor.* Dissertation, Philipps-Universität Marburg, 2005.

[122] T. Frey und M. Bossert. *Signal- und Systemtheorie.* Vieweg+Teubner, Wiesbaden, 2008.

[123] M. Galassi, J. Davies, J. Theiler, B. Gough, G. Jungman, M. Booth und F. Rossi. *GNU Scientific Library Reference Manual.* Network Theory Ltd, United Kingdom, 2 edition, 2004.

[124] D.C. Giancoli. *Physik: Lehr- und Übungsbuch.* Pearson Studium, München, 2009.

[125] B. Gleich und J. Weizenecker. Tomographic imaging using the nonlinear response of magnetic particles. *Nature*, 435(7046):1214–1217, 2005.

[126] B. Gleich, J. Weizenecker und J. Borgert. Experimental results on fast 2D-encoded magnetic particle imaging. *Physics in Medicine and Biology*, 53(6):81–84, 2008.

[127] B. Gleich, J. Weizenecker, H. Timminger, C. Bontus, I. Schmale, J. Rahmer, J. Schmidt, J. Kanzenbach und J. Borgert. Fast MPI Demonstrator with Enlarged Field of View. In *Proceedings of the International Society for Magnetic Resonance in Medicine*, B. 18, S. 218, 2010.

[128] P. Goodwill und S. Connolly. The X-Space Formulation of the Magnetic Particle Imaging Process: 1-D Signal, Resolution, Bandwidth, SNR, SAR, and Magnetostimulation. *IEEE Trans. Med. Imag.*, 29(11):1851–1859, 2010.

[129] P. Goodwill und S. Conolly. Experimental Demonstration of x-Space Magnetic Particle Imaging. In *World Molecular Imaging Congress*, S. 308A, 2010.

[130] P. Goodwill und S. Conolly. Narrowband MPI and Image Reconstruction for Small Animals. In *Proceedings of the International Society for Magnetic Resonance in Medicine*, B. 18, S. 3957, 2010.

[131] P. Goodwill, G. Lee, G. Scott, P. Stang und S. Conolly. Direct Imaging of Ferumoxides using Magnetic Particle Imaging: Sensitivity, and Instrument Construction. In *Proceedings of the International Society for Magnetic Resonance in Medicine*, B. 17, S. 3153, 2009.

[132] P. Goodwill, C. Scott, P. Stang und S. Conolly. Narrowband Magnetic Particle Imaging. *IEEE Trans. Med. Imag.*, 28(8):1231–1237, 2009.

[133] P. Goodwill, G. Scott, P. Stang, G.C. Lee, D. Morris und S. Conolly. Direct Imaging of SPIOs in Mice using Magnetic Particle Imaging: Instrument Construction and 3D Imaging. In *Proceedings of the International Society for Magnetic Resonance in Medicine*, B. 17, S. 596, 2009.

[134] M. Gräser, J. Bohnert und O. Dössel. Abschätzung der muskelstimulierenden Wirkung von Magnetwechselfeldern im kHz-Bereich. In *44. Jahrestagung der Deutschen Gesellschaft für Biomedizinische Technik im VDE - BMT 2010*, B. 55, S. 645 ff., 2010.

[135] A.E. Gulyaev, S.E. Gelperina, I.N. Skidan, A.S. Antropov, G.Y. Kivman und J. Kreuter. *Significant transport of doxorubicin into brain with polysorbate 80-coated nanoparticles. Pharmaceutical Research*, 16(10):1564–1569, 1999.

[136] H. Handels. *Medizinische Bildverarbeitung: Bildanalyse, Mustererkennung und Visualisierung für die computergestützte ärztliche Diagnostik und Therapie.* Vieweg+Teubner, Wiesbaden, 2009.

[137] J.M. Hart. *Windows System Programming.* Addison-Wesley, Upper Saddle River, NJ, 4 edition, 2010.

[138] S. Hauptmann. *Organische Chemie.* Harri Deutsch, Leipzig, 1985.

[139] J.D. Jackson. *Classical Electrodynamics.* Wiley, Hoboken, NY, 1999.

[140] J. Jin. *Electromagnetic Analysis and Design in Magnetic Resonance Imaging.* CRC Press, Boca Raton, FL, 1998.

[141] S. Kaczmarz. Angenäherte Auflösung von Systemen linearer Gleichungen. *Bull. Internat. Acad. Polon. Sci. Lett.*, A35:355–357, 1937.

[142] H. Kaden. *Wirbelströme und Schirmung in der Nachrichtentechnik.* Springer, Berlin/Heidelberg, 1959.

[143] M. Kahlweit und R. Strey. Phasenverhalten ternärer Systeme des Typs H_2O-Öl-nichtionisches Amphiphil (Mikroemulsionen). *Angewandte Chemie*, 97(8):655–669, 2006.

[144] B. Kainka. *Messen, Steuern, Regeln über die RS 232-Schnittstelle.* Franzis Verlag, Feldkirchen, 1997.

[145] C.T. Kelly. *Iterative methods for linear and nonlinear equations.* Society for Industrial and Applied Mathematics, Philadelphia, PA, 1987.

[146] B.W. Kernighan und D.M. Ritchie. *Programmieren in C.* Carl Hanser Verlag, München, 1990.

[147] L.B. Kiss, J. Söderlund, G.A. Niklasson und C.G. Granqvist. New approach to the origin of lognormal size distributions of nanoparticles. *Nanotechnology*, 10:25–28, 1999.

[148] T. Knopp. *Effiziente Rekonstruktion und alternative Spulentopologien für Magnetic-Particle-Imaging.* Vieweg+Teubner, Wiesbaden, 2011.

[149] R.R. Kories und H. Schmidt-Walter. *Taschenbuch der Elektrotechnik: Grundlagen und Elektronik.* Harri Deutsch, Frankfurt am Main, 2010.

[150] T. Kühn, A. Bembenek, H. Büchels, T. Decker, J. Dunst, U. Müllerleile, D.L. Munz H. Ostertag, M.L. Sautter-Bih, H. Schirrmeister, A.H. Tulusan, M.Untch,

K.J. Winzer und C. Wittekind. Sentinel-Node-Biopsie beim Mammakarzinom. In *Der Pathologe*, B. 25, S. 238–244, 2004.

[151] K. Küpfmüller, W. Mathis und A. Reibiger. *Theoretische Elektrotechnik: Eine Einführung*. Springer, Berlin/Heidelberg, 2008.

[152] P. Kurzweil, B. Frenzel und F. Gebhard. *Physik Formelsammlung*. Vieweg+Teubner, Wiesbaden, 2009.

[153] H. Landolt und R. Börnstein, editors. *Numerical Data and Functional Relationships in Science and Technology*, B. III/4b Magnetic Oxides and Related Compounds. Springer, Berlin/Heidelberg, 1977.

[154] K.-H. Lautenschläger, W. Schröter und A. Wanninger. *Taschenbuch der Chemie*. Harri Deutsch, Frankfurt am Main, 2005.

[155] R. Lawaczeck, H. Bauer, T. Frenzel, M. Hasegawa Y. Ito, K. Kito, N. Miwa, H. Tsutsui, H. Vogler und H.J. Weinmann. Magnetic iron oxide particles coated with carboxydextran for parenteral administration and liver contrasting. *Acta Radiol.*, 38:584–597, 1997.

[156] Z.-P. Liang und P.C. Lauterbur. *Principles of Magnetic Resonance Imaging*. Wiley-IEEE Press, Hoboken, NJ, 1999.

[157] J. Lunze. *Regelungstechnik 1: Systemtheoretische Grundlagen, Analyse und Entwurf einschleifiger Regelungen*. Springer, Berlin/Heidelberg, 2008.

[158] J. Lunze. *Regelungstechnik 2: Mehrgrößensysteme, Digitale Regelung*. Springer, Berlin/Heidelberg, 2008.

[159] H. Lutz und W. Wendt. *Taschenbuch der Regelungstechnik*. Harri Deutsch, Frankfurt am Main, 2010.

[160] W. Mackens und H. Voss. *Mathematik I. Für Studierende der Ingenieurwissenschaften*. HECO - Verlag, Alsdorf, 1994.

[161] M. Marinescu. *Elektrische und magnetische Felder*. Springer, Berlin/Heidelberg, 2009.

[162] J.T. Marti. On the convergence of the discrete ART algorithm for the reconstruction of digital pictures from their projections. *Computing*, 21(2):105–111, 1979.

[163] D. Martien. AC Susceptibility. Technical report, LOT-Oriel Group Europe, 2010.

[164] I.D. Mayergoyz. Mathematical Models of Hysteresis. *Physical Review Letters*, 56(15):1518–1521, 1986.

[165] W.H. Meiklejohn und C.P. Bean. New Magnetic Anisotropy. *Physical Review*, 105(3):904–913, 1957.

[166] H.H. Meinke und F.-W. Gundlach. *Taschenbuch der Hochfrequenztechnik Bd. 1.* Springer, Berlin/Heidelberg, 2003.

[167] A. Mertins. *Signaltheorie.* Vieweg+Teubner, Wiesbaden, 2010.

[168] D. Meschede, editor. *Gerthsen Physik.* Springer, Berlin/Heidelberg, 2006.

[169] P. Molitor und J. Ritter. *VHDL: Eine Einführung.* Pearson Studium, München, 2004.

[170] R. Müller. *Rauschen (Halbleiter-Elektronik).* Springer, Berlin/Heidelberg, 1989.

[171] L. Néel. Théorie du traînage magnétique des ferromagnétiques en grains fins avec applications aux terres cuites. *Ann. Géophys.*, 5:99–136, 1949.

[172] L. Néel. Some theoretical aspects of rock-magnetism. *Advances in Physics*, 4:191–243, 1955.

[173] J.A. Nelder und R. Mead. A Simplex Method for Function Minimization. *Computer Journal*, 7:308–313, 1965.

[174] A.V. Oppenheim und R.W. Schafer. *Zeitdiskrete Signalverarbeitung.* R. Oldenbourg Verlag, München, 1992.

[175] Q.A. Pankhurst, J. Connolly, S.K. Jones und J. Dobson. Applications of magnetic nanoparticles in biomedicine. *Journal of Physics D: Applied Physics*, 13(36):R167–R181, 2003.

[176] Q.A. Pankhurst, N.K.T. Thanh, S.K. Jones und J. Dobson. Progress in applications of magnetic nanoparticles in biomedicine. *Journal of Physics D: Applied Physics*, 42:224001, 2009.

[177] L. Papula. *Mathematik für Ingenieure und Naturwissenschaftler 1.* Vieweg+Teubner, Wiesbaden, 2009.

[178] H. Paschen, C. Coenen, T. Fleischer, R. Grünwald, D. Oertel und C. Revermann. *Nanotechnologie in Forschung, Entwicklung, Anwendung: Stand und Perspetiven.* Springer, Berlin/Heidelberg, 2004.

[179] P. Patnaik. *Dean's Analytical Chemistry Handbook.* McGraw-Hill Professional, New York, NY, 2004.

[180] W. Plaßmann und D. Schulz. *Handbuch Elektrotechnik: Grundlagen und Anwendungen für Elektrotechniker.* Vieweg+Teubner, Wiesbaden, 2008.

[181] J. Rahmer, B. Gleich, J. Weizenecker und J. Borgert. 3D Real-Time Magnetic Particle Imaging of Cerebral Blood Flow in Living Mice. In *Proceedings of the International Society for Magnetic Resonance in Medicine*, B. 18, S. 714, 2010.

[182] J. Rahmer, J. Weizenecker, B. Gleich und J. Borgert. Signal encoding in magnetic particle imaging. *BMC Med. Imaging*, 9:21 ff., 2009.

[183] A.M. Rauwerdink und J.B. Weaver. Nanoparticle temperature estimation in combined ac and dc magnetic fields. *Phys. Med. Biol.*, 54(6):L51–L55, 2009.

[184] A.M. Rauwerdink und J.B. Weaver. Harmonic phase angle as a concentration-independent measure of nanoparticle dynamics. *Medical Physics*, 37(6):2587–2592, 2010.

[185] A.M. Rauwerdink und J.B. Weaver. Measurement of molecular binding using the Brownian motion of magnetic nanoparticle probes. *Applied Physics Letters*, 96:3 ff., 2010.

[186] A.M. Rauwerdink und J.B. Weaver. Viscous effects on nanoparticle magnetization harmonics. *Journal of Magnetism and Magnetic Materials*, 322(6):609–613, 2010.

[187] A.M. Rauwerdink und J.B. Weaver. Concurrent quantification of multiple nanoparticle bound states. *Medical Physics*, 38(3):1136–1140, 2011.

[188] A.M. Rauwerdink und J.B. Weaver. Simultaneous quantification of multiple magnetic nanoparticles. *Nanotechnology*, 21(45):455101, 2011.

[189] L. Reimer und H. Kohl. *Transmission Electron Microscopy: Physics of Image Formation*. Springer, New York, NY, 2009.

[190] M. Reiser und W. Semmler, editors. *Magnetresonanztomographie*. Springer, Berlin/Heidelberg, 1997.

[191] M. Reithoffer und A. Grillenberger. *Angiographie: Einführung in ein modernes bildgebendes Verfahren*. facultas.wuv Universitätsverlag, Wien, 2009.

[192] H. Reß und G. Viebeck. *Datenstrukturen und Algorithmen. Objektorientiertes Programmieren mit C++*. Carl Hanser Verlag, München, 2003.

[193] P. Ripka, editor. *Magnetic Sensors and Magnetometers*. Artech House Publishers, Boston, MA, 2001.

[194] A.G. Roca, R. Costo, A.F. Rebolledo, S. Veintemillas-Verdaguer, P. Tartaj, T. Gonzalez-Carreno, M.P. Morales und C.J. Serna. Progress in the preparation of magnetic nanoparticles for applications in biomedicine. *Journal of Physics D: Applied Physics*, 42:224002, 2009.

[195] P.A. Rothschild und D.R. Rothschild. *Open MRI*. Lippincott Williams and Wilkins, Baltimore, MD, 1999.

[196] S.C. Scheid. Die verallgemeinerte Lognormalverteilung. Diplomarbeit, Universität Dortmund, 2001.

[197] I. Schmale, B. Gleich, J. Borgert und J. Weizenecker. JFET Noise Modelling for MPI Receivers. In *Magnetic Nanoparticles: Particle Science, Imaging Technology, and Clinical Applications*, B. 1, S. 148–153. World Scientific Publishing Company, Singapur, 2010.

[198] I. Schmale, B. Gleich, J. Borgert und J. Weizenecker. Noise Within Magnetic Particle Imaging. In *Magnetic Nanoparticles: Particle Science, Imaging Technology, and Clinical Applications*, B. 1, S. 154–161. World Scientific Publishing Company, Singapur, 2010.

[199] I. Schmale, B. Gleich, J. Kanzenbach, J. Rahmer, J. Schmidt, J. Weizenecker und J. Borgert. An Introduction to the Hardware of Magnetic Particle Imaging. In *World Congress on Medical Physics and Biomedical Engineering, Springer IFMBE Series*, B. 25/II, S. 450–453, 2009.

[200] I. Schmale, B. Gleich, J. Rahmer, C. Bontus, J. Kanzenbach, J. Schmidt, O. Woywode, J. Weizenecker und J. Borgert. Low-noise Broadband Receive Amplifier for Real-Time Magnetic Particle Imaging. In *Proceedings of the International Society for Magnetic Resonance in Medicine*, B. 18, S. 3956, 2010.

[201] I. Schmale, B. Gleich, J. Rahmer und J. Borgert. Particle Distinction within Magnetic Particle Imaging. In *44. Jahrestagung der Deutschen Gesellschaft für Biomedizinische Technik im VDE - BMT 2010*, B. 55, S. 361 ff., 2010.

[202] I. Schmale, J. Rahmer, B. Gleich, J. Kanzenbach, J.D. Schmidt, C. Bontus, O. Woywode und J. Borgert. First phantom and in vivo MPI images with an extended field of view. In *SPIE Medical Imaging*, B. 7965, S. 35 ff., 2011.

[203] U. Schubert und N. Hüsing. *Synthesis of Inorganic Materials*. Wiley-VCH Verlag GmbH & Co. KGaA, Weinheim, 2004.

[204] H.R. Schwarz und N. Köckler. *Numerische Mathematik*. Teubner, Wiesbaden, 2004.

[205] T. Shanley und D. Anderson. *PCI System Architecture*. Addison-Wesley, Boston, MA, 4 edition, 1999.

[206] J. Siegl. *Schaltungstechnik - Analog und gemischt analog/digital*. Springer, Berlin/Heidelberg, 2008.

[207] N. Smith. Reciprocity Principles for Magnetic Recording Theory. *IEEE Transactions on Magnetics*, 23:1995–2002, 1987.

[208] I. Sommerville. *Software Engineering*. Pearson Studium, München, 2007.

[209] H. Stöcker. *Taschenbuch der Physik: Formeln, Tabellen, Übersichten*. Harri Deutsch, Frankfurt am Main, 2000.

[210] B. Stroustrup. *Die C++ Programmiersprache.* Addison-Wesley, München, 2000.

[211] U. Tietze, C. Schenk und E. Gamm. *Halbleiter - Schaltungstechnik.* Springer, Berlin/Heidelberg, 2002.

[212] M.R. Trummer. Reconstructing pictures from projections: On the convergence of the ART algorithm with relaxation. *Computing,* 26(3):189–195, 1981.

[213] G. Unterhumer. *Einführung in die praktische Elektrokardiographie (EKG) für RadiologietechnologInnen.* facultas.wuv Universitätsverlag, Wien, 2007.

[214] U. Veronesi, G. Paganelli, G. Viale, A. Luini, S. Zurrida, V. Galimberti, M. Intra, P. Veronesi, C. Robertson, P. Maisonneuve, G. Renne, C. De Cicco, F. De Lucia und R. Gennai. A Randomized comparison of sentinel-node biopsy with routine axillary dissection in breast cancer. *N Engl J Med,* 349(6):546–553, 2003.

[215] T. Wawrzik, J. Hahn, F. Ludwig und M. Schilling. Magnetic Particle Spectrometry for the Evaluation of Field-Dependent Harmonics Generation. In *Magnetic Nanoparticles: Particle Science, Imaging Technology, and Clinical Applications,* B. 1, S. 86–90. World Scientific Publishing Company, Singapur, 2010.

[216] T. Wawrzik, F. Ludwig und M. Schilling. Assembly for One-dimensional Magnetic Particle Imaging. In *World Congress on Medical Physics and Biomedical Engineering, Springer IFMBE Series,* B. 25/II, S. 898–891, 2009.

[217] T. Wawrzik, F. Ludwig und M. Schilling. Two-Dimensional Magnetic Particle Imaging. In *Magnetic Nanoparticles: Particle Science, Imaging Technology, and Clinical Applications,* B. 1, S. 100–105. World Scientific Publishing Company, Singapur, 2010.

[218] J.B. Weaver, A.M. Rauwerdink und E.W. Hansen. Magnetic nanoparticle temperature estimation. *Medical Physics,* 36(5):1822–1829, 2009.

[219] J.B. Weaver, A.M. Rauwerdink, C.R. Sullivan und I. Baker. Frequency distribution of the nanoparticle magnetization in the presence of a static as well as a harmonic magnetic field. *Medical Physics,* 35(5):1988–1994, 2008.

[220] M. Weber, T.F. Sattel, T. Knopp, B. Gleich, J. Borgert und T.M. Buzug. Optimierung einer Permanentmagnetgeometrie zur Generierung eines Selektionsfeldes für Magnetic-Particle-Imaging. In *Bildverarbeitung für die Medizin,* S. 329–333. Springer, Berlin/Heidelberg, 2011.

[221] J. Weizenecker, J. Borgert und B. Gleich. A simulation study on the resolution and sensitivity of magnetic particle imaging. *Physics in Medicine and Biology,* 52:6363–6374, 2007.

[222] J. Weizenecker, B. Gleich und J. Borgert. Magnetic particle imaging using a field free line. *Journal of Physics D: Applied Physics*, 41(10):3 ff., 2008.

[223] J. Weizenecker, B. Gleich, J. Rahmer und J. Borgert. Particle Dynamics of Mono-Domain Particles in Magnetic Particle Imaging. In *Magnetic Nanoparticles: Particle Science, Imaging Technology, and Clinical Applications*, B. 1, S. 3–16. World Scientific Publishing Company, Singapur, 2010.

[224] J. Weizenecker, B. Gleich, J. Rahmer, H. Dahnke und J. Borgert. Three-dimensional real-time in vivo magnetic particle imaging. *Physics in Medicine and Biology*, 54(5):L1–L10, 2009.

[225] M.N. Wernick und J.N. Aarsvold. *Emission Tomography: The Fundamentals of PET and SPECT*. Academic Press, Amsterdam, 2004.

[226] K. Wienhard, R. Wagner und W.-D. Heiss. *PET - Grundlagen und Anwendungen der Positronen-Emissions-Tomographie*. Springer, Berlin/Heidelberg, 1989.

[227] R. Wiesendanger. *Scanning Probe Microscopy and Spectroscopy: Methods and Applications*. Cambridge University Press, Cambridge, 1994.

[228] W. Witt, L. Aberle und H. Geers. Measurement of Particle Size and Stability of Nanoparticles in Opaque Suspensions and Emulsions with Photon Cross Correlation Spectroscopy (PCCS). In *Particulate Systems Analysis*, 2003.

[229] P. Wust, U. Gneveckow, M. Johannsen, D. Böhmer, T. Henkel, F. Kahmann, J. Sehouli, R. Felix, J. Ricke und A. Jordan. Magnetic nanoparticles for interstitial thermotherapy-feasibility, tolerance and achieved temperatures. *International journal of hyperthermia*, 22(8):673–685, 2006.

[230] M.I. Youssif, A.A. Bahgat und I.A. Ali. AC Magnetic Susceptibility Technique for the Characterization of High Temperature Superconductors. *Egyptian Journal of Solids*, 23(2):231–250, 2000.

GPSR Compliance
The European Union's (EU) General Product Safety Regulation (GPSR) is a set
of rules that requires consumer products to be safe and our obligations to
ensure this.

If you have any concerns about our products, you can contact us on

ProductSafety@springernature.com

In case Publisher is established outside the EU, the EU authorized
representative is:

Springer Nature Customer Service Center GmbH
Europaplatz 3
69115 Heidelberg, Germany